# KERNFRAGEN
# PSYCHOLOGIE

**Lektorat** Victoria Pyke, Matilda Gollon, Ciara Heneghan,
Linda Esposito, Andrew Macintyre, Jonathan Metcalf, Liz Wheeler
**Gestaltung und Bildredaktion** Jim Green, Daniela Boraschi,
Mik Gates, Michael Duffy, Diane Peyton Jones, Phil Ormerod
**Herstellung** Nikoleta Parasaki, Gemma Sharpe
**Umschlaggestaltung** Manisha Majithia, Mark Cavanagh
**Illustration** Daniela Boraschi, Mik Gates, Jim Green,
Diane Peyton Jones, Charis Tsevis
**Autor** Marcus Weeks
**Fachberatung** Dr. John Mildinhall

Für die deutsche Ausgabe:
**Programmleitung** Monika Schlitzer
**Projektbetreuung** Kerstin Schlieker
**Herstellungsleitung** Dorothee Whittaker
**Herstellungskoordination** Claudia Rode
**Herstellung** Stefanie Staat

Titel der englischen Originalausgabe:
Heads up Psychology



**Übersetzung** Edigna Hackelsberger
**Lektorat** Cornelia Rüping

ISBN 978-3-8310-3712-4

**Druck und Bindung** C&C Offset Printing, China

MIX
Papier aus verantwortungsvollen Quellen
FSC® C018179

**www.dk-verlag.de**

KERNFRAGEN

# PSYCHOLOGIE

# Inhalt



## Wie TICKE ich?



## Wie arbeitet mein GEHIRN?

## Wie funktioniert mein GEIST?



## Was macht mich EINZIGARTIG?



## Gehöre ich DAZU?

# Was ist **Psychologie**?

**Der Mensch ist unglaublich faszinierend. Je genauer wir hinsehen, desto deutlicher wird, wie komplex wir sind. Psychologie ist die Wissenschaft, die sich damit befasst, was uns Menschen zu dem macht, was wir sind, und wie wir ticken. Sie untersucht dazu unsere Gedanken und Emotionen sowie unser Verhalten.**

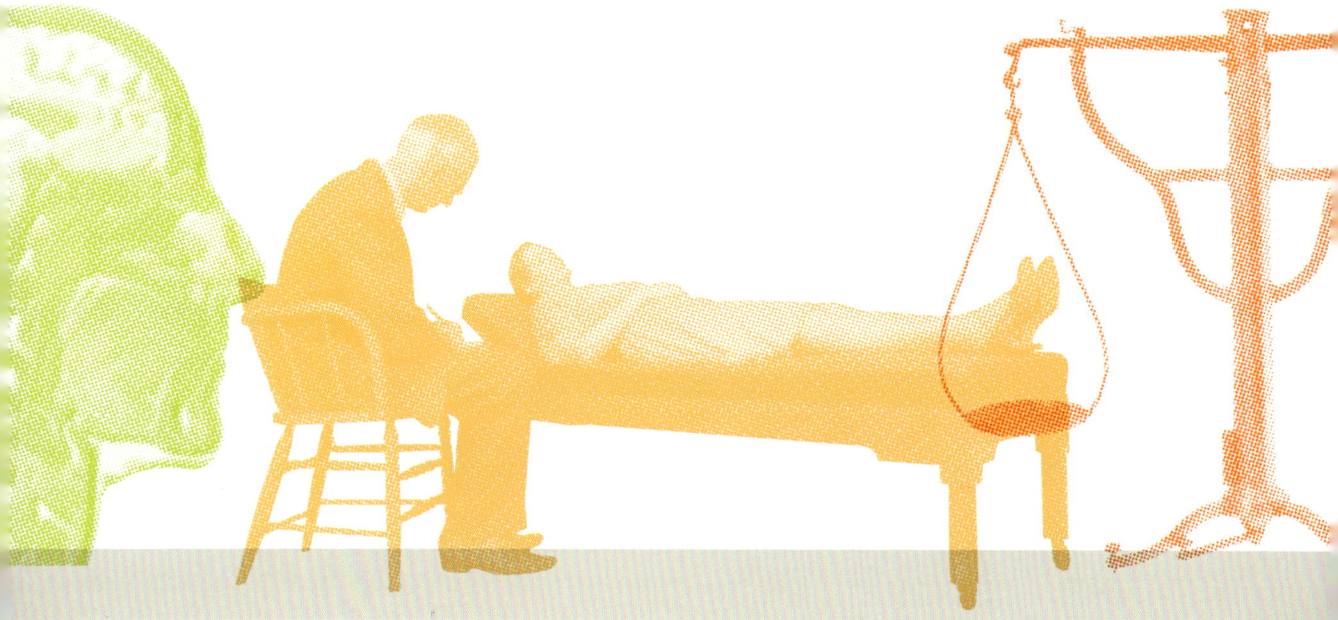

Wenn wir beispielsweise an unsere letzte Fahrt in einem Bus oder Zug zurückdenken, könnten wir uns folgende Fragen stellen: Habe ich auf meine Mitreisenden geachtet? Habe ich eine Unterhaltung angefangen? Wenn ja, weil ich von Natur aus kontaktfreudig bin? Oder gab es in dieser Situation einen besonderen Auslöser? Manch einer denkt vielleicht im Nachhinein darüber nach. Genau diese Neugier treibt Psychologen an, das menschliche Verhalten zu ergründen, sie beschäftigen sich ständig mit solchen Fragen. Im Zentrum ihrer Forschungen stehen das menschliche Verhalten, Denken und Fühlen sowie der Geist. Doch was ist der Geist? Das Wort taucht in unserer Alltagssprache regelmäßig auf, z.B. in Formulierungen wie „jemandem auf den Geist gehen" oder ein „wacher Geist". Der Geist ist nichts Körperliches, er ist nicht dasselbe wie unser Gehirn. Die

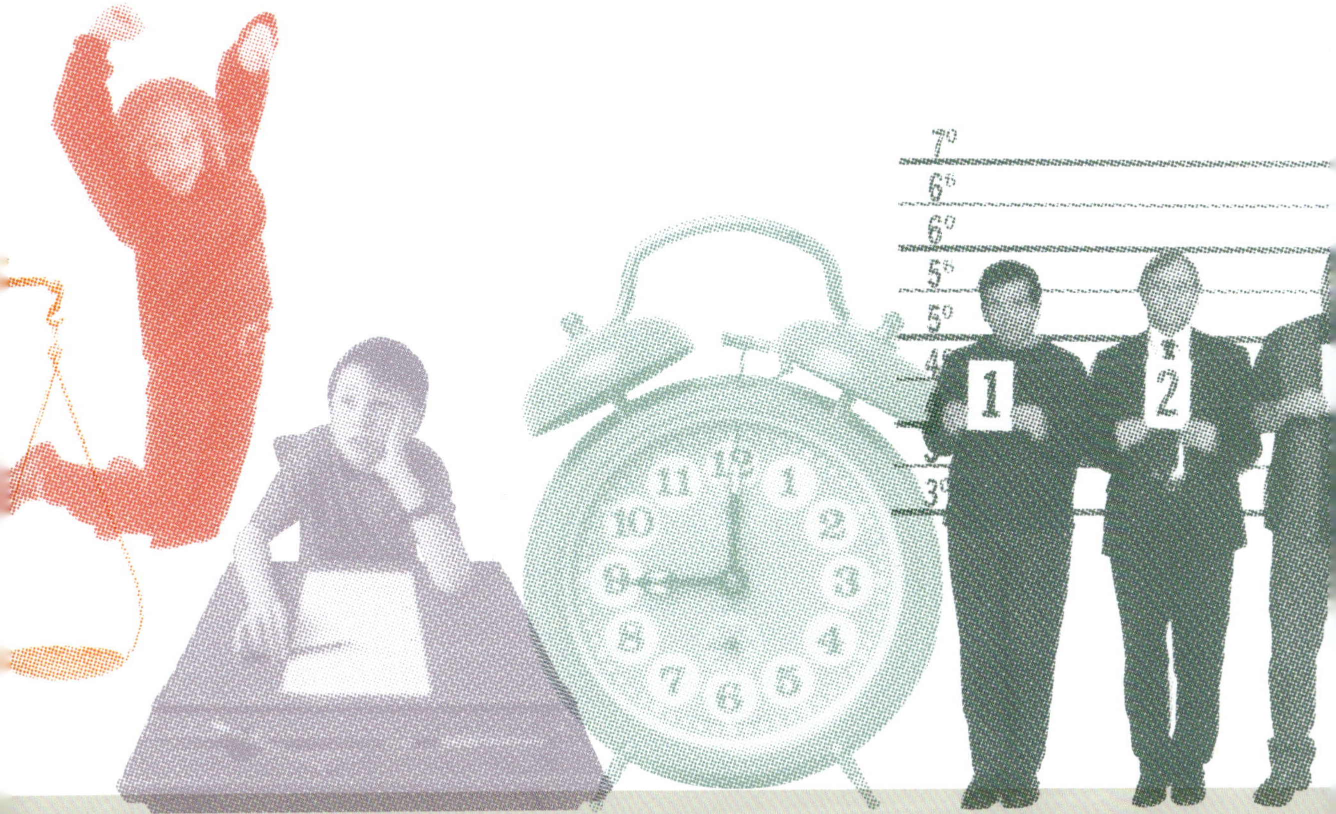


Psychologen wollen auch herausfinden, wie Geist und Verhalten zusammenspielen. Doch wie es scheint, verhalten sich die Menschen immer wieder anders, wenn man sie genauer beobachtet. Heute wissen wir bereits eine ganze Menge darüber, wie das Gedächtnis funktioniert, wie Fehler entstehen, wie wir das deuten, was wir wahrnehmen, und wie wir mit anderen kommunizieren. Das ermöglicht es uns, bessere Lehrer zu werden, Gesetze gerechter zu gestalten, sicherere Maschinen zu konstruieren, psychische Störungen zu behandeln und vieles mehr. Die Reise hin zu dem Ziel, den Geist und das Verhalten besser zu verstehen, dauerte bisher etwa 140 Jahre, und doch stehen wir erst am Anfang. Noch immer entdecken die Psychologen jeden Tag neue und überraschende Aspekte menschlichen Verhaltens – und so liegt noch ein langer Weg vor uns.

# Was machen **Psychologen?**

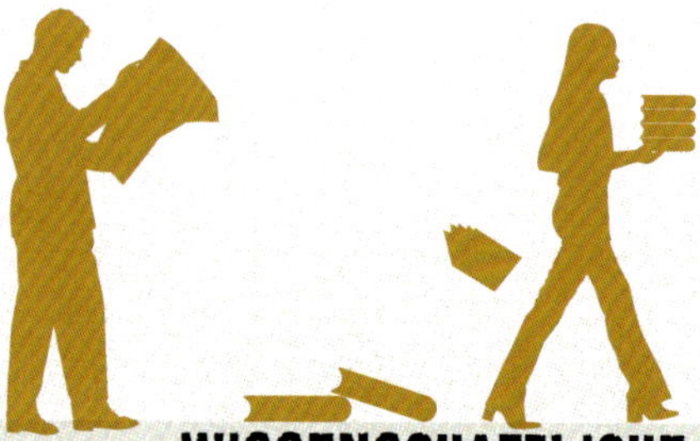

## WISSENSCHAFTLICHE PSYCHOLOGIE

### Sozialpsychologen

Sozialpsychologen ergründen, wie sich Menschen verhalten, wenn sie zusammen sind – es geht also um Interaktion, Kommunikation, Meinungen, Freundschaft, Liebe und Konflikte.

### Kognitiver Psychologen

Kognitive Psychologen machen Experimente, um die Arbeitsweise des Geistes – etwa des Gedächtnisses – zu erforschen, die dazu führt, dass wir uns so verhalten, wie wir es tun.

### Biologische Psychologen

Biologische Psychologen (auch Neuro-Psychologen) untersuchen das Gehirn mit Scannern und anderen Hightech-Geräten, um die biologische Basis des Verhaltens zu verstehen.

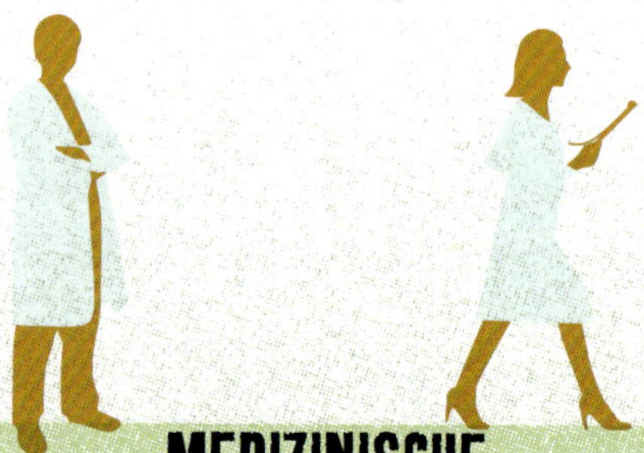

## MEDIZINISCHE PSYCHOLOGIE

### Klinische Psychologen

Klinische Psychologen bringen Patienten mit psychischen Störungen wie Depression oder Schizophrenie bei, meist stationär, wie sie mit ihrer Krankheit besser umgehen können.

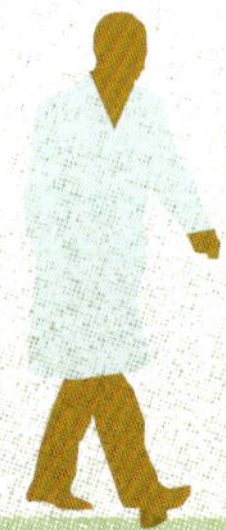

### Klinische Neuropsychologen

Klinische Neuropsychologen helfen Menschen mit einem Gehirnschaden oder einer Gehirnverletzung ihre verloren gegangenen geistigen Fähigkeiten, wiederzuerlangen.

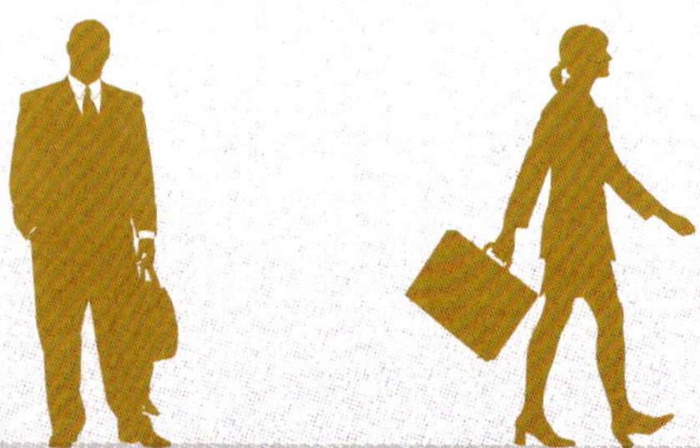

## ANGEWANDTE PSYCHOLOGIE

### Organisationspsychologen

Wie kann eine Firma ihre Mitarbeiter optimal einsetzen? Organisationspsychologen beraten Personalabteilungen in puncto Leistungssteigerung oder Zufriedenheit am Arbeitsplatz.

### Nutzererfahrungsforscher/-Designer

User-Experience-Designer nutzen psychologische Analysemethoden, um Websites und Software zu gestalten, die ansprechend, bedarfsgerecht und intuitiv bedienbar sind.

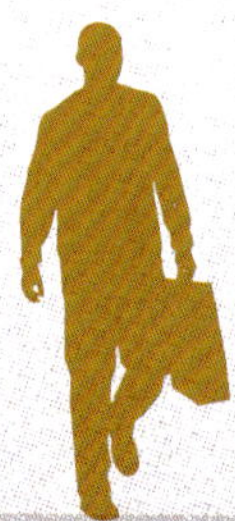

**Die beruflichen Einsatzmöglichkeiten von Psychologen sind sehr vielfältig, nur ein kleiner Teil von ihnen arbeitet in der Forschung. Psychologische Fähigkeiten und Kenntnisse sind in allen möglichen Berufen und Bereichen sehr hilfreich. Genauer gesagt: überall dort, wo es auf die Qualität menschlichen Verhaltens ankommt, z.B. beim Sport, im Bildungs- und Gesundheitswesen oder in der Luftfahrt.**

### Evolutionspsychologen

Erkenntnisse darüber, wie sich unser Geist im Lauf der Evolution entwickelt hat, geben Aufschluss darüber, wieso z.B. unser Denken und unsere Sprache so sind, wie sie sind.

### Entwicklungspsychologen

Wie werden anfangs hilflose Babys zu Erwachsenen mit unterschiedlichsten Fähigkeiten? Die Entwicklungspsychologie erforscht, wie sich der Geist beim Heranwachsen formt.

### Pädagogische Psychologen

Diese Psychologen interessieren sich für die optimale Wissensvermittlung. Sie testen alte und neue Bildungstheorien und entwickeln auf dieser Grundlage bessere Lehrmethoden.

### Individualpsychologen

Individualpsychologen analysieren, was jede Person einzigartig macht. Faktoren dabei sind Persönlichkeit, Emotionen, Intelligenz, Identität und psychische Gesundheit.

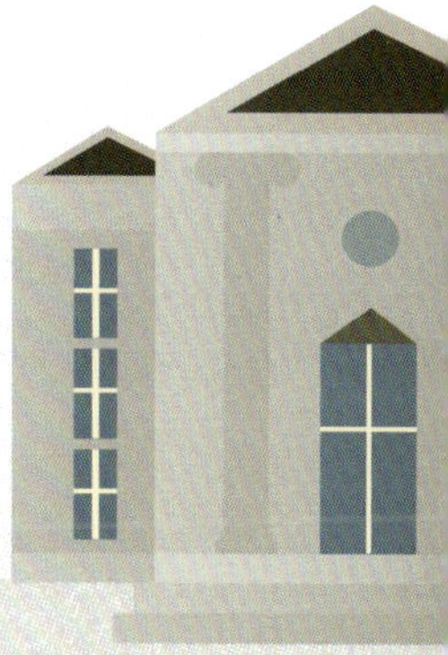

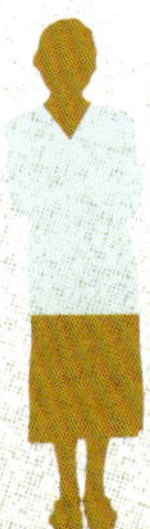

### Beratende Psychologen

Diese Psychologen unterstützen Menschen dabei, Herausforderungen in ihrem Leben wie einen Todesfall oder eine Beziehungskrisen besser zu meistern.

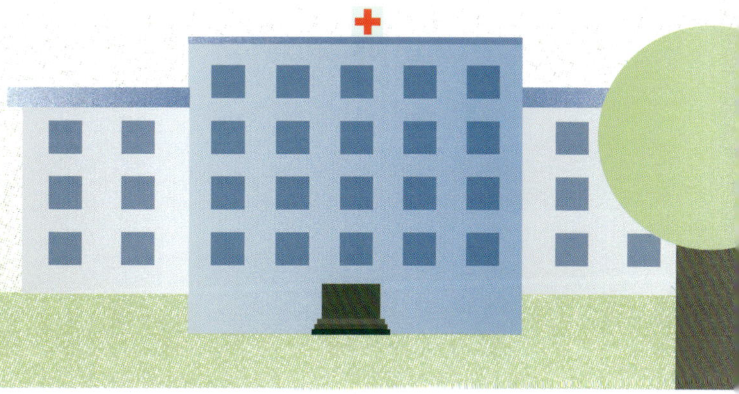

### Human-Factors-Spezialisten

Meist arbeiten Human-Factors-Spezialisten im Transportwesen. Sie arbeiten daran, Signale, Steuerungen und Schnittstellen zu verbessern, um die Verkehrssicherheit zu erhöhen.

### Personalwesen

Viele Psychologen arbeiten im Personalwesen. Hier beraten sie Mitarbeiter zu ihrer Karriereplanung, bei Beurteilungen und bei allgemeinen Schwierigkeiten im Arbeitsalltag.

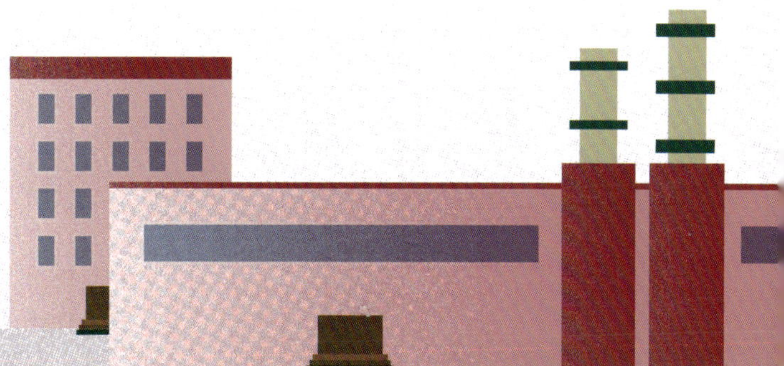

# Forschungs**methoden**

**Dieses Buch gibt einen Überblick über die wichtigsten Erkenntnisse der Psychologie und zeigt, wie die Wissenschaftler zu ihren Erkenntnissen und Theorien kamen. Die psychologischen Forschungsmethoden wurden im Lauf der Jahre immer komplexer, doch die grundsätzliche Herangehensweise blieb gleich. Mit den richtigen Methoden können Psychologen exakte und verlässliche Ergebnisse gewinnen, um neue Theorien zu formulieren.**

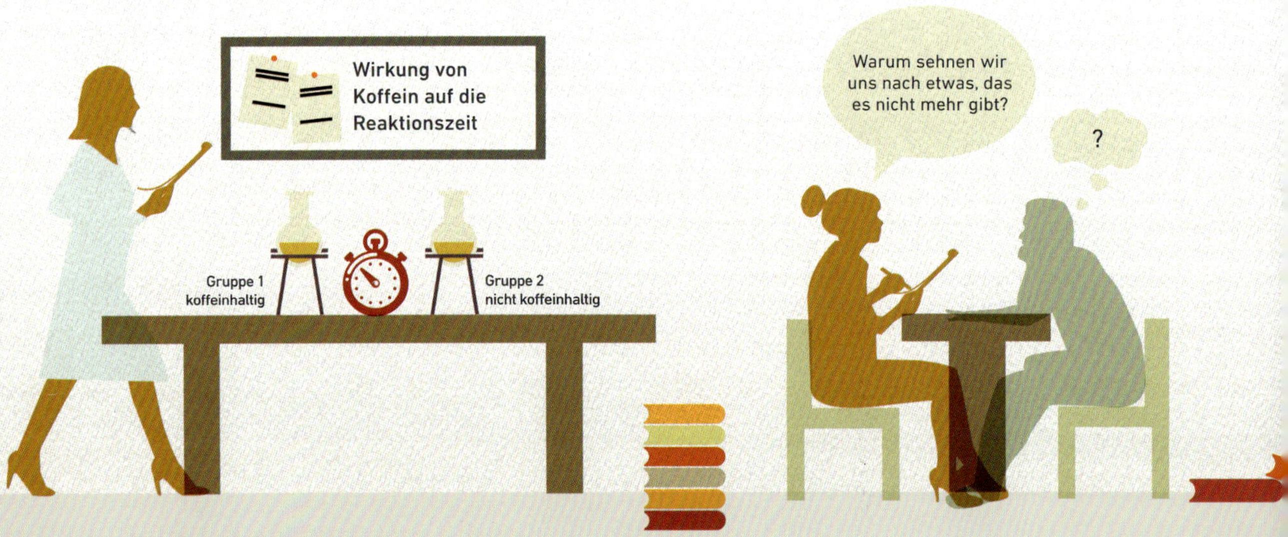


## Kontrolliert im Labor

Psychologen führen ihre Experimente in Labors unter kontrollierten Bedingungen durch. Beispiel: Eine Gruppe von Teilnehmern nimmt ein koffeinhaltiges Getränk zu sich, die andere ein koffeinfreies. Dann bekommen alle Teilnehmer die gleiche Aufgabe gestellt. So wird getestet, ob Koffein die Reaktionszeit beeinflusst. Das Ziel bei derartigen Versuchen ist herauszufinden, ob und wie sich unterschiedliche Bedingungen auf das Verhalten von Menschen auswirken.

## Der tiefere Sinn

Manche Psychologen befassen sich mit dem Sinn hinter dem menschlichen Verhalten. Sie setzen qualitative Verfahren ein, um Bereiche zu erforschen, in denen sich Beobachtungen nicht leicht in Zahlen fassen lassen. Um z. B. das Wesen der Nostalgie zu erforschen, könnte ein Psychologe mit Interviews und Fragebögen die Erfahrungen und den Umgang der Menschen mit diesem Thema erkunden. Aus den subjektiven Informationen kann er Rückschlüsse auf das menschliche Verhalten ziehen.

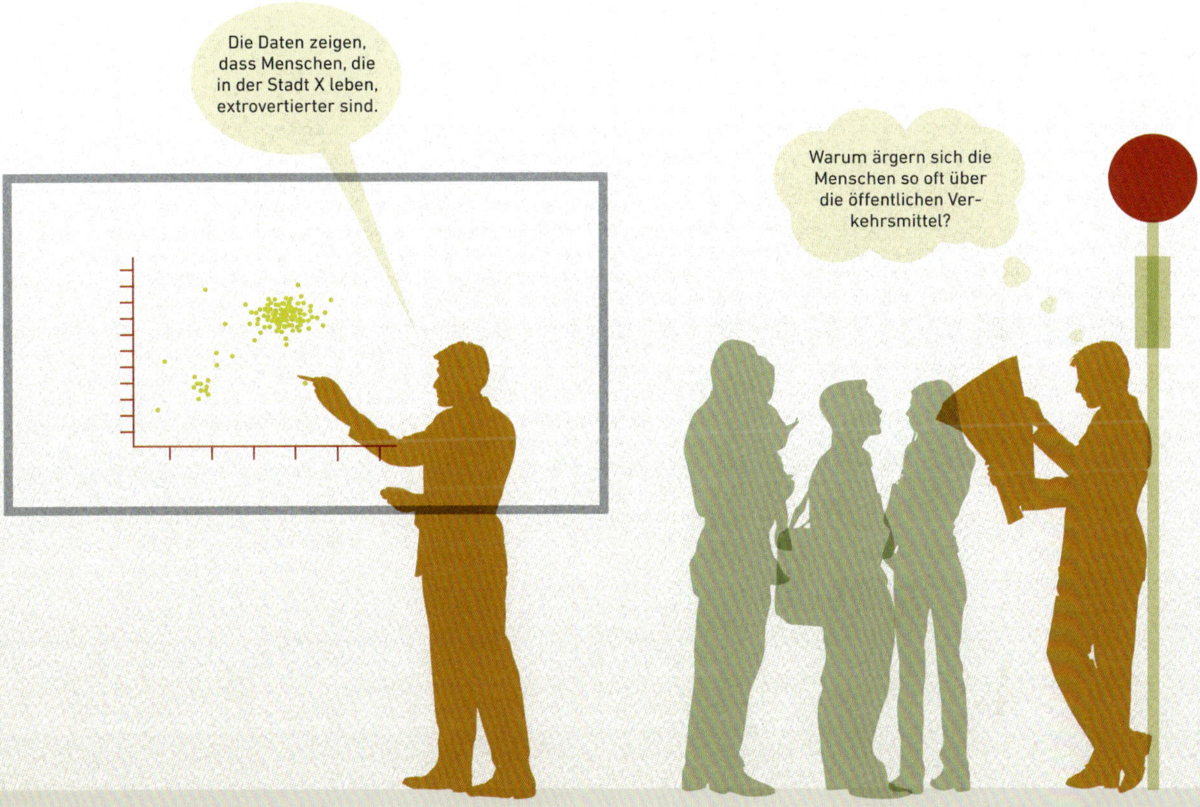
Die Daten zeigen, dass Menschen, die in der Stadt X leben, extrovertierter sind.
Warum ärgern sich die Menschen so oft über die öffentlichen Verkehrsmittel?

## Statistische Analysen

Viele aussagekräftige Daten in der Psychologie werden mit quantitativen Methoden erhoben, dazu erarbeiten Psychologen unterschiedliche Tests. Es kann z. B. darum gehen, die Persönlichkeiten von Menschen zu vergleichen und aus den Ergebnissen abzuleiten, wie diese sich zukünftig verhalten werden. Auf solchen Daten beruhen Diagramme, die z. B. zeigen, wie die Persönlichkeit vom Wohnort abhängt. Der Vorteil: Muster werden sichtbar, die sich sonst kaum bestimmen lassen.

## Im wahren Leben

Nicht immer ergeben sich bei kontrollierten Experimenten oder statistischen Verfahren aussagekräftige Daten. Hängt das menschliche Verhalten von der Umgebung oder von der jeweiligen Situation ab – z. B. im öffentlichen Nahverkehr –, begeben sich die Psychologen in die reale Welt. Vor Ort analysieren sie das Verhalten der Menschen systematisch. Wichtig ist, dass sie die Situationen nicht beeinflussen, da sonst die Gefahr besteht, verfälschte Daten zu erhalten.

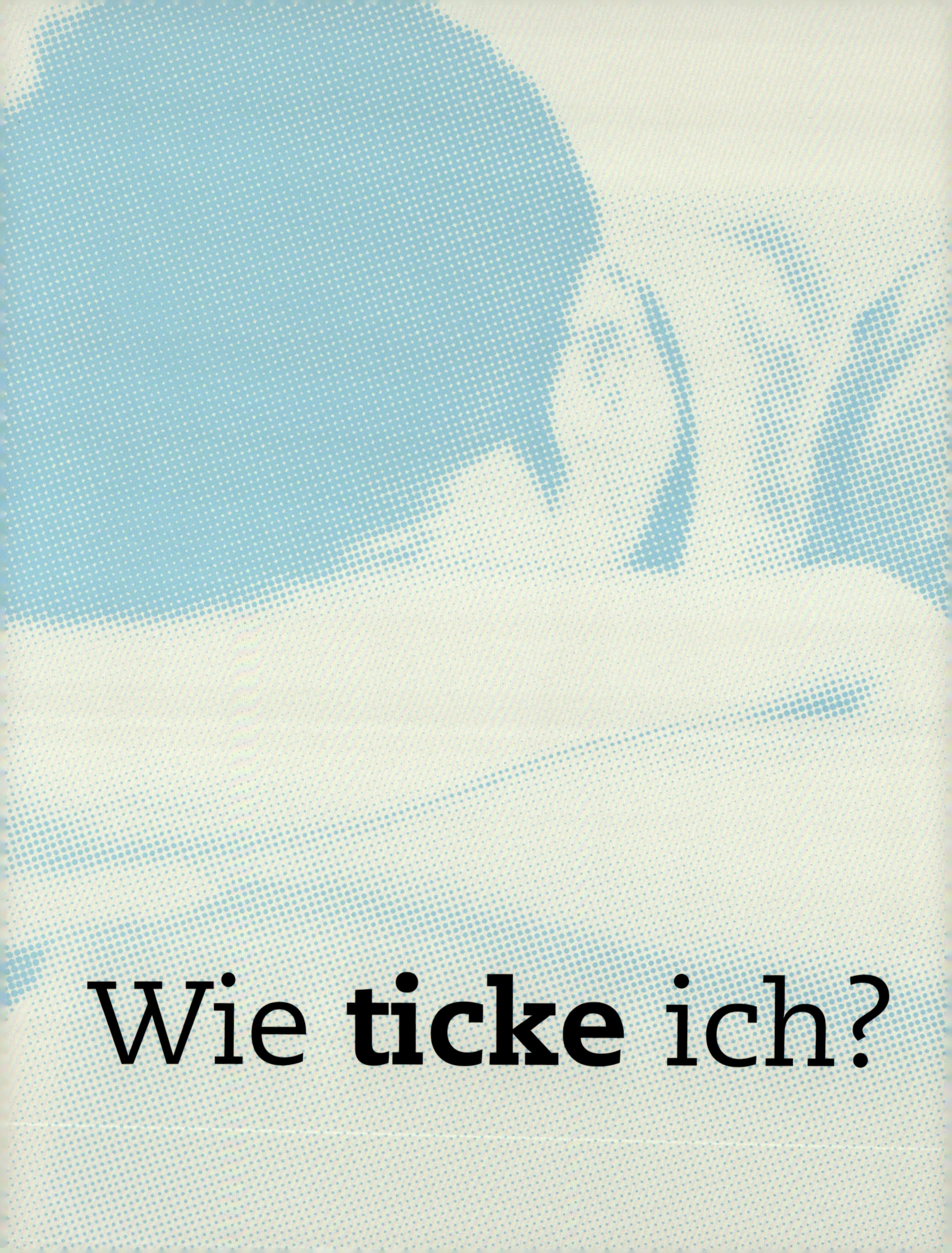

# Wie **ticke** ich?

Wer braucht schon ELTERN?

Wann wirst du ERWACHSEN?

# Wie wir uns ENTWICKELN

Die Entwicklungspsychologie untersucht, wie wir uns im Lauf des Lebens verändern und welche Phasen wir durchleben – von der Geburt über die Kindheit und die turbulenten Teenagerjahre bis zum Erwachsensein und schließlich zum Alter. Sie erforscht, wie wir Fertigkeiten und Wissen erwerben, und wie wir lernen gutes und schlechtes Verhalten zu unterscheiden.

Was bedeutet ERZIEHUNG?

## Leben und LERNEN

Weshalb TUST du das?

## Kannst du GUT UND BÖSE unterscheiden?

## Ist es denn jemals zu SPÄT?

# Wer braucht

**Als kleine Kinder brauchen wir jemanden, der sich um ums kümmert, uns füttert, wärmt und beschützt. In der Regel übernehmen die Eltern diese Aufgabe, sie sind deshalb wichtig für unsere psychische Entwicklung. Die frühe emotionale Bindung zu ihnen gibt uns die nötige Sicherheit, um die Welt zu erkunden.**

Siehe auch: 30–31

## Die entscheidende Phase

Anfang des 20. Jh. beobachtete der Verhaltensforscher Konrad Lorenz bei seinen Versuchen mit Gänsen eine starke Bindung zwischen den Jungtieren und ihren Müttern. Er fand heraus, dass sich die Küken nach dem Schlüpfen dem ersten beweglichen Objekt annäherten, das sie zu Gesicht bekamen – ob es ihre Mutter war oder ein „Ersatzelternteil". Lorenz stellte fest, dass es sich dabei nicht um ein erlerntes Verhalten, sondern um ein instinktives Phänomen handelt, das er „Prägung" nannte. Auch andere Psychologen untersuchten das Verhältnis zwischen Neugeborenen und ihren Eltern, ihre „Bindung". Einer der ersten Bindungsforscher, John Bowlby, beschäftigte sich mit Kindern, die längere Zeit von ihren Eltern getrennt waren – etwa während einer Evakuierung im Zweiten Weltkrieg – und erkannte, dass sie später häufig geistige, soziale oder emotionale Störungen entwickelten. Daraus schloss er, dass Kinder in den ersten 24 Lebensmonaten das wesentliche Bedürfnis nach einer Bindung zu mindestens einer erwachsenen Bezugsperson haben – für gewöhnlich ein Elternteil, meist die Mutter. Anders als andere Beziehungen ist dieses Verhältnis enger, besteht länger und konzentriert sich auf eine Person; eine Störung kann langfristig Entwicklungsdefizite auslösen.

**MUTTERLIEBE IN DER KINDHEIT IST FÜR DIE PSYCHISCHE GESUNDHEIT EBENSO WICHTIG WIE VITAMINE UND PROTEINE FÜR EINEN GESUNDEN KÖRPER.**

JOHN BOWLBY

## Gefährliche Fremde

Mary Ainsworth, eine Psychologin, die zeitweise mit Bowlby in London (England) zusammengearbeitet hatte, setzte dessen Forschungsarbeit fort. Sie sah die Bezugsperson eines Kindes als sichere Basis an, von der aus es seine Umwelt erkunden kann. In einem Experiment, dem „Fremde-Situations-Test", untersuchte sie, wie Kleinkinder auf eine fremde Person

### Sicher

**Diese Kinder erkunden unbefangen ihre Umgebung und gehen auf Fremde zu, wenn ihre Mutter dabei ist. Sie werden allerdings unruhig, wenn diese den Raum verlässt, und freuen sich, wenn sie zurückkommt.**

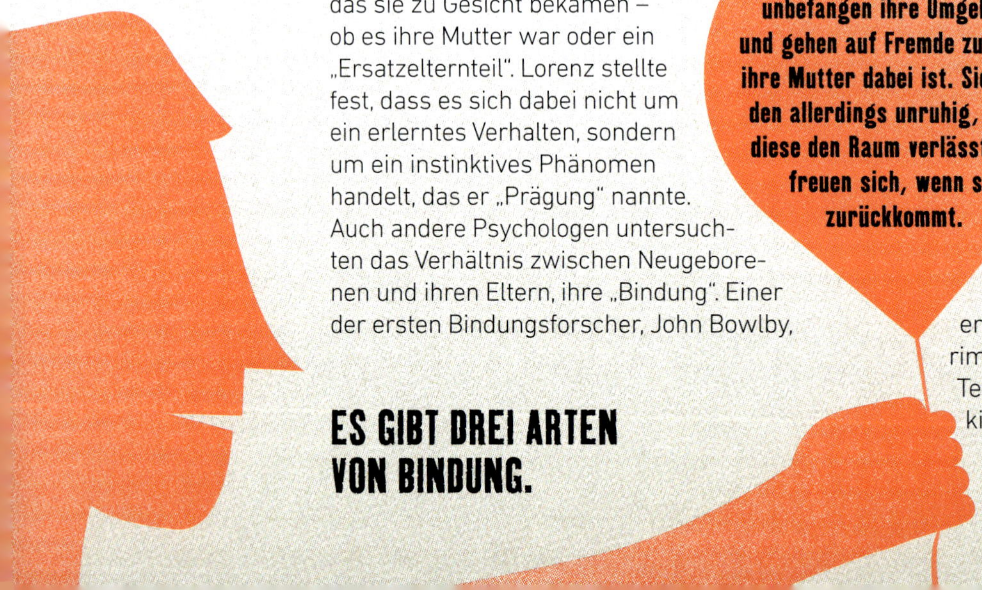

**ES GIBT DREI ARTEN VON BINDUNG.**

# schon **Eltern?**

**Kinder mit Bindungsstörungen verhalten sich sozial und emotional oftmals so, als wären sie jünger.**

reagieren – zunächst in Anwesenheit der Mutter, dann ohne sie. Sie definierte drei unterschiedliche Bindungstypen (siehe Ballons): den sicheren, den unsicher-vermeidenden und den unsicher-ambivalenten. Eine sichere Bindung ist eine gute Grundlage für die späteren Beziehungen eines Menschen, während unsicher gebundene Kinder oft Schwierigkeiten haben, stabile Beziehungen einzugehen.

**Unsicher-ambivalent**
**Diese Kinder ignorieren ihre Mütter beim Spielen weitgehend. Und obwohl sie gestresst sind, wenn ihre Mutter fortgeht, lassen sie sich von Fremden leicht trösten.**

## Eine große Familie

Bowlby und Ainsworth betrachteten die Mutter-Kind-Beziehung als besonders wichtig. Andere Psychologen gehen hingegen davon aus, dass Kleinkinder auch andere Bezugspersonen haben und sich dennoch positiv entwickeln können. Michael Rutter zeigte, dass Kinder ebenso enge Bindungen zu Vätern, Geschwistern, Freunden, ja sogar zu unbelebten Objekten eingehen können. Auch Bruno Bettelheim hinterfragte die Bedeutung der Mutter-Kind-Beziehung: In einer Studie mit israelischen Kindern, die getrennt von ihrer Familie in einem Kibbuz aufwuchsen, stellte er kaum Anzeichen emotionaler Defizite fest. Viele von ihnen nahmen später besonders aktiv am Gesellschaftsleben teil und machten Karriere. Kritiker wiesen jedoch darauf hin, dass sie als Erwachsene tendenziell weniger enge Beziehungen hatten.

**Unsicher-vermeidend**
**Diese Kinder meiden Fremde und verhalten sich scheu. Sie reagieren gestresst, wenn sie von ihrer Mutter getrennt werden, und sind wütend auf sie, wenn sie wieder da ist.**

### KUSCHELÄFFCHEN

Der US-Psychologe Harry Harlow konfrontierte Affenbabys mit zwei „Muttertieren“: die einen waren mit Stoff überzogen, die anderen aus nacktem Draht, hatten aber Milchfläschchen. Die Äffchen tranken bei der einen Attrappe, kuschelten jedoch mit der anderen – ein Beweis dafür, dass körperliche und emotionale Bedürfnisse gleichermaßen wichtig sind.

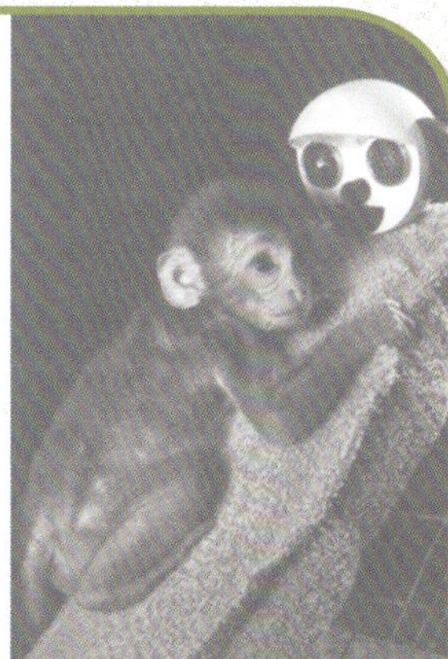

**0–1 Jahr**
Wir lernen unseren Eltern zu vertrauen und uns sicher zu fühlen. Darauf basiert unsere Identität.

**1–3 Jahre**
Wir entwickeln Willenskraft und Unabhängigkeit, lernen aber auch mit Fehlern und Missbilligung umzugehen.

**3–6 Jahre**
Wir spielen kreativer, lernen aber, dass wir nicht immer tun können, was wir wollen, weil das auch andere betrifft.

**6–12 Jahre**
Wir erlernen neue Fertigkeiten, erkennen unsere Stärken und entwickeln Selbstvertrauen.

**12–18 Jahre**
Wir fragen nach dem Sinn des Lebens, nach unserem Platz in der Gesellschaft und finden unsere Vorstellung von Identität.

# Wann wirst du erwachsen?

Der Entwicklungszustand ihres Gehirns sorgt dafür, dass Teenager mehr Risiken in Kauf nehmen als Erwachsene.

**Lange Zeit betrachtete man Kinder als kleine Erwachsene und glaubte, ihr Gehirn funktioniere in derselben Weise, nur dass ihnen das Wissen fehle. Erst im 20. Jh. stellten Psychologen fest, dass sich nicht nur unser Körper stetig weiterentwickelt, sondern auch unser Geist.**

**BEIM ÄLTERWERDEN DURCHLAUFEN WIR VERSCHIEDENE ENTWICKLUNGSSTUFEN.**

## Der zivilisierte Mensch

G. Stanley Hall, ein Pionier der Entwicklungspsychologie, ging als Erster von einer geistigen Entwicklung in mehreren Phasen aus: Auf das ausgeprägte Wachstum in der Kindheit folgt die Adoleszenz – unsere turbulenten, von Empfindlichkeiten und jugendlichem Übermut geprägten Teenagerjahre –, bis wir laut Hall zu „zivilisierten" Erwachsenen werden. In den 1930er-Jahren betrachtete der Schweizer Psychologe Jean Piaget die frühe Kindheit als besonders entscheidende Phase und beschrieb vier Stadien der geistigen Entwicklung, die jedes Kind in der gleichen Abfolge durchläuft. Seiner Theorie zufolge kann ein Stadium nur erreicht werden, wenn das vorangehende erfolgreich abgeschlossen wurde. Piaget betonte, dass dies eher durch ein physisches Erforschen der Umwelt geschieht als durch Unterrichtung. Durch selbstständiges Ausprobieren eignet sich das Kind Wissen und Fähigkeiten an.

Siehe auch: 24–25, 28–29, 32–33

**18–35 Jahre**
**Wir entwickeln neue, enge Beziehungen und Freundschaften und bauen die bestehenden aus.**

## Erforschung der Umwelt

Laut Piaget erkunden Kinder im ersten Stadium (0–2 Jahre) mit ihrem Seh-, Hör-, Tast-, Geschmacks- und Geruchssinn ihre Umgebung und lernen, ihre Bewegungen zu koordinieren. In diesem „sensomotorischen Stadium" nehmen sie immer stärker Dinge und andere Menschen wahr, doch nur aus ihrer eigenen Perspektive. Sie verstehen noch nicht, dass die Sicht anderer davon abweichen kann. Im „präoperationalen Stadium" (2–7 Jahre) erwerben Kinder weitere Fähigkeiten. Sie werden mobil und sind in der Lage Gegenstände zu sortieren, beispielsweise nach Höhe oder Farbe. Sie begreifen nun auch, dass sich die Gedanken und Gefühle anderer von ihren unterscheiden. Im „konkret-operationalen Stadium" (7–11 Jahre) können Kinder bereits logisch operieren, zumindest gelingt das mit konkret anschaubaren Objekten. Sie verstehen beispielsweise, dass die Menge einer Flüssigkeit beim Umfüllen von einem niedrigen breiten Glas in ein hohes enges unverändert bleibt. Erst im „formal-operationalen Stadium" (ab 11 Jahren) gehen Kinder allmählich dazu über, sich mit abstrakten Dingen wie Liebe, Angst, Schuld, Neid sowie Richtig oder Falsch zu beschäftigen.

**BEI ALLEM, WAS WIR KINDERN BEIBRINGEN, HINDERN WIR SIE DARAN, ES SELBST ZU ENTDECKEN.**

**JEAN PIAGET**

## SELBSTBEWUNDERUNG

Bei einem Test zur Überprüfung der kindlichen Selbstwahrnehmung wurde Kleinkindern im Alter zwischen 6 und 24 Monaten ein Spiegel vorgehalten, nachdem man ihnen unauffällig einen roten Punkt auf die Nase gemalt hatte. Die jüngeren Kinder hielten ihr Spiegelbild für ein anderes Kind, während die älteren sich erkannten und den roten Punkt auf ihrer eigenen Nase berührten. Die Ergebnisse zeigten, dass sich unsere Selbstwahrnehmung im Alter von etwa 18 Monaten herausbildet.

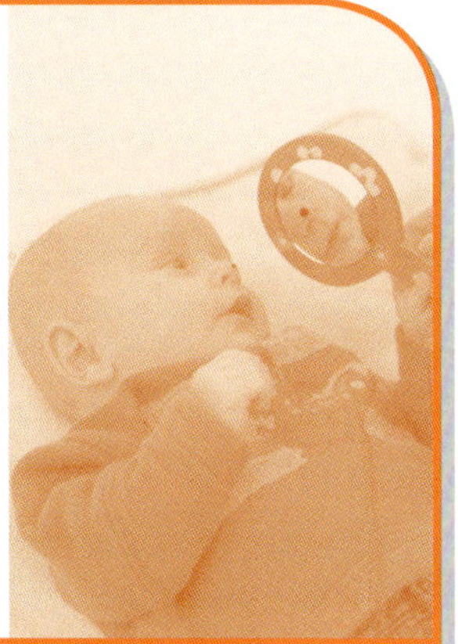

## Das Auf und Ab des Lebens

Piagets Stufenmodell der mentalen Entwicklung hatte großen Einfluss auf die Psychologie und die Pädagogik. Später erkannte man, dass unsere Entwicklung im Erwachsenenalter längst noch nicht abgeschlossen ist. So identifizierte Erik Erikson in den 1950er-Jahren acht Phasen der psychischen Entwicklung von der frühesten Kindheit bis ins hohe Alter. Dabei gilt, dass jede Stufe als Fundament für die nächste dient und durch einen Konflikt zwischen den positiven und den negativen Aspekten unseres Lebens geprägt ist – ob in Schule und Arbeit oder in unseren Beziehungen zu Familie und Freunden. So fühlen wir uns etwa im Alter von 3–6 Jahren zwischen Initiative und Schuldgefühlen hin- und hergerissen: Wir machen Dinge zunehmend auf unsere eigene Weise, fühlen uns aber schuldig, wenn wir anderen damit schaden. Mit 18–35 Jahren stehen wir zwischen Intimität und Isolation: Wir gehen enge Beziehungen ein, doch wenn sie scheitern, fühlen wir uns einsam. Das letzte Stadium ist vom Gefühl geprägt, etwas erreicht zu haben, wenn wir das Vorangegangene positiv sehen.

**35–65 Jahre**
**Wir etablieren uns und haben im Leben etwas erreicht, z. B. Kinder aufgezogen oder Karriere gemacht.**

**über 65 Jahre**
**Wir verspüren Zufriedenheit und Erfüllung durch das, was wir im Leben geschafft haben.**

# Wie wir

**Wir gehen davon aus, dass wir über unser Handeln selbst entscheiden. Unser Verhalten ist jedoch teilweise durch frühere Erfahrungen und unsere Reaktionen darauf geprägt. Einige Psychologen glaubten fest daran, das Verhalten von Menschen beeinflussen und sie dazu bringen zu können, so gut wie alles zu tun.**

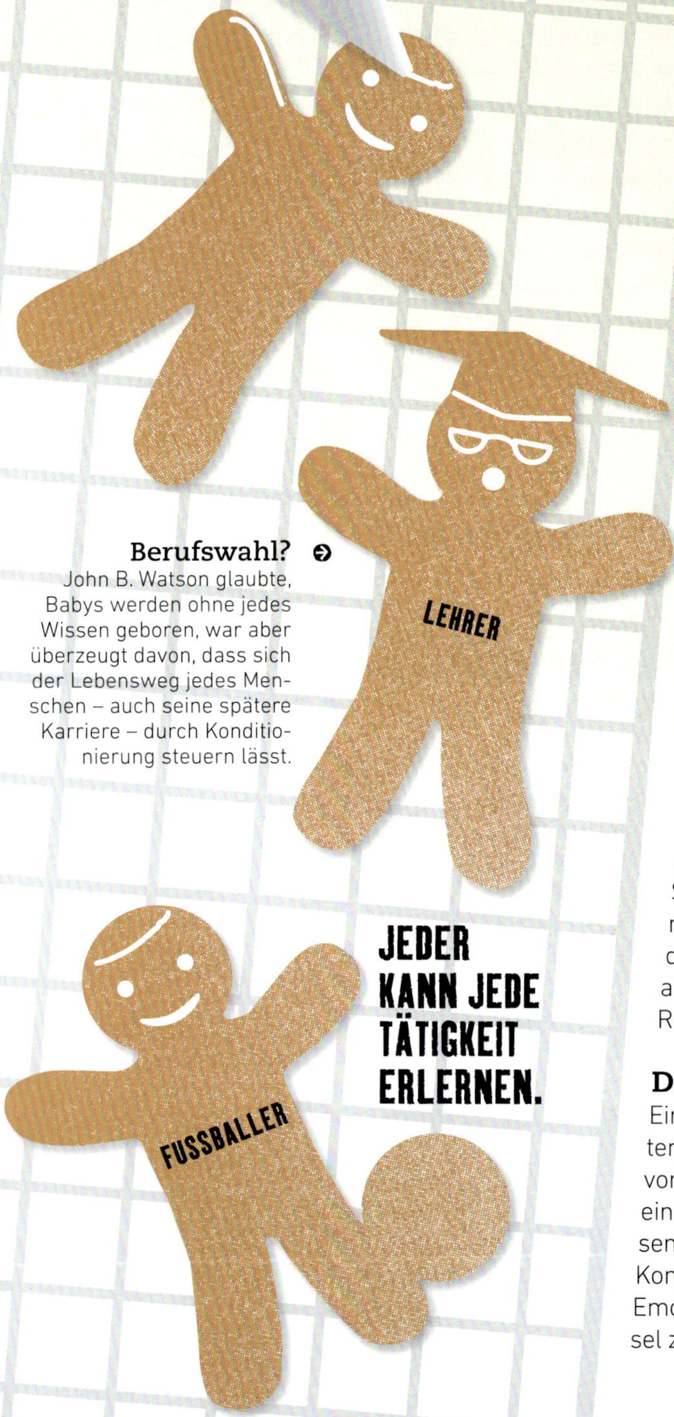


**Berufswahl?** ➔
John B. Watson glaubte, Babys werden ohne jedes Wissen geboren, war aber überzeugt davon, dass sich der Lebensweg jedes Menschen – auch seine spätere Karriere – durch Konditionierung steuern lässt.

**JEDER KANN JEDE TÄTIGKEIT ERLERNEN.**

## Reiz und Reaktion

Kein Psychologe, sondern ein russischer Physiologe entdeckte als Erster, wie sich bei Tieren ein bestimmtes Verhalten auslösen lässt. Iwan Pawlow wollte eigentlich herausfinden, wie viel Speichel Hunde beim Fressen produzieren, stellte dabei aber fest, dass sie bereits zu sabbern begannen, wenn sie glaubten, gleich gefüttert zu werden. Aus Neugier führte er das Experiment fort und begleitete jede Futtergabe mit einem Signal, z. B. einem Klingelton. Die Hunde lernten, das Geräusch mit dem Futter zu verbinden und nach einer Weile setzte der Speichelfluss ein, sobald sie das Signal hörten – selbst wenn sie nichts zu fressen bekamen. Pawlow hatte die Hunde „konditioniert", auf den Klingelton zu reagieren. Die Speichelproduktion beim Anblick des Futters bezeichnete er als natürlichen oder „unkonditionierten" Reflex, die durch das Klingeln ausgelöste erlernte Reaktion als „konditionierten" Reflex. Dieses Muster von Reiz und Reaktion wurde als „klassische Konditionierung" bekannt.

## Das unbeschriebene Blatt

Eine bestimmte Gruppe von Psychologen, die „Behavioristen", stützte sich auf Pawlows Theorie, um das Verhalten von Menschen zu erklären. John B. Watson glaubte, dass ein Kind als „unbeschriebenes Blatt", also ganz ohne Wissen, zur Welt komme und man ihm mit der klassischen Konditionierung alles beibringen könne. Die menschlichen Emotionen wie Angst, Wut und Liebe sah er als Schlüssel zu unserem Verhalten. Er wies nach, dass Menschen

# uns entwickeln

konditioniert werden können, mit diesen Emotionen auf einen Reiz zu reagieren – so wie Pawlows Hunde zu einer körperlichen Reaktion stimuliert worden waren (vgl. auch „Little Albert“ rechts unten). Watsons Versuche waren umstritten, später lehnten Psychologen die Konditionierung von Menschen, besonders von Kindern, ganz ab.

## Versuch und Irrtum

Andere Behavioristen verlegten sich auf Experimente mit Tieren, weil sie davon ausgingen, dass die Erkenntnisse daraus auf Menschen übertragbar seien. Edward Thorndike z. B. führte eine Versuchsreihe durch, die zeigte, wie Katzen Probleme angehen. Dazu wurde eine hungrige Katze in einen „Problemkäfig“ gesetzt. Sie sollte herausfinden, wie sie den Käfig – z. B. mit einem Hebel – öffnen konnte, um an Futter zu gelangen. Thorndike beobachtete, dass die Tiere durch wiederholte Versuche herausfanden, wie der Mechanismus funktionierte, und alle Versuch, die nicht zum Erfolg führten, vergaßen. Er folgerte, dass Lebewesen – also auch Menschen – lernen, indem sie Handlung und Ergebnis verbinden, und dass sich die Verknüpfungen durch Erfolg oder Belohnung verstärken und durch Wiederholung der Handlung vertiefen lassen. Edwin Guthries Experimente mit Problemkäfigen bestätigen, dass Tiere lernen, Handlung und Belohnung zu verknüpfen. Anders als Thorndike erklärte Guthrie jedoch, Wiederholungen seien nicht nötig, um das Gelernte zu verstärken. Dazu brachte er folgendes Beispiel: „Hat die Ratte den Getreidesack erst einmal entdeckt, können wir sicher sein, dass sie wiederkommt.“

**BEI EINEM DUTZEND GESUNDER KINDER GARANTIERE ICH ..., DASS ICH AUS JEDEM ZUFÄLLIG AUSGEWÄHLTEN EINEN SPEZIALISTEN MACHEN KANN.**

JOHN B. WATSON

**Viele Hundetrainer treten in Ivan Pawlows Fußstapfen und nutzen die klassische Konditionierung bei der Welpenerziehung.**

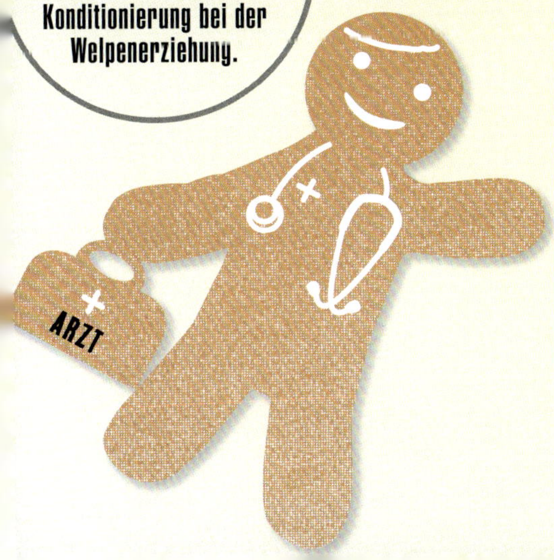


Siehe auch: 26–27, 28–29

### LITTLE ALBERT

John B. Watson führte 1920 umstrittene Experimente durch, bei denen er „Little Albert“, einen neun Monate alten Säugling, dazu brachte, den Anblick einer weißen Ratte (und anderer weißer, pelziger Tiere und Objekte) mit beängstigend lauten Geräuschen zu verknüpfen. Diese Konditionierung löste bei „Albert“ Angst vor allem aus, was weiß und pelzig war. Versuche dieser Art mit Menschen gelten heute als unethisch, da sie ein lebenslanges Trauma auslösen können.

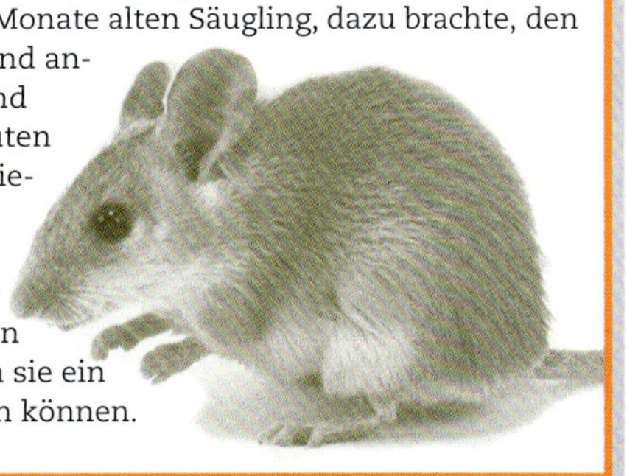

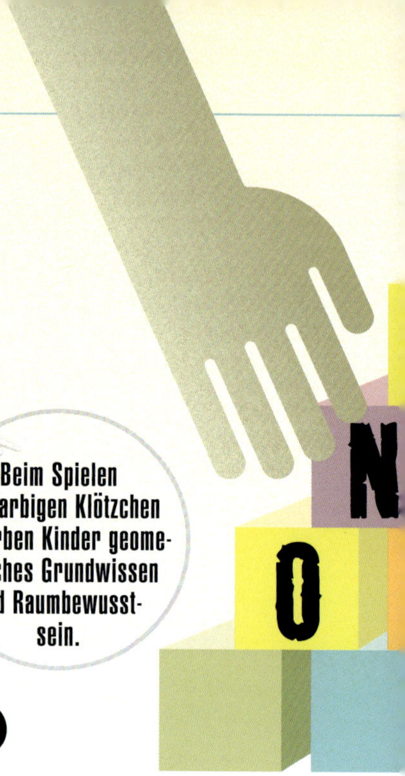


Beim Spielen mit farbigen Klötzchen erwerben Kinder geometrisches Grundwissen und Raumbewusstsein.

# Was bedeutet **Erziehung?**

AM BESTEN LERNEN WI

**Früher verstand man unter Lernen das Auswendiglernen von Fakten. Doch mit den Erkenntnissen der Psychologie dazu, wie wir lernen, veränderte sich auch die Auffassung von Bildung. Stures Pauken und Wiederholen erwiesen sich nicht als beste Methoden. Wir müssen lernen, doch entscheidend ist dabei das Wie.**

## Wie etwas hängen bleibt

Herauszufinden, wie wir lernen und wie unser Gedächtnis funktioniert, ist für Psychologen äußerst interessant. Hermann Ebbinghaus, einer der Pioniere der Psychologie, widmete sich im 19. Jh. der Hirnforschung und entdeckte, dass wir uns besser an etwas erinnern, je länger und öfter wir es uns einprägen. Damit untermauerte er die Ansicht, zum gründlichen Lernen gehöre auch intensives und regelmäßiges Üben. Ein Jahrhundert später erkannten die Behavioristen, dass Lernen auf Erfahrung beruht und wir uns daher an etwas, das mit einer Belohnung verknüpft ist, ebenfalls erinnern und es wiedergeben können. Manche von ihnen, darunter Edward Thorndike und B. F. Skinner, verwiesen zudem auf die Bedeutung der Wiederholung, durch die das Gelernte vertieft wird und besser haften bleibt. Anders als Ebbinghaus betonte Skinner, dass jede fehlerfreie Wiederholung in irgendeiner Form belohnt werden sollte. So erfand er eine „Lehrmaschine", die Studenten bei einer richtige Antwort lobte und sie bei einem Fehler dazu aufforderte, die Aufgabe erneut zu lösen.

## Verständnis: der Schlüssel zum Lernerfolg

Auch Ebbinghaus erkannte schließlich, dass es für den Lernerfolg mehr braucht als reine Wiederholung. Er entdeckte, wie stark das Erinnern des Erlernten davon

> **DIE KUNST, GUTE FRAGEN ZU STELLEN, IST SO WICHTIG WIE DIE, KLARE ANTWORTEN ZU GEBEN.**
>
> JEROME BRUNER

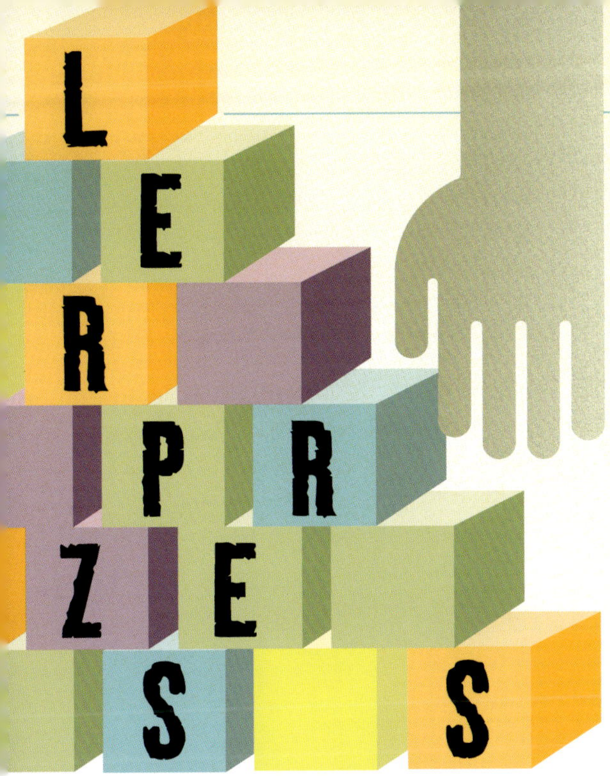

**URCH PRAKTISCHE ERFAHRUNG.**

### „Selbermachen“ beim Lernen

Kinder unterschiedlichen Alters lernen auf unterschiedliche Weise. Jean Piaget hebt die Bedeutung praktischer Erfahrung hervor, etwa beim Durchführen eines Experiments oder beim Bau eines Modells.

### KUCKUCK!

Nach Piaget können Kinder nur solche Dinge lernen, die ihrem Entwicklungsstadium entsprechen. In einem Versuch zeigte er einem Kind ein Spielzeug und versteckte es dann vor seinen Augen unter einem Tuch. Wie er herausfand, begriffen Kinder über acht Monaten, dass sie unter dem Tuch nach dem Spielzeug suchen mussten, während jüngere glaubten, es sei nicht mehr da, weil sie es nicht mehr sehen konnten.

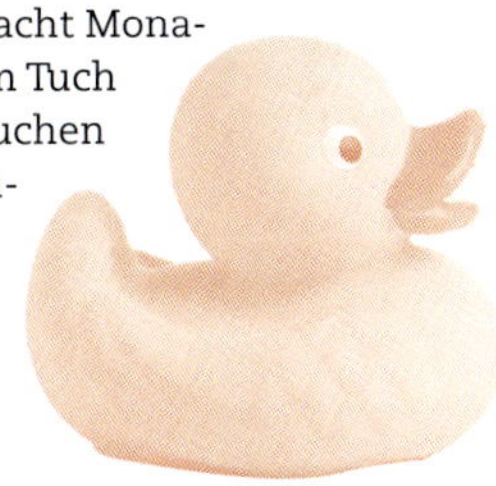

Siehe auch: 16–17, 56–57, 58–59

abhängt, welche Bedeutung es für uns hat. Spätere Psychologen griffen diese Hypothese auf, untersuchten aber eher, was beim Lernen im Gehirn geschieht, als wie man es schafft, sich etwas zu merken. Ebbinghaus' Annahme, wir könnten Dinge besser behalten, wenn sie uns etwas bedeuten, führte zu der Erkenntnis, dass wir beim Lernen versuchen, die Dinge zu verstehen. Wolfgang Köhler vermutete, das Problemlösen ermögliche uns die Einsicht, wie etwas funktioniert. Edward Tolman behauptete sogar, jeder Einzelne schaffe sich aus den erlernten Vorstellungen eine geistige „Landkarte“ der Welt. Schließlich verband Jerome Bruner diese beiden Theorien mit seinem Verständnis des Geistes als Informationsprozessor. Er zeigte, dass Lernen nicht das Abrufbarmachen von Informationen ist, sondern ein Prozess des Denkens und Schlussfolgerns. Um etwas wirklich lernen zu können, müssen wir es verstehen.

## Mach es, dann lernst du es

Jean Piaget ging das Thema Lernen aus einer anderen Perspektive an. Er betrachtete es vor dem Hintergrund der geistigen Entwicklungsphasen, die er bei Kindern beobachtet hatte. So erklärte er, wie der Lernprozess abläuft, hänge davon ab, was in dem Stadium möglich

**DAS ZIEL VON BILDUNG IST [...] MENSCHEN HERVORZUBRINGEN, DIE FÄHIG SIND, NEUE DINGE ZU TUN.**

JEAN PIAGET

sei, in dem sich ein Kind befinde. Er brachte den behavioristischen Ansatz vom Lernen durch Versuch und Irrtum, der vor allem für jüngere Kinder galt, mit dem kognitiven Ansatz zusammen, nach dem wir lernen, indem wir unseren Wahrnehmungen eine Bedeutung geben. Vor allem aber forderte Piaget, dass Erziehung immer an den Kindern ausgerichtet sein solle. Sie müsse sich an ihren individuellen Bedürfnissen und Fähigkeiten orientieren und sie ermutigen, ihre Umwelt selbst zu erkunden und zu begreifen. Bei kleineren Kindern findet dies in Form des „Spielens“ statt (das aus Sicht des Kindes eine durchaus ernsthafte Angelegenheit ist), während das Lernen bei älteren Kindern anhand praktischer Erfahrungen erfolgen sollte, weniger durch stures Pauken mit Lehrern oder Büchern.

# IWAN PAWLOW

## 1849–1936

Zunächst wollte Iwan Pawlow – im russischen Rjasan geboren – in die Fußstapfen seines Vaters treten und besuchte ein Priesterseminar. Dann aber zog es ihn nach Sankt Petersburg, wo er sich den Naturwissenschaften und der Chirurgie widmete. Er wurde Professor an der Militärmedizinischen Akademie und später Direktor des Instituts für Experimentelle Medizin. Pawlow war ein hervorragender Mediziner, doch erst seine Forschungen begründeten den Behaviorismus.

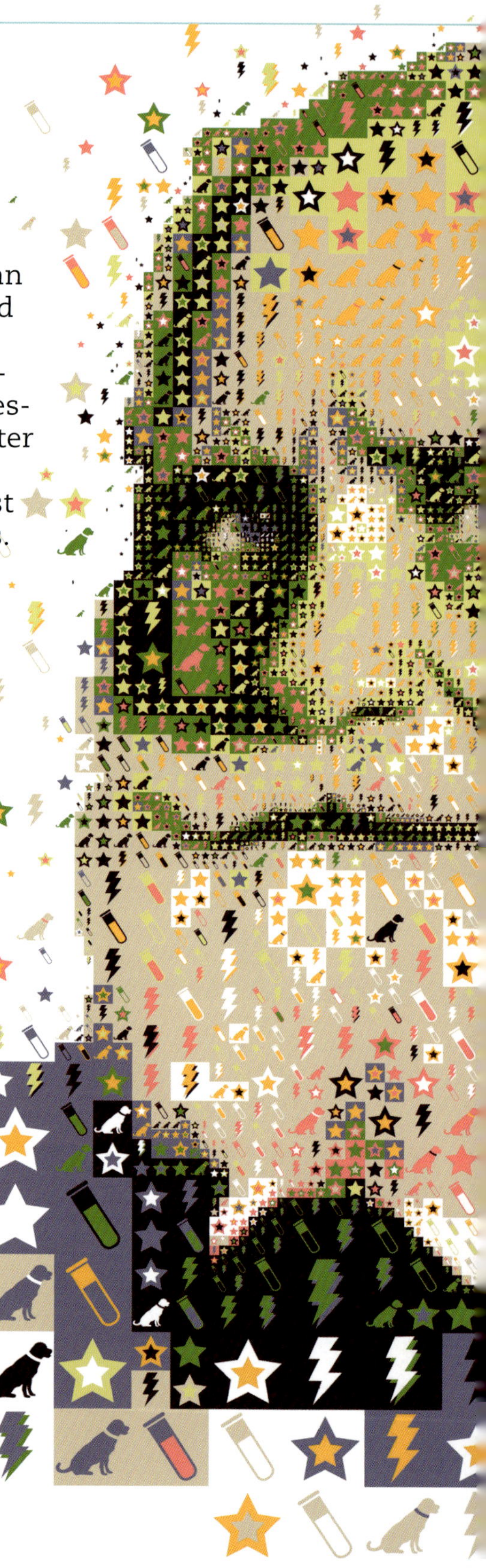

### HUNDEFUTTER

Pawlows Experimente sind bekannt: Er stellte fest, dass Hunde schon beim Anblick von Futter sabbern, und bezeichnete dies als „unkonditionierten Reflex“ auf einen „unkonditionierten Reiz“. Er ließ eine Klingel ertönen, während er den Tieren Futter anbot. Sie begannen daraufhin, auch zu speicheln, wenn sie nur das Geräusch hörten. Diese Koppelung von Reiz und Reaktion wurde als „klassische Konditionierung“ bekannt.

### UMGEKEHRTE REAKTIONEN

Später bewies Pawlow, dass sich die Konditionierung auch umkehren ließ: Hunde, die darauf konditioniert worden waren, auf ein bestimmtes Signal hin zu speicheln, „verlernten“ dies, wenn man ihnen kein Futter anbot. Pawlow zeigte außerdem, dass sich Tiere auch darauf konditionieren ließen, mit Angst oder Unruhe zu reagieren, wenn der Reiz mit einer Bestrafung gekoppelt war, z. B. mit einem Elektroschock.

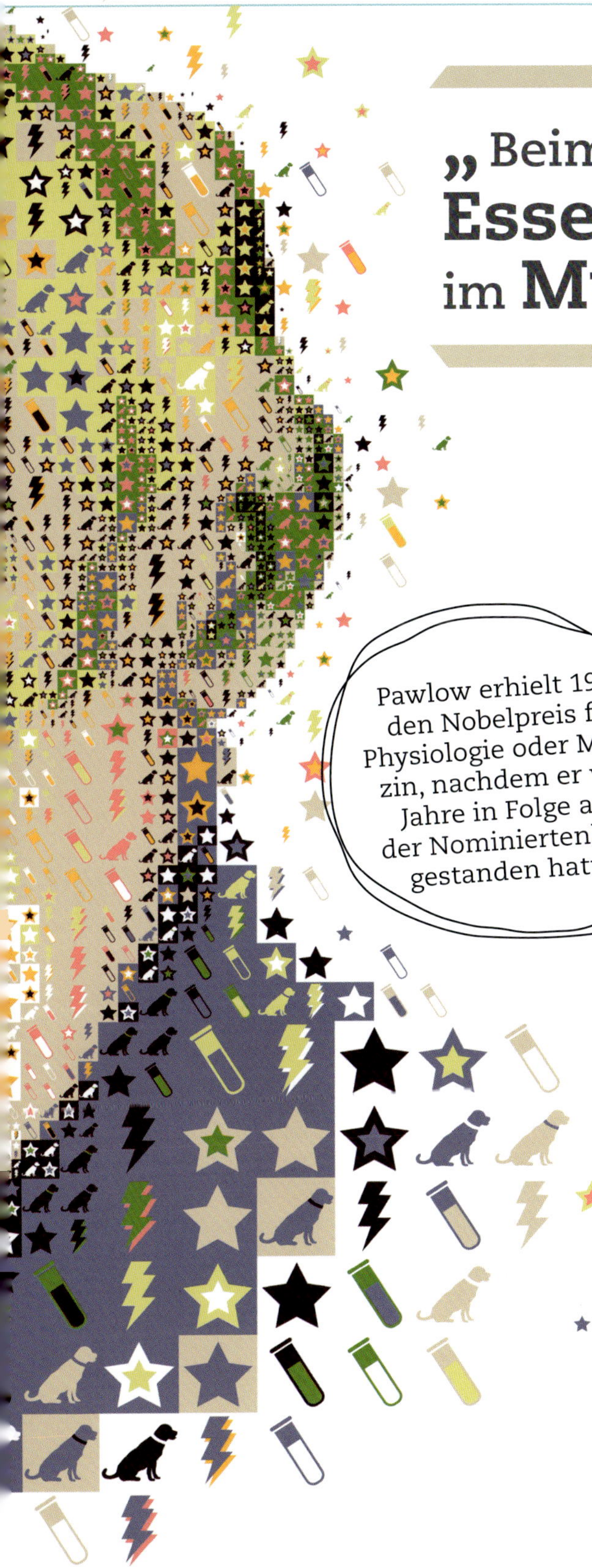

# „Beim **Anblick feinen Essens** läuft uns das Wasser im **Mund** zusammen."

Pawlow erhielt 1904 den Nobelpreis für Physiologie oder Medizin, nachdem er vier Jahre in Folge auf der Nominiertenliste gestanden hatte.

## STRENGE BEDINGUNGEN

Pawlows Erkenntnisse sowie Methoden beeinflussten die nachfolgende Psychologen maßgeblich. Wie er es von seiner naturwissenschaftlichen Ausbildung her kannte, führte er die Experimente unter streng wissenschaftlichen Bedingungen durch. Die Psychologie war Ende des 19. Jh. eine noch junge Disziplin. Pawlows methodische Herangehensweise setzte sich durch und so etablierte sich die experimentelle Psychologie rasch als neues Forschungsgebiet.

## FREIE MEINUNG

Pawlow leitete das Institut für Experimentelle Medizin zur Zeit der Russischen Revolution, in deren Folge der Zar gestürzt und die Sowjetunion gegründet wurde. Obwohl die neue Regierung seine Arbeit schätzte und auch weiterhin finanzierte, verabscheute Pawlow das kommunistische Regime. Er äußerte seine Kritik sehr offen und protestierte in zahlreichen Schreiben an politische Entscheidungsträger gegen die Verfolgung russischer Intellektueller.

# Leben und **lernen**

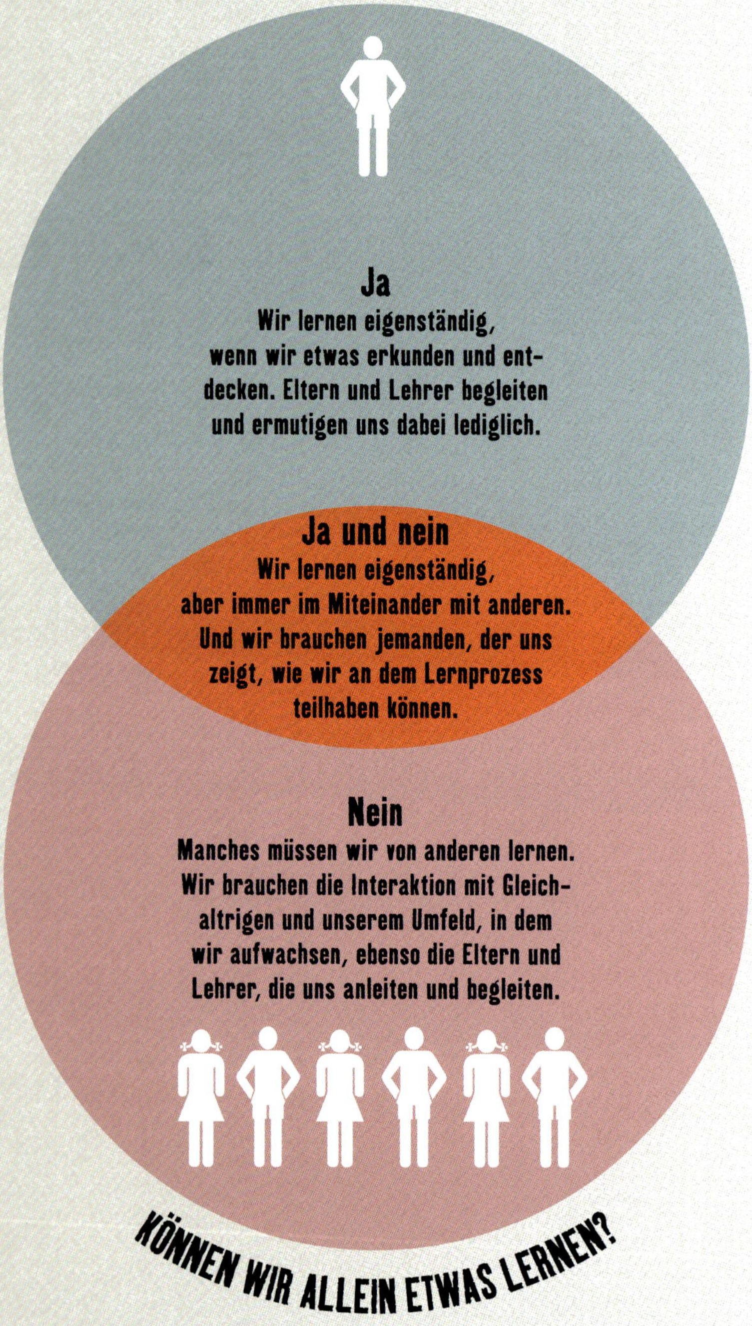
Ja
Wir lernen eigenständig, wenn wir etwas erkunden und entdecken. Eltern und Lehrer begleiten und ermutigen uns dabei lediglich.
Ja und nein
Wir lernen eigenständig, aber immer im Miteinander mit anderen. Und wir brauchen jemanden, der uns zeigt, wie wir an dem Lernprozess teilhaben können.
Nein
Manches müssen wir von anderen lernen. Wir brauchen die Interaktion mit Gleichaltrigen und unserem Umfeld, in dem wir aufwachsen, ebenso die Eltern und Lehrer, die uns anleiten und begleiten.
KÖNNEN WIR ALLEIN ETWAS LERNEN?

**Früher ging man davon aus, dass junge Menschen von Eltern und Lehrern Wissen vermittelt und Dinge gezeigt bekamen. Dann vermutete man, dass Kinder lernen, indem sie die Welt selbst erkunden. Seitdem beschäftigt sich die Psychologie mit der Frage, wie viel wir eigenständig lernen können und ob wir andere brauchen, die uns etwas beibringen.**

### Junge Wissenschaftler

Jean Piaget hinterfragte als einer der Ersten die traditionelle Rolle von Eltern und Lehrern bei der Kindererziehung. Er fand, sie sollten Wissen und Fähigkeiten nicht vorgeben, sondern das Kind zum selbstständigen Lernen anregen; Kinder sollten selbst kreativ werden und ihre Umwelt eigenständig erkunden. Seine Theorie basierte auf der Annahme, dass Lernen ein individueller Prozess ist, der bei jedem Menschen anders abläuft. Er betrachtete Kinder als Wissenschaftler, die durch Experimentieren herausfinden, wie Dinge funktionieren, und durch Beobachten und Interpretieren ihrer Ergebnisse die Prinzipien dahinter begreifen. Piagets Vorstellungen setzten sich durch. So wurden Bildungssysteme eingeführt, die stärker am Kind ausgerichtet waren und das Lernen durch praktische Erfahrungen einem eher passiven Lernprozess vorzogen.

**Das Spielen in der Natur hilft Kindern, kreative Fertigkeiten zu entwickeln.**

## Junge Lehrlinge

Nicht alle Psychologen waren überzeugt von Piagets revolutionären Ideen. So hob Lew Wygotski die Bedeutung anderer Personen bei der kindlichen Erziehung hervor. Er forderte, dass Lehrer Kinder durchaus unterrichten und stetig anleiten sollten, was und wie etwas zu lernen ist, anstatt sie dies selbst herausfinden zu lassen. Das Bild vom Kind als einem Wissenschaftler, das seine eigenen Entdeckungen macht, lehnte er ab. Er betrachtete das Kind als Lehrling, der Fähigkeiten und Wissen von anderen vermittelt bekommt. Wygotski erkannte zwar an, dass wir manche Erfahrungen selbst machen, sah das Lernen aber als einen interaktiven Prozess: Wir übernehmen Werte und Wissen von Lehrern und unserem kulturellen Umfeld. Wie wir diese Informationen und unsere eigenen Erkenntnisse umsetzen, lernen wir durch das Miteinander mit Gleichaltrigen. Ende des 20. Jh. führte die Wiederentdeckung von Wygotskis Theorien weg von einer kindorientierten hin zu einer lehrplanorientierten Pädagogik, bei der der Unterricht auf festen Vorgaben beruhte.

**Nach dem Sport produziert der Körper eine Substanz, die dem Gehirn hilft, Informationen aufzunehmen.**

## Von beidem etwas

Auf den ersten Blick vertreten Piaget und Wygotski gegensätzliche Theorien. Dennoch bezeichneten beide das Lernen als Prozess, in dem das Kind eine aktive Rolle spielt – ein Ansatz, den der kognitive Psychologe Jerome Bruner teilte. Er stimmte mit Piaget darin überein, dass wir unser Wissen nicht von außen vermittelt bekommen, sondern durch eigenes Erkunden und Entdecken, und dass Lernen ein Prozess ist, den jedes Kind selbst durchleben muss. Wie für Wygotski war dies für ihn ein sozialer Vorgang, kein einsames Tun. Um zu lernen, müssen wir Dinge durch praktische Erfahrungen begreifen. Gemeinsam mit anderen fällt uns dies leichter. Für Bruner spielen die Unterweisenden (in der Regel die Eltern oder Lehrer) eine entscheidende Rolle – ihre Aufgabe besteht darin, das Kind bei seiner Lernerfahrung zu begleiten. Heutzutage setzen die meisten Pädagogen auf eine Mischung aus formalem Unterricht und eigenständigem Lernen.

**JEMANDEN ETWAS LEHREN … HEISST, IHN AN DEM PROZESS TEILNEHMEN ZU LASSEN.**

JEROME BRUNER

**WIR WERDEN WIR SELBST DURCH ANDERE.**

LEW WYGOTSKI

Siehe auch: 16–17, 20–21

### MÖBELRÜCKEN

In einem Versuch sollten Kinder Möbel in den Zimmern eines Puppenhauses verteilen. Die Kinder der ersten Gruppe lösten die Aufgabe allein, die der zweiten gemeinsam mit ihrer Mutter. Als sie gebeten wurden, das Ganze ohne Hilfe zu wiederholen, waren bei den Kindern der zweiten Gruppe größere Fortschritte im Vergleich zu ihrem ersten Versuch zu verzeichnen als bei den „Einzelkämpfern" – ein Indiz dafür, dass Kinder mit der Ermutigung eines Erwachsenen besser lernen.

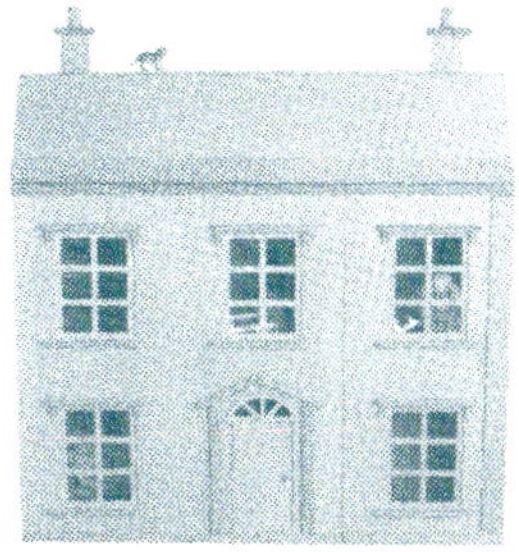

# Weshalb **tust**

**Während wir heranwachsen, eignen wir uns nicht nur Wissen und Fähigkeiten an, sondern erlernen auch alltägliche Verhaltensweisen. Manche Psychologen glauben, dass unser Handeln durch die Zustimmung oder Ablehnung unserer Mitmenschen – Eltern oder Lehrer – geprägt wird, andere sind der Ansicht, dass wir das Verhalten anderer nachahmen.**

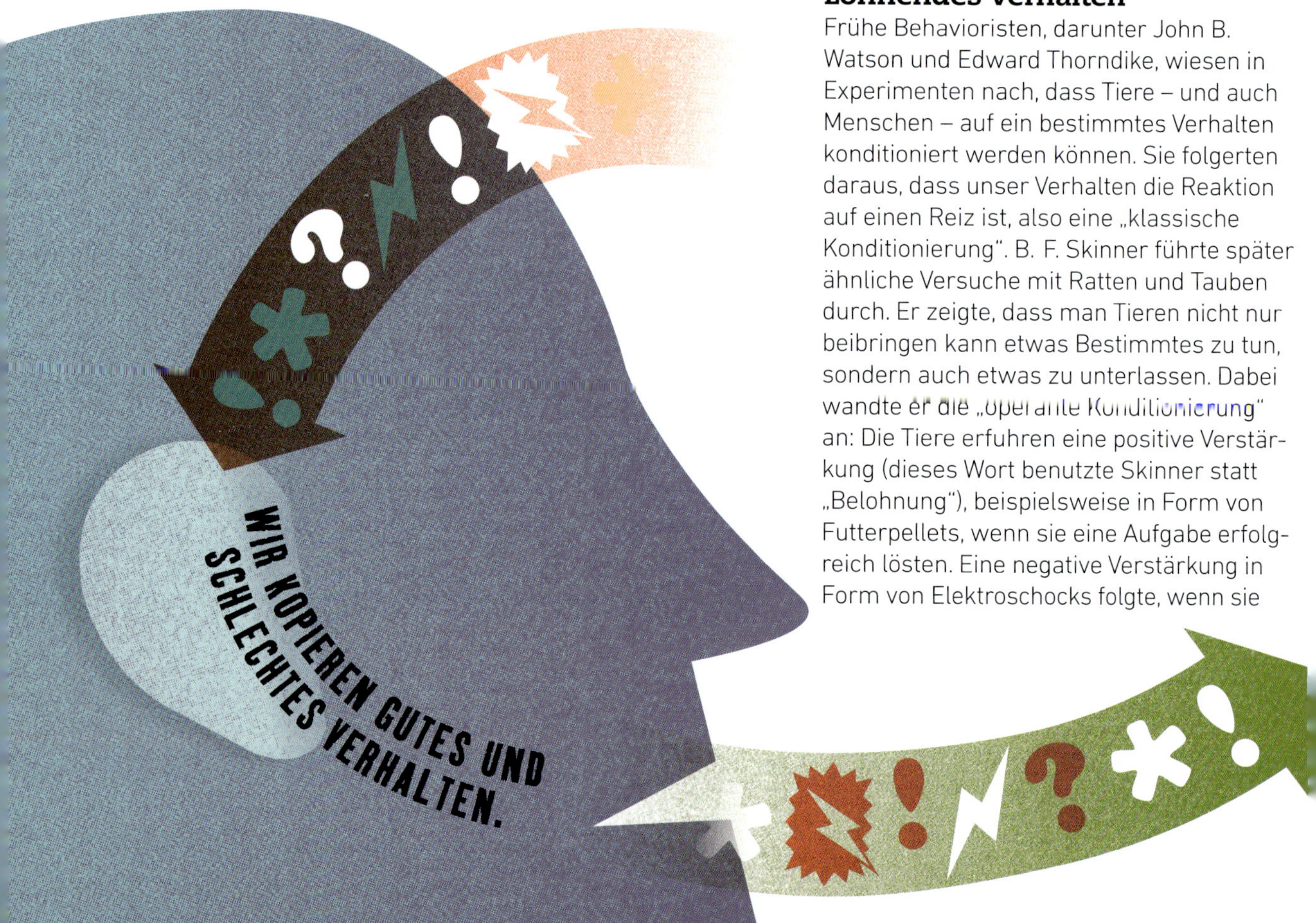


## Lohnendes Verhalten

Frühe Behavioristen, darunter John B. Watson und Edward Thorndike, wiesen in Experimenten nach, dass Tiere – und auch Menschen – auf ein bestimmtes Verhalten konditioniert werden können. Sie folgerten daraus, dass unser Verhalten die Reaktion auf einen Reiz ist, also eine „klassische Konditionierung". B. F. Skinner führte später ähnliche Versuche mit Ratten und Tauben durch. Er zeigte, dass man Tieren nicht nur beibringen kann etwas Bestimmtes zu tun, sondern auch etwas zu unterlassen. Dabei wandte er die „operante Konditionierung" an: Die Tiere erfuhren eine positive Verstärkung (dieses Wort benutzte Skinner statt „Belohnung"), beispielsweise in Form von Futterpellets, wenn sie eine Aufgabe erfolgreich lösten. Eine negative Verstärkung in Form von Elektroschocks folgte, wenn sie

## Schlechte Gewohnheiten

Albert Bandura war davon überzeugt, dass wir Verhaltensweisen durch Nachahmen lernen. Bekommt z. B. ein Kind mit, wie ein Erwachsener flucht, dann wird es das Gehörte höchstwahrscheinlich ebenfalls aussprechen.

# du das?

**Gewohnheiten entstehen zu Hause: Die meisten Kinder sehen ebenso viel fern wie ihre Eltern.**

etwas taten, das er ihnen abgewöhnen wollte. Skinner glaubte, dass sich durch das operante Konditionieren auch das Verhalten von Kindern beeinflussen lasse, z.B. durch Lob. Hier scheute er jedoch davor zurück, unerwünschtes Verhalten negativ zu verstärken, und beschränkte sich auf die positive Verstärkung. Sein Ansatz zeigt, dass Menschen ein bestimmtes Benehmen antrainiert werden kann. Warum eine Verhaltensweise erwünscht oder unerwünscht ist, das lernen wir dabei allerdings nicht.

## Mit gutem Beispiel voran

Andere Psychologen vermuteten, dass das menschliche Verhalten nicht allein dadurch geformt wird, dass unsere Eltern oder Lehrer uns belohnen oder bestrafen. Nach Albert Banduras These orientieren wir uns auch an anderen Personen. Wenn wir jemanden beobachten, erkennen wir, dass sein Handeln in bestimmten Situationen einem Muster folgt. Wir nehmen an, dass sein Verhalten angemessen ist, also einer gesellschaftlichen oder kulturellen „Norm“ entspricht. Das merken wir uns und üben in Gedanken, was zu tun ist. Kommen wir in dieselbe oder eine ähnliche Situation, wissen wir, „was zu tun ist“. Dieses Konzept des „Modelllernens“ durch Beobachten und Nachahmen anderer bildet den Kern von Banduras „sozialkognitiver Lerntheorie“.

## Übernommene Vorurteile

Ein weiterer Aspekt des sozialen Lernens ist, dass wir von von unseren Mitmenschen Einstellungen übernehmen. Das kann von Vorteil sein, etwa wenn es um die Werte geht, die eine Kultur ausmachen. Es kann sich aber auch als problematisch erweisen, denn in vielen Gesellschaften gibt es Vorurteile, die sich z.B. in Rassismus äußern. 1940 untersuchte das Psychologen-Ehepaar Kenneth und Mamie Clark, wie durch die Rassentrennung geprägte afro-amerikanische und weiße Kinder Einstellungen erlernten. Die Kinder bekamen eine hell- und eine dunkelhäutige Puppe präsentiert und sollten sagen, welche ihnen besser gefällt. Die meisten Kinder bevorzugten die hellhäutige Puppe, unabhängig von ihrer eigenen Hautfarbe: Offenbar hatten sie die herrschende Meinung, Weiße wären Farbigen überlegen, übernommen, selbst wenn sich dieses Vorurteil gegen die eigene Person richtete.

**UNSER VERHALTEN WIRD GEFORMT DURCH POSITIVE UND NEGATIVE VERSTÄRKUNG.**

B. F. SKINNER

### GEWALT GEGEN PUPPEN

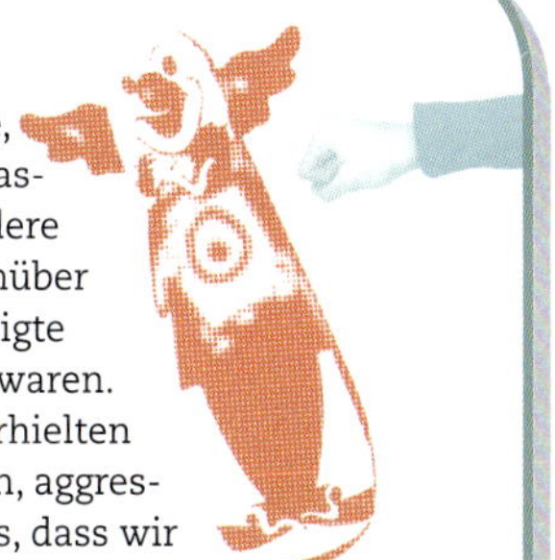

In einem von Banduras Experimenten beobachtete eine Gruppe von Kindern Erwachsene, die grob mit einer „Bobo-Puppe“, einem aufblasbaren Stehaufmännchen, umgingen. Eine andere Gruppe sah Erwachsene, die sich passiv gegenüber der Puppe verhielten. Einer Kontrollgruppe zeigte man die Puppe, ohne dass Erwachsene dabei waren. Als die Kinder mit der Puppe allein waren, verhielten sich diejenigen, die die Gewalt gesehen hatten, aggressiv, die anderen nicht. Für Bandura bewies das, dass wir unser Verhalten durch Nachahmen lernen.

Siehe auch: 18–19, 28–29

# Kannst du **Gut und**

**Es gehört zum Erwachsenwerden dazu, gutes und schlechtes Verhalten voneinander unterscheiden zu lernen. Die Behavioristen glaubten, dass sich angemessenes und unangemessenes Handeln durch Belohnung und Bestrafung konditionieren lässt. Heute weiß man, dass sich unsere Wertvorstellungen stufenweise entwickeln.**

**Studien zeigen, dass 60 Prozent der Menschen während eines zehnminütigen Gesprächs mindestens einmal lügen.**

## Moralische Unterweisung

Lange Zeit galt die Annahme, dass es möglich ist, Kindern moralische Werte beizubringen. Den Behavioristen zufolge ließ sich moralisches Verhalten durch Konditionierung antrainieren. Mit dem Modell von Reiz und Reaktion als Basis gingen sie davon aus, erwünschtes Verhalten lasse sich durch Belohnung fördern und schlechtes durch Bestrafung vermeiden. Andere waren davon überzeugt, die meisten Menschen wüssten, dass es z. B. falsch ist, einen Mord zu begehen, ohne selbst jemanden umgebracht und eine entsprechende Strafe bekommen zu haben.

**IN EINFACHEN GESELLSCHAFTSSPIELEN FINDEN WIR REGELN, DIE SICH KINDER SELBST AUSGEDACHT HABEN.**

JEAN PIAGET

Auch wenn Albert Bandura nachwies, dass wir durch Nachahmung lernen, werden Kinder, die gewalttätige Computerspiele spielen, nicht automatisch kriminell. Sie wissen sehr wohl, wo die Grenzen verlaufen.

## Spielregeln

Jean Piaget beschäftigte sich in vielen Studien zur kindlichen Entwicklung damit, wie Wertvorstellungen entstehen. Er befragte Kinder unterschiedlichen Alters, was sie über moralisches Fehlverhalten wie Stehlen oder Lügen denken, und beobachtete sie beim gemeinsamen Spiel. Dabei zeigte sich: Das kindliche Wertesystem entsteht, analog zur allgemeinen psychologischen Entwicklung, stufenweise. Gemäß seiner Überzeugung, dass Kinder am besten lernen, indem sie ihre Umwelt erkunden, statt belehrt zu werden, ging Piaget davon aus, dass sie auch ihre Vorstellungen von richtig und falsch oder fair und unfair selbst entwickeln sollten. Am besten gemeinsam mit Kindern im selben Alter. Denn beim Spielen stellen Kinder Regeln auf, die ihre Erfahrungen mit Gerechtigkeit, Gleichberechtigung und dem wechselseitigen Geben und Nehmen widerspiegeln – ganz ohne den Einfluss von Lehrern oder Eltern.

**WERTVORSTELLUNGEN ENTSTEHEN IN SECHS STUFEN.**

LAWRENCE KOHLBERG

## Schritte in die richtige Richtung

Ungefähr 25 Jahre, nachdem Piaget seine Theorie der moralischen Entwicklung formuliert hatte, griff Lawrence Kohlberg dessen Ergebnisse erneut auf. Auch er nahm an, dass sich unsere Moralvorstellungen stufenweise entwickeln, jedoch hielt er Autoritätspersonen und das Umfeld für

# Böse unterscheiden?

### Gut oder Böse?

Der Psychologie zufolge ist uns das Wissen, was gut und was böse ist, nicht angeboren. Es entwickelt sich erst, wenn wir älter werden. Allgemeine Definitionen dieser Begriffe gibt es sowieso nicht.

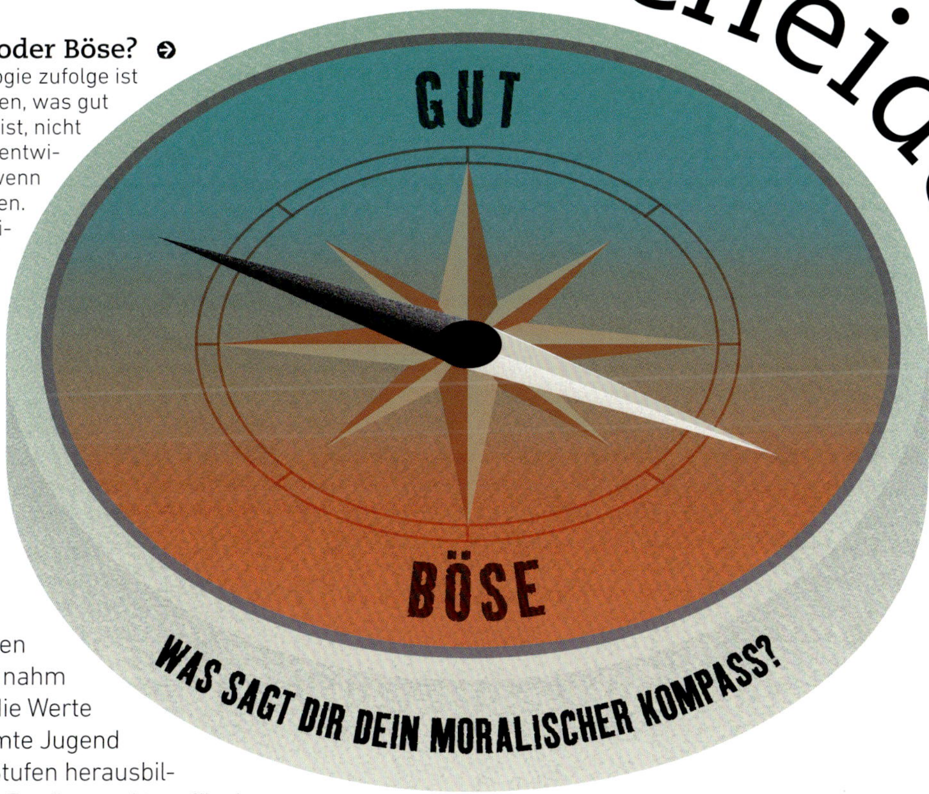


entscheidend. Das Kind allein könne kein moralisches Urteilsvermögen entwickeln. Er nahm an, dass sich die Werte über die gesamte Jugend und in sechs Stufen herausbilden: Im ersten Stadium geht es für das Kind darum, Bestrafungen zu vermeiden, im zweiten erkennt es, dass bestimmte Verhaltensweisen belohnt werden können. Im dritten Stadium versucht das Kind, die Erwartungen (sozialen Normen) zu erfüllen, um als „lieb" wahrgenommen zu werden. Danach, im vierten Stadium, lernt es die Verhaltensregeln zu akzeptieren, die Autoritätspersonen, z.B. die Eltern, aufstellen. Als Heranwachsende, im fünften Stadium, beginnen wir, die Gründe für Regeln und gesellschaftliche Normen sowie die Auswirkungen des eigenen Verhaltens auf andere zu erfassen. Im letzten Stadium bilden sich Moralvorstellungen heraus, die auf Prinzipien wie Gerechtigkeit und wechselseitigem Geben und Nehmen beruhen.

Siehe auch: 16–17, 18–19, 26–27

## SPIELENTSCHEIDUNG

In einer Studie zur Entwicklung der kindlichen Moral bekam eine Puppe einen Ball zugeworfen und rollte ihn zurück. Eine andere Puppe fing den Ball und lief mit ihm davon. Dann wurden die beiden Puppen jeweils neben ein Häufchen aus Süßigkeiten gesetzt, von einem sollten die Kinder etwas wegnehmen. Die meisten bedienten sich bei der „frechen" Puppe – und ein besonders moralbewusster Einjähriger gab ihr sogar einen Klaps.

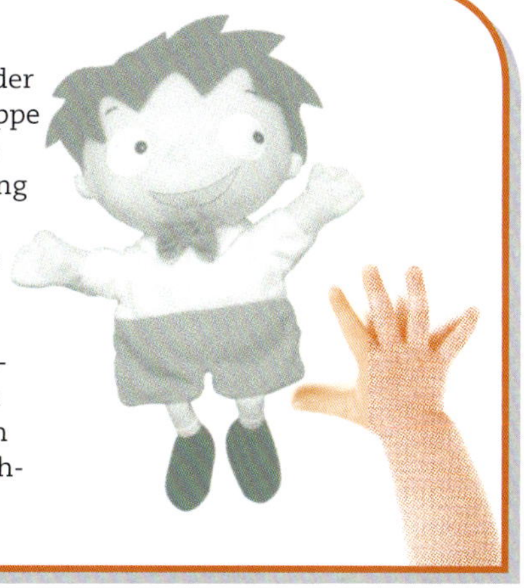

# MARY AINSWORTH

## 1913–1999

Mary Ainsworth wurde vor allem für ihre Forschungen zur kindlichen Entwicklung und zur Mutter-Kind-Beziehung bekannt. Sie wurde in Ohio (USA) geboren, wuchs in Kanada auf und studierte Psychologie an der Universität von Toronto. 1950 zog sie mit ihrem Mann, dem britischen Psychologen Leonard Ainsworth, nach London (England) und arbeitete mit John Bowlby an der Tavistock Clinic. 1956 kehrte sie in die USA zurück, um an der Johns Hopkins Universität und der Universität von Virginia zu unterrichten.

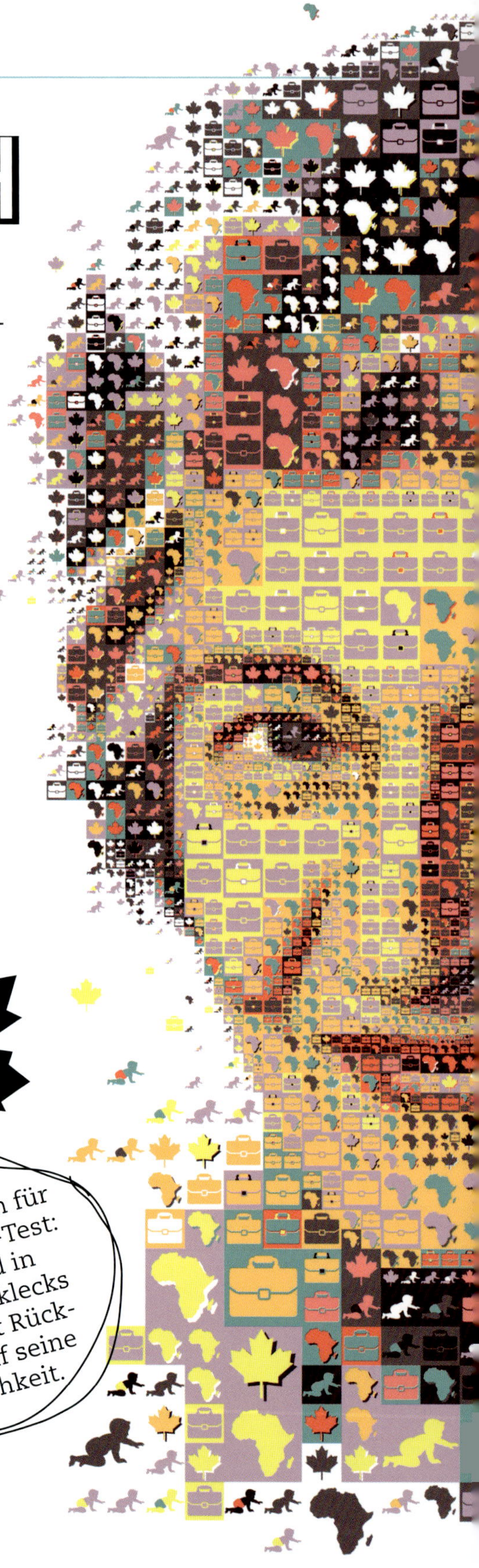

### TALENTSUCHE

Im Zweiten Weltkrieg diente Ainsworth im Frauenkorps der kanadischen Armee. Sie sprach mit Soldaten, um die Kandidaten auszuwählen, die sich als Offiziere eigneten. Dabei sammelte sie wichtige Erfahrungen mit Interviewtechniken, systematischen Aufzeichnungen und der Interpretation von Ergebnissen. Diese Tätigkeiten weckte ihr Interesse an Entwicklungspsychologie.

### ZEIT IN AFRIKA

In den 1950er-Jahren verbrachte Ainsworth einige Jahre in Uganda, wo sie die Beziehungen zwischen Müttern und Säuglingen in Stammesgesellschaften untersuchte. Sie befragte Frauen mit Babys im Alter von einem Monat bis zu zwei Jahren. Dabei entwickelte sie auch ihre Theorien über Bindungen und emotionale Beziehungen sowie die Bedeutung dessen, wie gut Mütter die Bedürfnisse ihrer Kinder wahrnehmen können.

Sie war Expertin für den Rorschach-Test: Was jemand in einem Tintenklecks sieht, erlaubt Rückschlüsse auf seine Persönlichkeit.

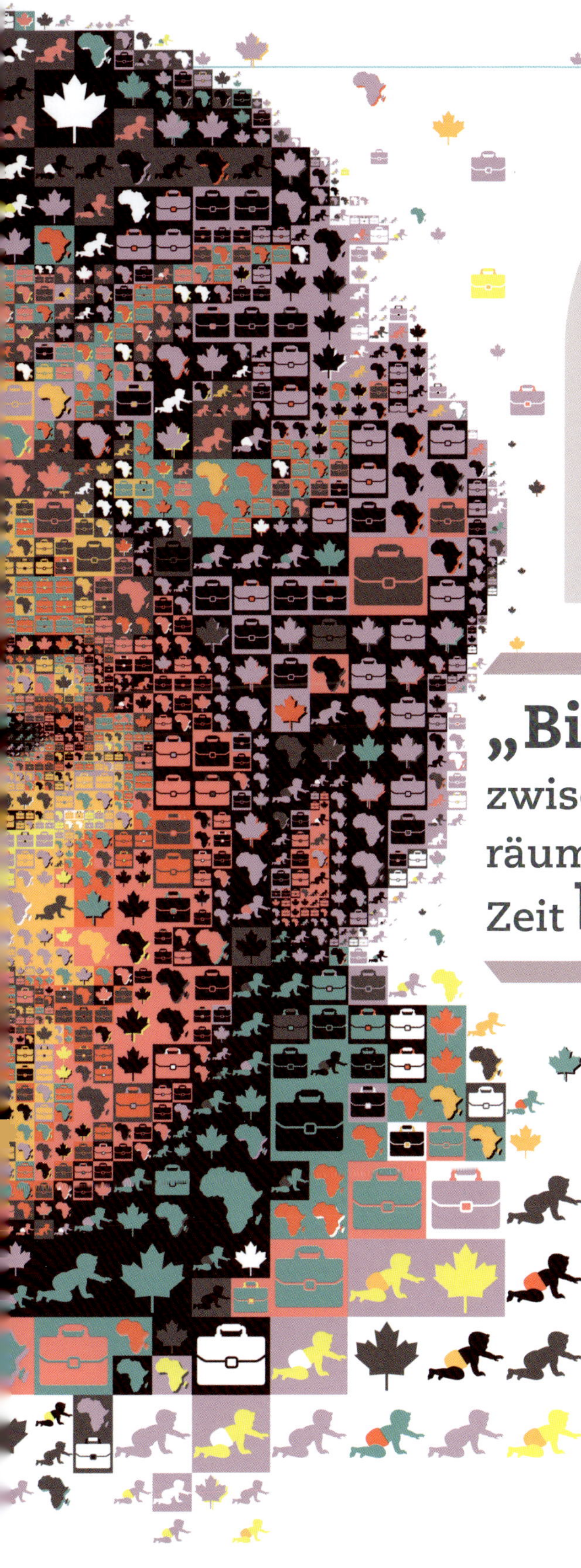

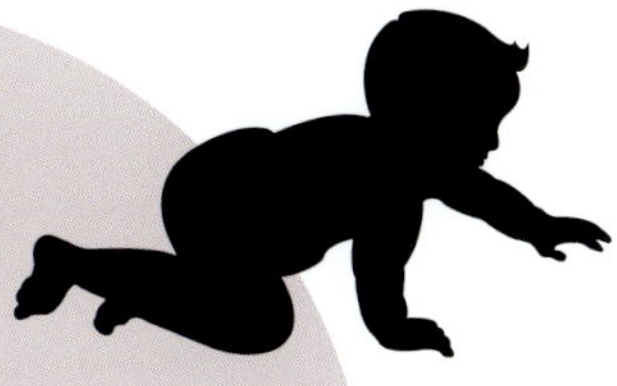

## DER FREMDE-SITUATIONS-TEST

Im Jahr 1969 führte Ainsworth ein Experiment zur Mutter-Kind-Bindung durch, das später als „Fremde Situation" bekannt wurde. Sie beobachtete die Reaktionen von Einjährigen in einem Raum mit Spielsachen. Zunächst war außer dem Kind nur die Mutter anwesend, dann kam eine fremde Person hinzu. Diese blieb anschließend allein mit dem Kind, bevor am Ende die Mutter wieder zurückkam. Die Kinder reagierten unterschiedlich, abhängig davon, wie stabil jeweils die Mutter-Kind-Beziehung war.

„**Bindung** ist eine Beziehung zwischen **zwei** Personen, die räumlich und über eine längere Zeit **bestehen** bleibt."

## HAUSFRAU UND MUTTER

Ainsworth betonte, wie wichtig eine sichere Bindung zu einer Bezugsperson für ein Kind ist. Sie empfahl den Müttern aber keineswegs ihren Beruf aufzugeben und zu Hause bei der Familie zu bleiben, denn sie glaubte daran, dass sich Arbeiten und mütterliche Fürsorge vereinbaren lassen. Außerdem forderte Ainsworth dazu auf, die Rolle von Vätern und die Bedeutung der Vater-Kind-Bindung intensiver zu hinterfragen und zu erforschen.

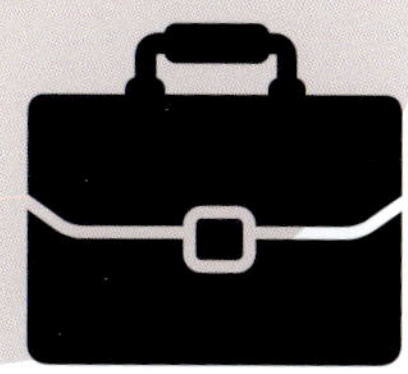

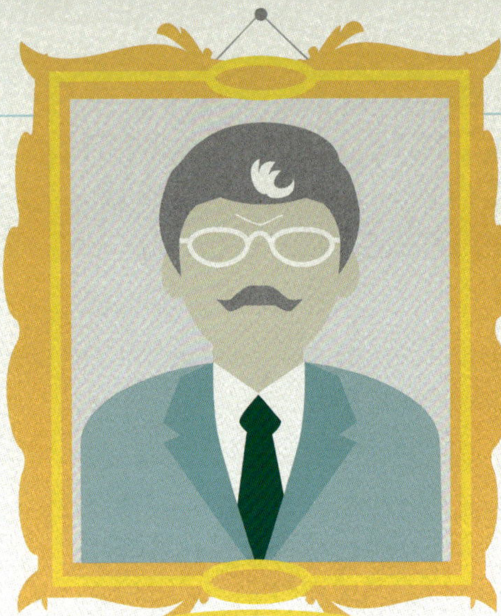

Das subjektive Alter beschreibt, wie wir uns selbst wahrnehmen. Die meisten fühlen sich jünger.

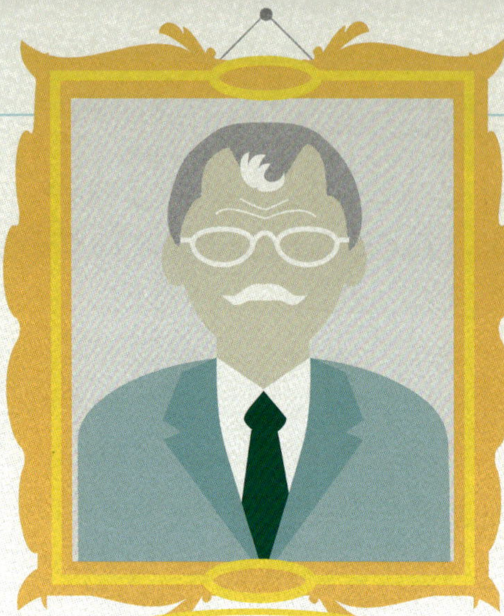

Das soziale Alter wird durch unsere Aktivitäten, Meinungen und Einstellungen bestimmt.

# Ist es denn jemals

**Das Älterwerden umfasst mehrere Entwicklungsstufen. Gegen Ende unseres Berufslebens, mit etwa 65 Jahren, erreichen wir die letzte Phase, die heutzutage 30 Jahre und länger andauern kann. Das Alter wird oft als Zeit des Verfalls gesehen, doch es sind immer noch positive Veränderungen möglich und neue Interessen können sich auftun.**

**ES GAB EINE VERGANGENHEIT UND ES GIBT EINE ZUKUNFT. ABER WIR LEBEN JETZT.**

ROBERT KASTENBAUM

## Das Problem mit dem Alter

Erik Erikson beschrieb das Alter als letztes von acht Entwicklungsstadien – eine Zeit, in der wir zur Ruhe kommen und auf die vorherigen Lebensabschnitte zurückblicken. Seit der Entstehung dieser Theorie in den 1950er-Jahren hat sich die Einstellung zum Alter jedoch verändert. Viele Menschen leben noch viele Jahre nach Erreichen des Rentenalters, sodass diese Zeit ebenfalls als Phase der Weiterentwicklung angesehen wird. Leider gilt dies nicht für alle Menschen, denn unser Körper baut nun einmal ab, was uns bei der Fortführung eines aktiven Lebens einschränken kann. Oft stellen sich körperliche Gebrechen ein, die sich auch auf die geistigen Fähigkeiten auswirken. So kann z.B. ein Schlaganfall das Gehirn schädigen und körperliche wie geistige Probleme nach sich ziehen. Auch treten neurodegenerative Krankheiten wie Parkinson oder Alzheimer, die Beeinträchtigungen des Gehirns oder Nervensystems verursachen, vor allem im Alter auf.

## Älter und klüger

Auch wenn in körperlicher Hinsicht die Möglichkeiten weniger werden, gilt das nicht automatisch für die geistigen Fähigkeiten. Edward Thorndike glaubte, dass das

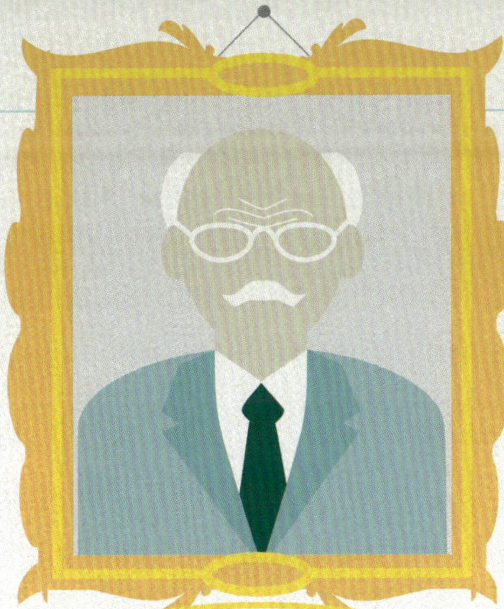

Das biologische Alter gibt an, wie alt wir glauben auszusehen und von anderen geschätzt zu werden.

**DAS ALTER KANN AUF VERSCHIEDENE ARTEN BESTIMMT WERDEN.**

### Meine Lebensalter

Dem Psychologen Robert Kastenbaum zufolge haben wir zusätzlich zu unserem chronologischen drei weitere Alter. Die meisten „alten" Menschen glauben, dass sie älter aussehen, als sie sind, fühlen sich jedoch jünger.

**Die Weltbevölkerung wird älter: Der Anteil an Menschen über 60 Jahre wird sich in den nächsten 50 Jahren verdoppeln.**

Siehe auch: 16–17, 42–43

# zu **spät?**

Erinnerungsvermögen – sofern keine neurodegenerative Krankheit auftritt – im Alter kaum abnimmt und ältere Menschen fast ebenso gut lernen können wie jüngere, nur nicht so schnell. Neuere Untersuchungen zeigen, dass auch die Intelligenz weitgehend erhalten bleibt. Unsere Fähigkeit, neue Probleme zu lösen, mag schwinden, doch Wissen und Weisheit können wachsen. Das Rentenalter ist daher die ideale Zeit, um neue Interessen zu entdecken. Zwar lässt es sich so auch nicht vermeiden, dass wir geistig abbauen, aber die Lebensqualität ist höher.

## KARATE-KIDS

In einer deutschen Studie führte man mit Probanden zwischen 67 und 93 Jahren drei verschiedene Arten von Trainings durch: Denksportaufgaben, Konditionstraining oder Karate. Nach einigen Monaten zeigte sich, dass sich Karate als Kombination aus geistigem und körperlichem Training am positivsten auf die Lebensqualität und das emotionale Wohlbefinden der Teilnehmer auswirkte.

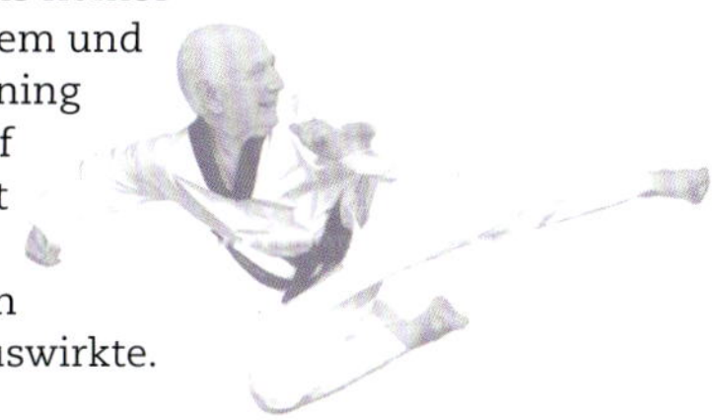

## So jung, wie man sich fühlt

Zwar wird bei Menschen ab einem gewissen Alter nicht mehr genauer differenziert, doch es gibt Unterschiede beim Altern. Auch die Einstellung dazu beeinflusst die Art, wie wir leben. Der Psychologe Robert Kastenbaum demonstrierte mit seinem Fragebogen „Meine Lebensalter", auf welch unterschiedliche Weise sich das Alter erfassen lässt. Die Teilnehmer sollten nicht nur ihr chronologisches, also tatsächliches Alter nennen, sondern auch angeben, wie alt sie sich aufgrund ihres Aussehens (biologisches Alter) sowie ihrer Aktivitäten und Einstellungen (soziales Alter) einstufen würden und wie andere sie wohl einschätzten. Außerdem sollten sie sagen, wie alt sie sich tief in ihrem Inneren fühlten (subjektives Alter). Es überrascht nicht, dass sich die meisten jünger fühlten, als sie tatsächlich waren.

# Entwicklungspsychologie IM ALLTAG

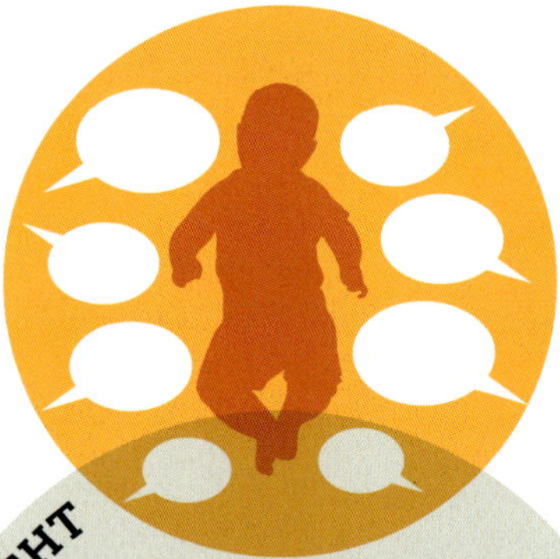

## KUCK MAL, WER DA **SPRICHT**

Babys ahmen bereits wenige Wochen nach der Geburt das Geplapper ihrer Eltern nach. Schon sehr früh können sie verschiedene Sprachen voneinander unterscheiden und hören am liebsten ihren Eltern zu – deshalb ist es auch so wichtig, dass Mütter und Väter mit ihren Babys sprechen.

## PRAKTISCHES **LERNEN**

Die Entwicklungspsychologie hat gezeigt, dass Kinder am besten lernen, wenn sie dabei ihre Phantasie benutzen dürfen – ein Ideal, dem Montessori-Schulen folgen: Die Kinder werden dazu ermutigt, selbstständig durch praktische Erfahrungen und Diskussionen mit Gleichaltrigen zu lernen, anstatt von Erwachsenen unterrichtet zu werden.

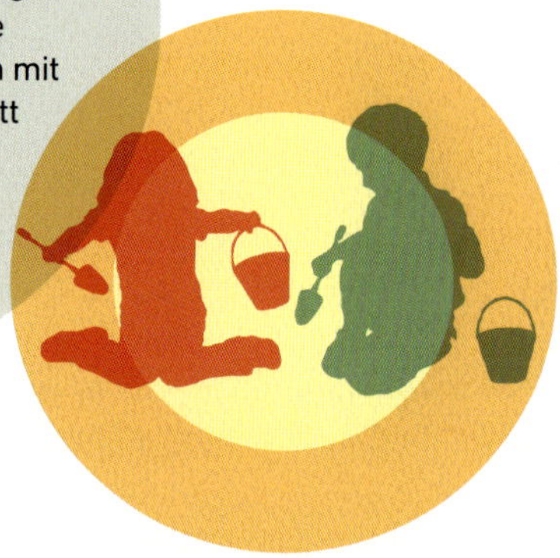

## ABERGLÄUBISCHES **VERHALTEN**

Manche Behavioristen meinten, dass die willkürliche Verstärkung einer Reaktion zu abergläubischem Verhalten führen kann. Schießt eine Person z.B. immer dann viele Tore, wenn sie bestimmte Socken trägt, kann es sein, dass sie beides miteinander verbindet und die Socken nun bei jedem Spiel trägt.

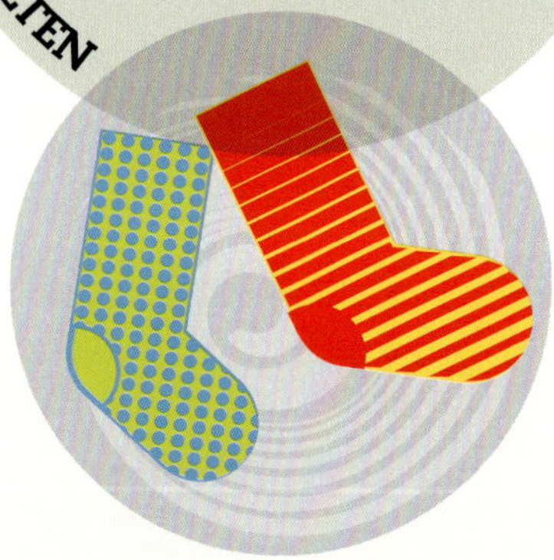

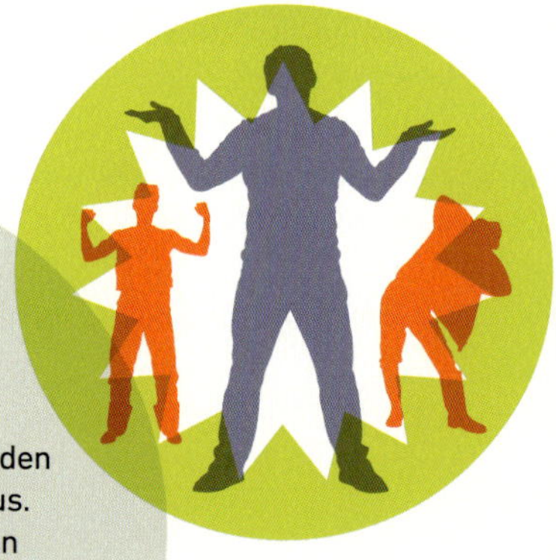

## ÄLTER UND **KLÜGER**

Wir werden mit dem Alter tatsächlich klüger: Unsere Fähigkeit sinnvoll zu entscheiden bildet sich nur langsam heraus. Erst mit etwa 20 Jahren haben sich die Frontallappen unseres Gehirns, die hierfür zuständig sind, vollständig entwickelt. Eltern oder Lehrer um Rat zu fragen, ist also sicher nicht verkehrt.

Entwicklungspsychologen befassen sich mit den Lebensphasen, die wir durchlaufen, und damit, was unsere Entwicklung beeinflusst. Ihre Erkenntnise haben unsere Vorstellungen von Erziehung und Bildung geprägt. Und sie haben dazu beigetragen, das menschliche Verhalten zu erklären, indem sie es mit Geschehnissen in der Kindheit verbunden haben.

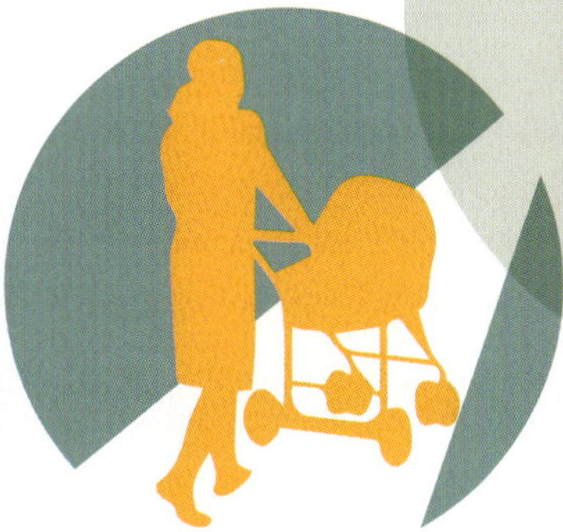

## EIN SICHERES **GEFÜHL**

Der erste Kinderwagen sollte so ausgerichtet sein, dass das Kind die Begleitperson sehen kann. Psychologische Studien haben bestätigt, dass sich kindlicher Stress durch stete Eltern-Kind-Kommunikation verringern lässt. Hat das Kind Mutter oder Vater im Blick, fühlt es sich sicherer und weniger gestresst.

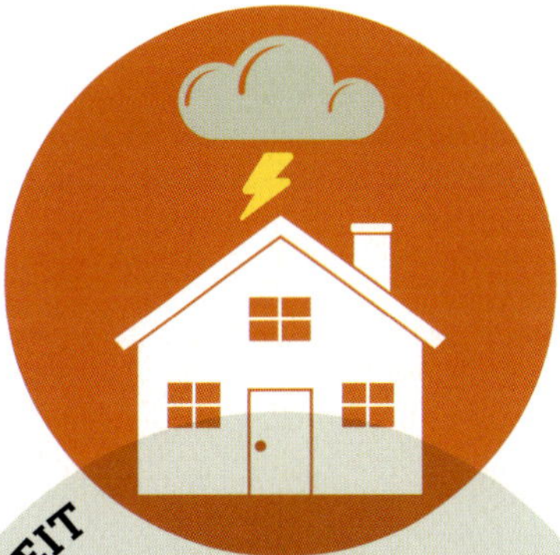

## UNGLÜCKLICHE **KINDHEIT**

Psychologen fanden heraus, dass eine ungünstige häusliche Umgebung die emotionale Entwicklung von Kindern beeinträchtigt, zu schlechten Leistungen und unsozialem Verhalten führt. Das wirkt sich bis ins Erwachsenenalter aus. Daher steht bei der Resozialisierung jugendlicher Straftäter oft das Elternhaus im Fokus, um Rückfällen entgegenzuwirken.

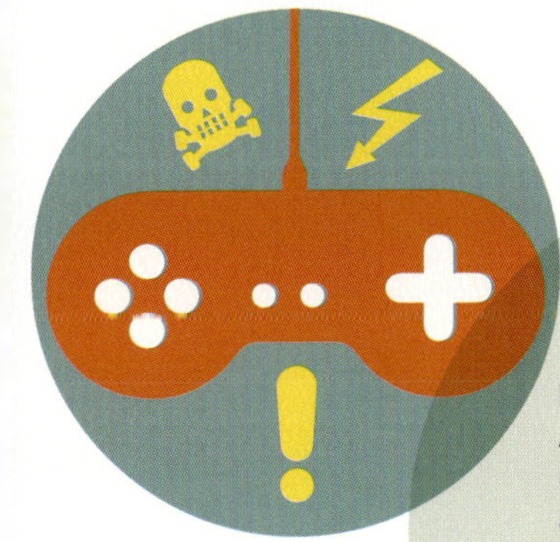

## SCHLECHTER **EINFLUSS**

Einige Psychologen sind der Ansicht, dass Gewalt in Filmen und Videospielen bei Kindern aggressives Verhalten auslöst. Obwohl die Beweislage hierzu immer noch nicht eindeutig ist, wurden vorsichtshalber Altersempfehlungen (FSK-Freigaben) für Filme und Spiele eingeführt.

## BLASSE **ERINNERUNGEN**

Kaum jemand erinnert sich an die Zeit vor seinem dritten Lebensjahr – vermutlich, weil sich die Mechanismen beim Abspeichern und Abrufen von Ereignissen in diesem Alter ändern. Dennoch prägen die Erfahrungen in diesen Jahren, in denen die Bindungen zu den Bezugspersonen entstehen, unsere Entwicklung nachhaltig.

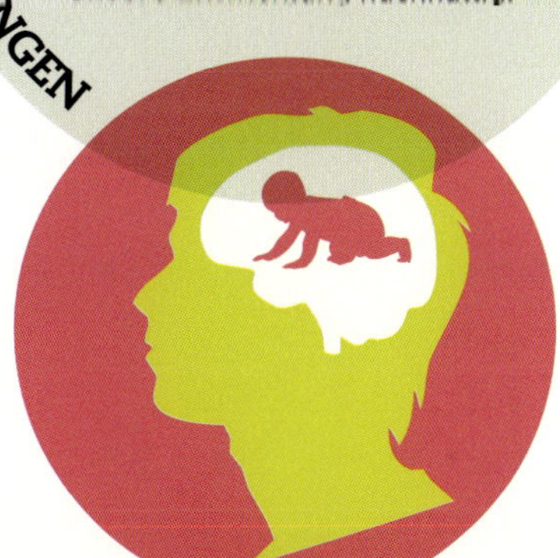

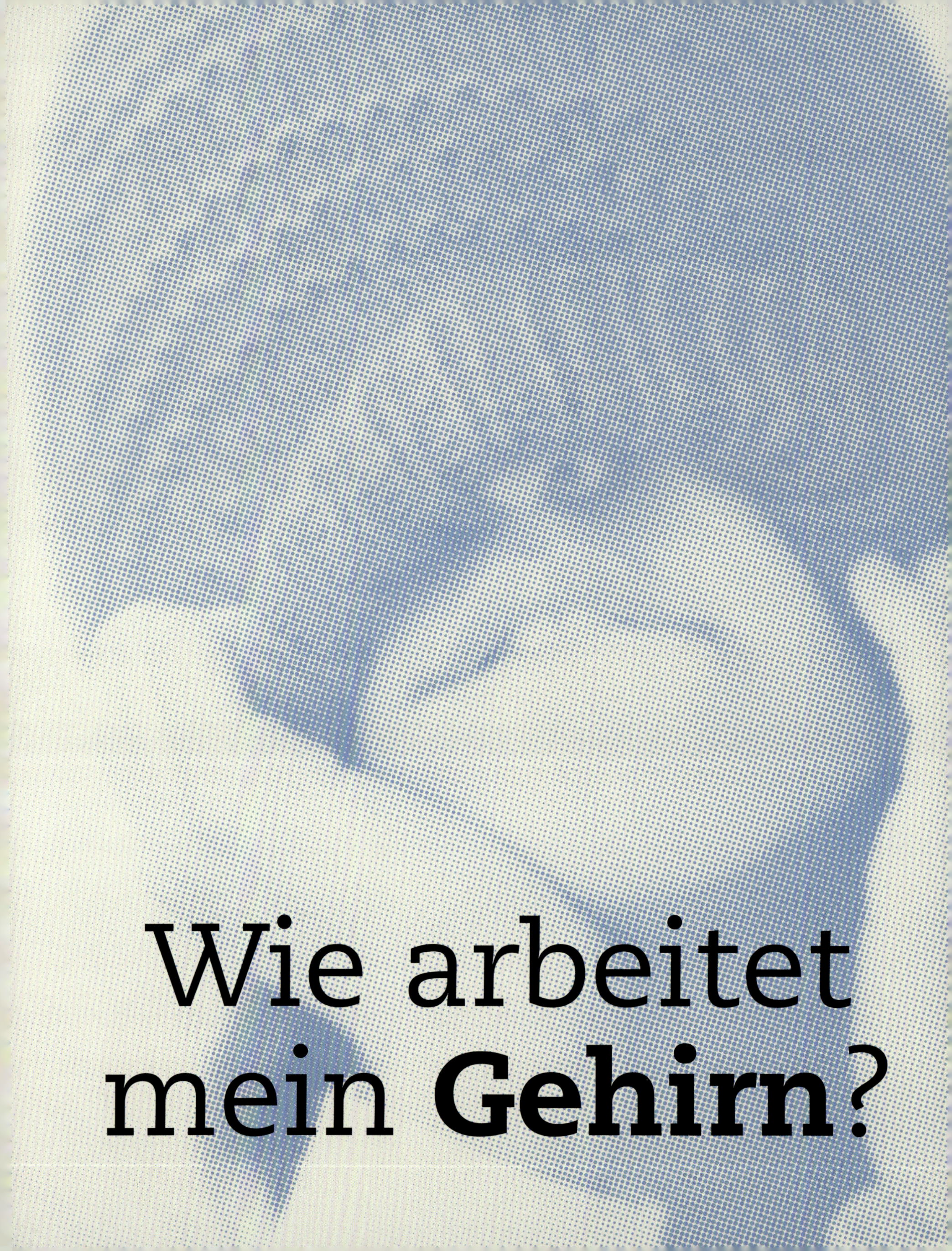

# Wie arbeitet mein **Gehirn**?

Wohnt unser GEIST in unserem GEHIRN?

## Was passiert in unserem GEHIRN?

GEHIRNSCHÄDEN und ihre Folgen

Was ist BEWUSSTSEIN?

## TRÄUM weiter ...

Die biologische Psychologie oder Biopsychologie verbindet das Studium des Gehirns und des Nervensystems (Neurowissenschaft) mit der Psychologie. Biopsychologen verwenden moderne bildgebende Verfahren, um die Abläufe und Mechanismen in unserem Gehirn zu erforschen. Sie untersuchen, wie die Vorgänge in Gehirn und Nervensystem unsere Gedanken, unsere Gefühle und unser Verhalten beeinflussen.

# Wohnt unser **Geist**

**Die Psychologie beschäftigt sich vor allem mit dem menschlichen Denken und Handeln – mit der Funktionsweise unseres Verstandes. Doch den geistigen Vorgängen liegen physiologische Prozesse zugrunde. Im 20. Jh. entstand eine Forschungsrichtung, die sich mit dem Zusammenhang zwischen der Biologie des Gehirns und dem Verhalten befasst.**

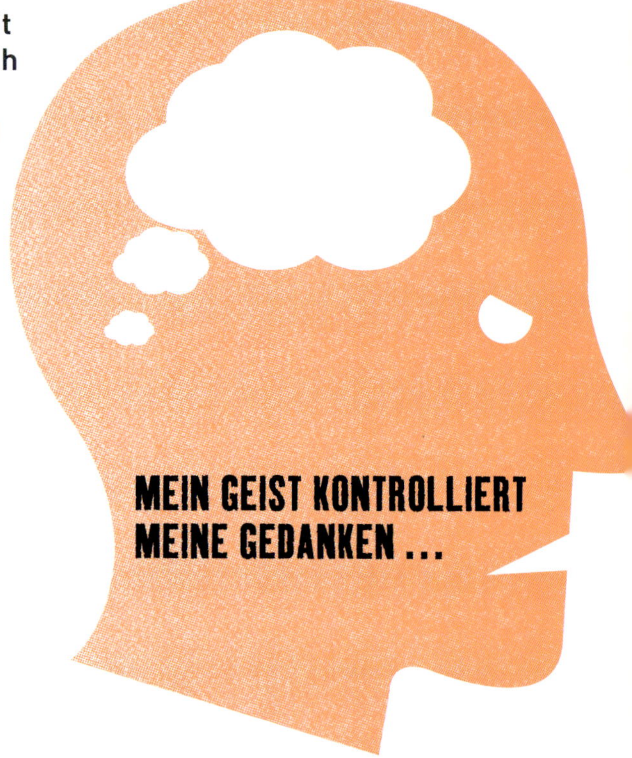


## Philosophische Geister

Bevor die Neurowissenschaft aufkam, betrachtete man den Verstand als etwas vom Körper Getrenntes. Diese aus der griechischen Philosophie stammende Vorstellung findet sich auch im Zeitalter von Wissenschaft und Medizin wieder, und zwar in den Schriften des Philosophen René Descartes aus dem 17. Jh. Man hielt den Verstand für eine Art „Seele", die denken kann, während man dem Gehirn ausschließlich die physikalische Reizverarbeitung zuschrieb. Über die biologischen Prozesse im Gehirn wusste man nur wenig, als sich die Psychologie verbreitete, deren frühe Vertreter stark philosophisch geprägt waren. So galt die Psychologie lange Zeit als Wissenschaft des Verstandes und Verhaltens, isoliert von der Neurowissenschaft, die sich mit der biologischen Funktionsweise des Gehirns beschäftigte.

## Geist versus Materie

Noch heute glauben manche Psychologen, dass die biologische Beschaffenheit des Gehirns für das Verständnis von Gedanken und Verhaltensweisen keine Rolle spielt und sich alles allein mit dem Verstand erklären lässt. So vermutete z. B. der amerikanische kognitive Psychologe Jerry Fodor in den 1980er-Jahren, dass unser Verstand aus „Modulen" besteht, von denen jedes eine spezielle Funktion hat – wie beispielsweise Erinnerungen wiederzufinden oder zu sprechen. Diese Vorstellung war nicht neu: Bereits ein Jahrhundert zuvor hatte eine Pseudowissenschaft namens Phrenologie den Verstand in 27 Module eingeteilt und sie jeweils bestimmten Hirnregionen zugeordnet. Nach der Modul-Theorie von Fodor haben geistige Fähigkeiten jedoch gar nichts mit bestimmten Gehirnarealen zu tun, sondern sie existieren unabhängig von der biologischen Struktur des Gehirns.

**GEIST UND KÖRPER SIND WIE ZWEI WELTEN.**

RENÉ DESCARTES

**Phrenologen behaupteten, Intelligenz und Persönlichkeit einer Person anhand ihrer Schädelform messen und bestimmen zu können.**

# in unserem Gehirn?

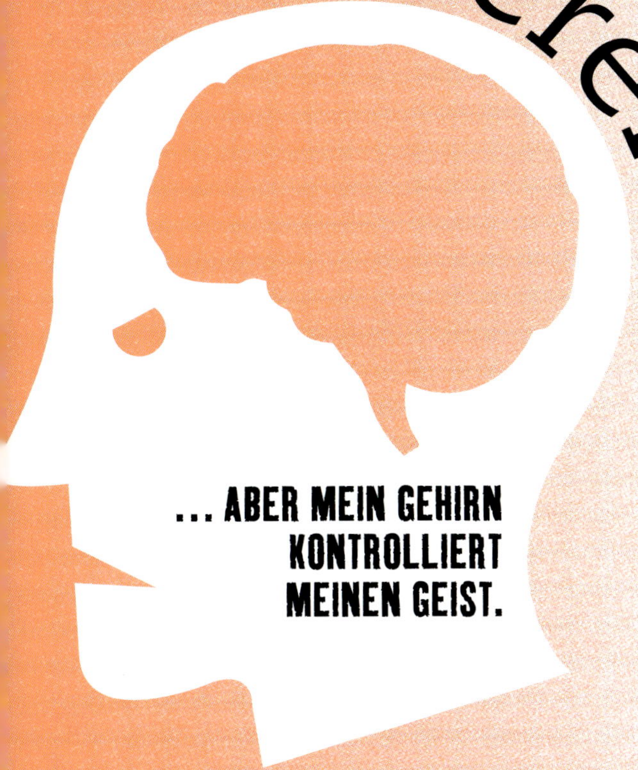

**… ABER MEIN GEHIRN KONTROLLIERT MEINEN GEIST.**

### Die Macht des Gehirns

Die Fortschritte in der Neurowissenschaft führten dazu, dass sich die Strukturen des Nervensystems genauer untersuchen ließen. Man konnte beobachten, was passiert, wenn bestimmte Bereiche des Gehirns geschädigt sind. So gelang es, bestimmte Gehirnareale bestimmten geistigen Fähigkeiten zuzuordnen. Es entstand die Biologische Psychologie, der „gehirnbasierte Ansatz" im Gegensatz zum „verstandbasierten Ansatz". Die Biologische Psychologie untersucht die Beziehung zwischen der biologischen Funktionsweise unseres Gehirns und unserem Verhalten. Inzwischen kann die Gehirnaktivität immer präziser gemessen werden: Die Elektroenzephalografie (EEG) macht elektrische Signale sichtbar, die funktionelle Magnetresonanztomographie (MRT) misst die Durchblutung bestimmter Bereiche. So lässt sich beobachten, welche Hirnareale bei bestimmten Verhaltensweisen jeweils aktiv sind. Es hat sich jedoch herausgestellt, dass die Aktivität unseres Gehirns wesentlich komplexer ist als angenommen und dass sich die unterschiedlichen Funktionen des Verstandes nicht einfach mit bestimmten Bereichen des Gehirns verknüpfen lassen. Manche Gehirnaktivitäten sind hingegen mit bestimmten Geisteszuständen assoziiert, was infrage stellt, dass Verstand und Körper völlig losgelöst voneinander agieren. Dennoch ist auch der „gehirnbasierte Ansatz" weit davon entfernt, in Gänze erklären zu können, warum wir uns so verhalten, wie wir es tun.

**Im Wachzustand erzeugt unser Gehirn genug Energie, um eine Glühbirne zum Leuchten zu bringen.**

**WIR SIND UNSERE GEHIRNE.**

SUSAN GREENFIELD

### VERFÜHRERISCHE SCANS

Eine Studie von Deena Weisberg zeigte 2008, dass Laien dazu neigen, schlechte Erklärungen für psychologische Phänomene zu akzeptieren, wenn neurowissenschaftliche Daten und Bilder eines Computertomographen (CT) dazu vorlagen. Es erscheint bedenklich, dass diese als Beweismittel in Strafprozessen vor Geschworenengerichten zugelassen sind.

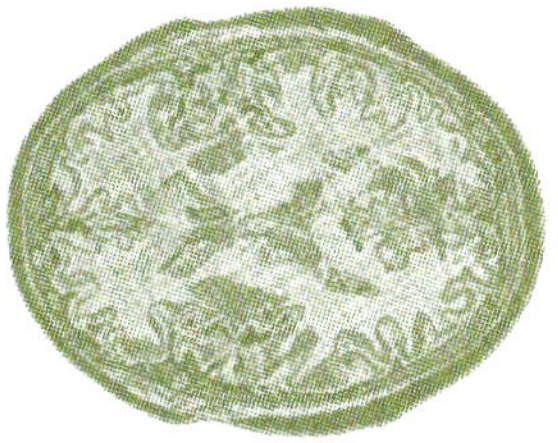

# Was passiert in unserem **Gehirn**?

**Unser Nervensystem besteht aus Nervenzellen, den sogenannten Neuronen. Diese kommunizieren miteinander und übertragen dabei chemische und elektrische Signale zum und im Gehirn. Mit modernen Untersuchungsmethoden können diese Weiterleitungen indirekt gemessen werden. So lässt sich herausfinden, in welchem Zusammenhang sie mit geistigen Fähigkeiten und Prozessen stehen.**

## Signalweiterleitung

Damit, wie Neuronen arbeiten, befasste sich als einer der Ersten im 19. Jh. der italienische Wissenschaftler Camillo Golgi. Er färbte die Zellen ein und verfolgte dann die weitergeleiteten Signale. Santiago Ramón y Cajal führte Golgis Forschungen fort und zeigte, dass die Nervenzellen nicht direkt miteinander verbunden sind, sondern über sogenannte Synapsen kommunizieren: Jedes Neuron schießt quasi ein elektrisches oder chemisches Signal ab, das ein benachbartes Neuron aktiviert. So können sich Informationen über eine Reihe von Neuronen weiterverbreiten, es entsteht eine Verbindung zwischen dem Gehirn und anderen Körperteilen. Sensorische (Rezeptor-)Neuronen transportieren die Informationen über das, was wir fühlen, sehen, hören, schmecken und riechen über das Nervensystem zu unserem Gehirn, und motorische (Effektor-)Neuronen übertragen Informationen vom Gehirn zu den Muskeln. Alkohol und andere Drogen bewirken, dass sich diese Kommunikationsprozesse verändern.

**NEURONEN LEITEN REIZE WEITER UND SIND VERNETZT.**

DONALD HEBB

## Altbekannte Wege

Neuronen übertragen nicht nur Signale zum und vom Gehirn, sondern bilden auch ein Kommunikationsnetzwerk in unserem Gehirn. Die Muster dieser Verbindungen hängen mit den Funktionen des Gehirns zusammen, etwa mit dem Denken und Sprechen oder mit Bewegungen. Der kanadische Neuropsychologe Donald Hebb entdeckte, dass sich bei der Wiederholung einer Aktivität auch die Kommunikation zwischen den Neuronen wiederholt und so die Verbindungen zwischen diesen gestärkt werden. Damit erhöht sich die Wahrscheinlichkeit, dass diese Gehirnzellen auch in Zukunft über dieselben Wege kommunizieren. Das Gehirn „lernt" die Nervenverbindungen, die mit einer Aktivität oder Fähigkeit zusammenhängen. Hebb formulierte dafür die sogenannte Hebb'sche Lernregel: Zellgruppen speichern die für bestimmte Gehirnfunktionen nötigen Informationen nicht in einfachen linearen Kommunikationspfaden, sondern in komplexen miteinander verbundenen neuronalen Netzwerken. Je öfter wir unterschiedliche Dinge zur gleichen Zeit tun, z. B. einen bestimmten Film mit einem bestimmten Freund ansehen, desto stärker wird die Verbindung zwischen den Neuronengruppen, und wir stellen eine gedankliche Verbindung zwischen den beiden Vorstellungen her. Hebb ging davon aus, dass so Inhalte in unserem Langzeitgedächtnis gespeichert werden.

**DIE NEURONALEN PFADE IM GEHIRN PASSEN SICH BEI VERÄNDERUNG AN.**

**DIESER ERSTAUNLICHE WIRRWARR IM KOPF MACHT UNS ZU DEM, WAS WIR SIND.**

COLIN BLAKEMORE

## ÜBUNGEN AM KLAVIER

In einer Studie wurden Freiwillige gebeten, ein Klavierstück an fünf Tagen hintereinander jeweils zwei Stunden lang zu üben. Tests im Anschluss zeigten, dass sich die Nervenpfade im Gehirn der Übenden umstrukturiert hatten, um den Verbindungen mehr Raum zu geben, die beim Spielen aktiv waren. Andere Probanden wurden gebeten, nicht zu üben, sondern die Stücke nur im Geiste zu wiederholen. Ihre Gehirne wiesen dieselben Strukturveränderungen auf.

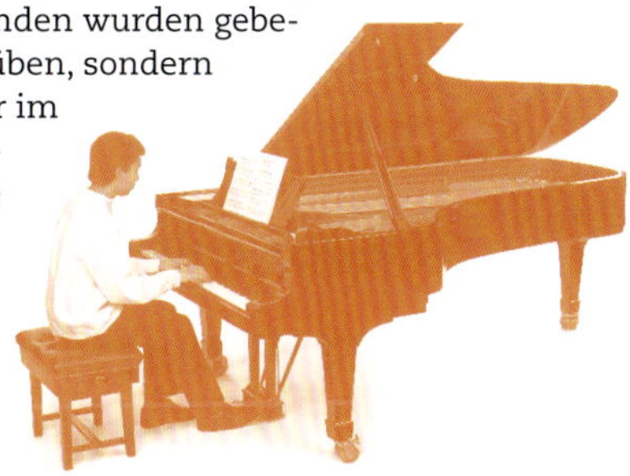

## Wechselnde Pfade

Neurowissenschaftler können heute die Erregungsübertragung genauer erforschen. Colin Blakemore wies nach, dass bestimmte Aktivitätsmuster, obwohl sie mit bestimmten Hirnfunktionen zusammenhängen, nicht gleich bleiben, sondern sich im Lauf unseres Lebens ändern. Wenn wir über längere Zeit verschiedene Dinge tun und unser Alltag sich verändert, passen sich die Erregungspfade daran an. Diesen Vorgang nennt man neuronale Plastizität oder auch Gehirnplastizität. Als Reaktion auf neue Verhaltensweisen und Umweltbedingungen kommunizieren die Neuronen mit neuen Nachbarzellen. Dabei entstehen neue Pfade und sogar ganz neue Muster, die die alten komplett ersetzen, z.B. wenn das Gehirn bei einem Unfall beschädigt wird.

**Legt man die Zellen und Fasern eines menschlichen Gehirns aneinander, ergibt sich die Strecke von der Erde zum Mond und zurück.**

Siehe auch: 46–47, 64–65

# Gehirnschäden

**Tausende Signale werden pro Sekunde in unserem Gehirn von Neuron zu Neuron übertragen. Abhängig davon, was wir tun oder denken, steigt diese elektrochemische Aktivität in bestimmten Hirnbereichen. Werden Teile des Gehirns beschädigt, kann sich das auf bestimmte geistige Funktionen auswirken.**

**WENN TEILE DES GEHIRNS GESCHÄDIGT SIND, KÖNNEN ANDERE AREALE IM HIRN DEREN AUFGABEN ÜBERNEHMEN.**

KARL LASHLEY

**Selbst wenn jemand in unserem Gehirn herumstochern würde, würden wir nichts spüren – das Gehirn selbst hat kein Schmerzempfinden.**

## Sprachstörungen

Mitte des 19. Jh. hatte der französische Arzt Paul Broca einen Patienten mit dem Spitznamen „Tan Tan", der nicht mehr richtig sprechen, sondern nur noch das Wort „Tan" sagen konnte. Als er starb, untersuchte Broca sein Gehirn und entdeckte, dass ein Teil des vorderen Stirnlappens fehlgebildet war. Er folgerte daraus, dass dieser Hirnbereich für die Sprachproduktion zuständig sein musste. Einige Jahre später entdeckte Carl Wernicke, dass Schäden in einer anderen Hirnregion das Sprachverständnis beeinträchtigen. Diese wichtigen Erkenntnisse legen nahe, dass es sinnvoll ist, sich mit Gehirnschäden zu befassen, um die Struktur des Gehirns und seinen Einfluss auf das menschliche Verhalten besser zu verstehen.

### PHINEAS GAGE

1848 hatte der amerikanische Bahnarbeiter Phineas Gage einen Unfall, bei dem eine Eisenstange in sein Gehirn eindrang und Teile des Frontallappens beschädigte. Er überlebte, jedoch hatte sich sein Charakter verändert. Dieses war einer der ersten Fälle, die zeigten, dass beispielsweise auch die Persönlichkeit eines Menschen mit bestimmten Gehirnregionen verbunden ist.

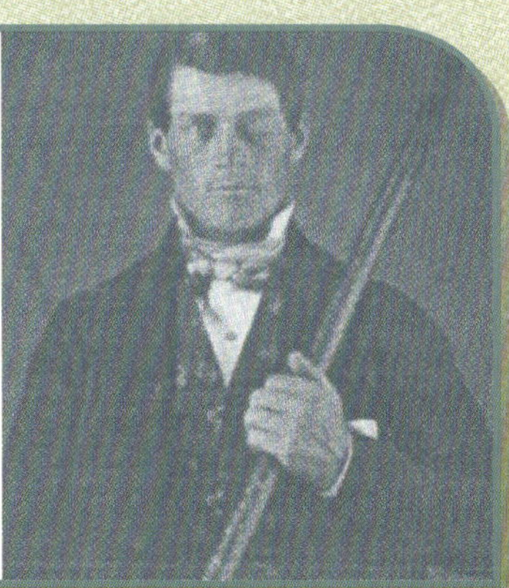

## Was passiert wo?

Mit modernen Untersuchungsmethoden wie MRT und CT können Forscher beobachten, welche Teile des Gehirns bei bestimmten Tätigkeiten aktiv sind. So wie Broca und Wernicke die für die Sprache relevanten Bereiche entdeckten, bestimmten Neurowissenschaftler weitere Hirnregionen und die mit ihnen verbundenen Funktionen. Doch nicht alle geistigen Fähigkeiten lassen sich eindeutig zuordnen. Das Langzeitgedächtnis z. B. basiert auf Aktivitäten im gesamten Gehirn. Berühmt ist der Fall des Epilepsie-Patienten „HM", dem 1953 Teile des Gehirns chirurgisch entfernt worden waren. Dadurch verbesserten sich seine Epilepsiesymptome, doch war sein Gedächtnis beeinträchtigt. Er wusste zwar, wie man bestimmte Dinge tut, konnte sich aber nicht mehr an Ereignisse erinnern. Untersuchungen bis zu seinem Tod 2008 zeigten, dass sein Gehirn durch die Operation umfassender geschädigt worden war als zunächst angenommen. Das machte es schwierig herauszufinden, welcher Teil des Gehirns für die Gedächtnisprobleme verantwortlich war. Hirnschäden wirken sich nicht unbedingt dauerhaft aus. Der amerikanische Psychologe Karl Lashley vermutete, dass bestimmte Funktionen mit

# und ihre Folgen

bestimmten Hirnarealen verknüpft sind, Schäden aber von anderen Bereichen übernommen und so ausgeglichen werden können. Das würde erklären, warum manche Schlaganfallpatienten, die sprachliche und motorische Fähigkeiten verloren haben, diese durch Training wiedererlangen können.

## Unser Gehirn hat zwei Hälften

Auch andere chirurgische Operationen haben aufschlussreiche Folgen. Das Gehirn besteht aus zwei getrennten, aber miteinander verbundenen Hälften, der linken und der rechten Hemisphäre. Roger Sperry fand heraus, dass die operative Trennung der beiden (eine Behandlungsmethode bei Epilepsie), Nebenwirkungen hat. Experimente mit solchen Split-Brain-Patienten zeigten Sperry, dass alles, was das linke Auge sieht, in der rechten Hirnhälfte verarbeitet wird und umgekehrt. Viele Patienten konnten Objekte nicht benennen, zu denen die rechte Hirnhälfte Informationen verarbeitet hatte, aber diejenigen, die die linke Hirnhälfte wahrgenommen hatte. Daraus folgerte Sperry, dass die linke Hirnhälfte für alles Sprachliche zuständig ist, während die rechte andere Funktionen hat.

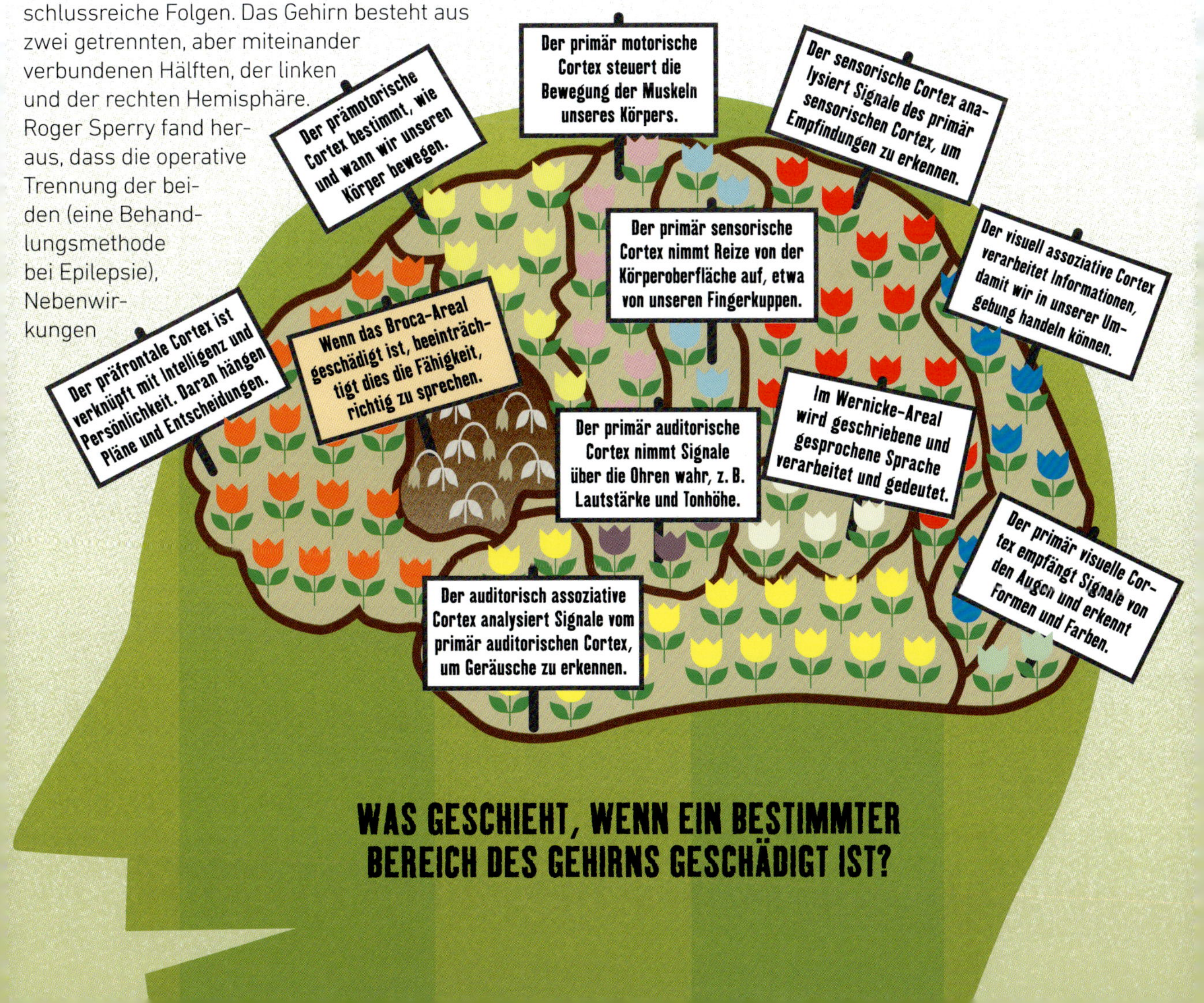
Der prämotorische Cortex bestimmt, wie und wann wir unseren Körper bewegen.
Der primär motorische Cortex steuert die Bewegung der Muskeln unseres Körpers.
Der sensorische Cortex analysiert Signale des primär sensorischen Cortex, um Empfindungen zu erkennen.
Der primär sensorische Cortex nimmt Reize von der Körperoberfläche auf, etwa von unseren Fingerkuppen.
Der visuell assoziative Cortex verarbeitet Informationen, damit wir in unserer Umgebung handeln können.
Der präfrontale Cortex ist verknüpft mit Intelligenz und Persönlichkeit. Daran hängen Pläne und Entscheidungen.
Wenn das Broca-Areal geschädigt ist, beeinträchtigt dies die Fähigkeit, richtig zu sprechen.
Der primär auditorische Cortex nimmt Signale über die Ohren wahr, z. B. Lautstärke und Tonhöhe.
Im Wernicke-Areal wird geschriebene und gesprochene Sprache verarbeitet und gedeutet.
Der primär visuelle Cortex empfängt Signale von den Augen und erkennt Formen und Farben.
Der auditorisch assoziative Cortex analysiert Signale vom primär auditorischen Cortex, um Geräusche zu erkennen.
WAS GESCHIEHT, WENN EIN BESTIMMTER BEREICH DES GEHIRNS GESCHÄDIGT IST?

# SANTIAGO RAMÓN Y CAJAL

## 1852–1934

Santiago Ramón y Cajal, ein Pionier der Neurowissenschaft, wurde im spanischen Navarra geboren. Als Junge geriet er wegen seines rebellischen Verhaltens oft in Schwierigkeiten. Dann aber nahm er ein Medizinstudium an der Universität von Saragossa auf, wo sein Vater Anatomie lehrte. Nach seinem Wehrdienst als Sanitätsoffizier erforschte er den Aufbau des Nervensystems. Seine Arbeit spielte eine bedeutende Rolle bei der Entstehung der Biopsychologie.

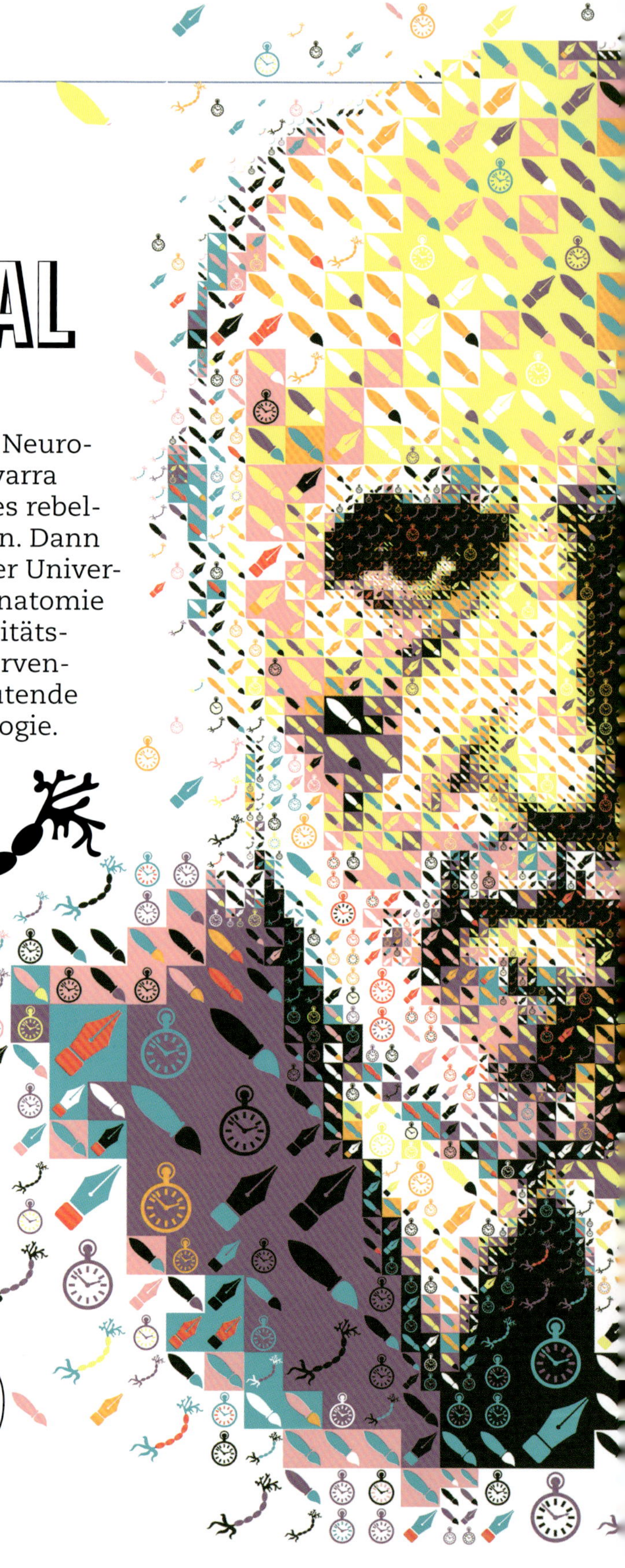

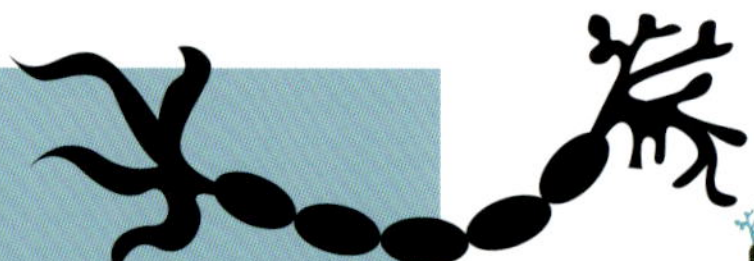

### ENTDECKUNG DES NEURONS

Ramón y Cajal beschrieb als Erster die heute als Neuronen bekannten Nervenzellen und wird daher oft als „Vater der Neurowissenschaft" bezeichnet. Er zeigte zudem, wie diese Zellen miteinander kommunizieren und dabei Informationen in die unterschiedlichen Gehirnregionen übertragen. 1906 erhielt er zusammen mit Camillo Golgi den Nobelpreis für Physiologie oder Medizin für seine Forschung an Gehirnzellen.

Ramón y Cajal landete mit elf Jahren im Gefängnis, weil er das Tor des Nachbarhauses mit einer selbst gebauten Kanone gesprengt hatte.

# „Das Gehirn ist eine Welt aus vielen bisher unerforschten Kontinenten und aus unermesslich großen Gebieten an Terra incognita.“

## EIN TALENTIERTER KÜNSTLER

Von Kindheit an fiel Ramón y Cajals zeichnerisches Talent auf, was sich für seine spätere Arbeit in der Neurowissenschaft als nützlich erwies. Er untersuchte Nervenzellen bereits vor Erfindung der Mikrofotografie und fertigte Hunderte höchst detaillierte Zeichnungen an, um die Strukturen zu dokumentieren, die er unter dem Mikroskop sah. Noch heute werden diese Zeichnungen in Fachbüchern verwendet.

## AUCH BEKANNT ALS DR. BACTERIA

Ramón y Cajal war ein ideenreicher Schriftsteller. Er schrieb mehr als 100 Bücher und Artikel über wissenschaftliche Themen wie Pathologie und das Nervensystem, aber auch satirische Texte, in denen er sich über die zeitgenössische spanische Gesellschaft und Politik lustig machte. 1905 veröffentlichte er eine Sammlung von Science-Fiction-Geschichten unter dem Pseudonym Dr. Bacteria.

## ERFORSCHUNG DES UNERKLÄRLICHEN

Neben seinen Forschungen über das Gehirn und das Nervensystem interessierte sich Ramón y Cajal für Dinge, die die Wissenschaft nicht so leicht erklären kann, z. B. die Wirkungsweise von Hypnose. Diese wendete er selbst an, um seine Frau bei der Entbindung zu unterstützen. Er schrieb ein Buch über Hypnose und das Paranormale, leider ging es nach seinem Tod in den Wirren des Spanischen Bürgerkriegs (1936–1939) verloren.

# Was ist

**Wir wissen, wie sich Bewusstsein anfühlt: Wir nehmen uns selbst und die Welt um uns herum wahr. Und wir kennen verschiedene Arten von Bewusstlosigkeit, z. B. wenn wir schlafen oder narkotisiert sind. Dennoch tun sich Psychologen schwer, das Bewusstsein wissenschaftlich zu erklären.**

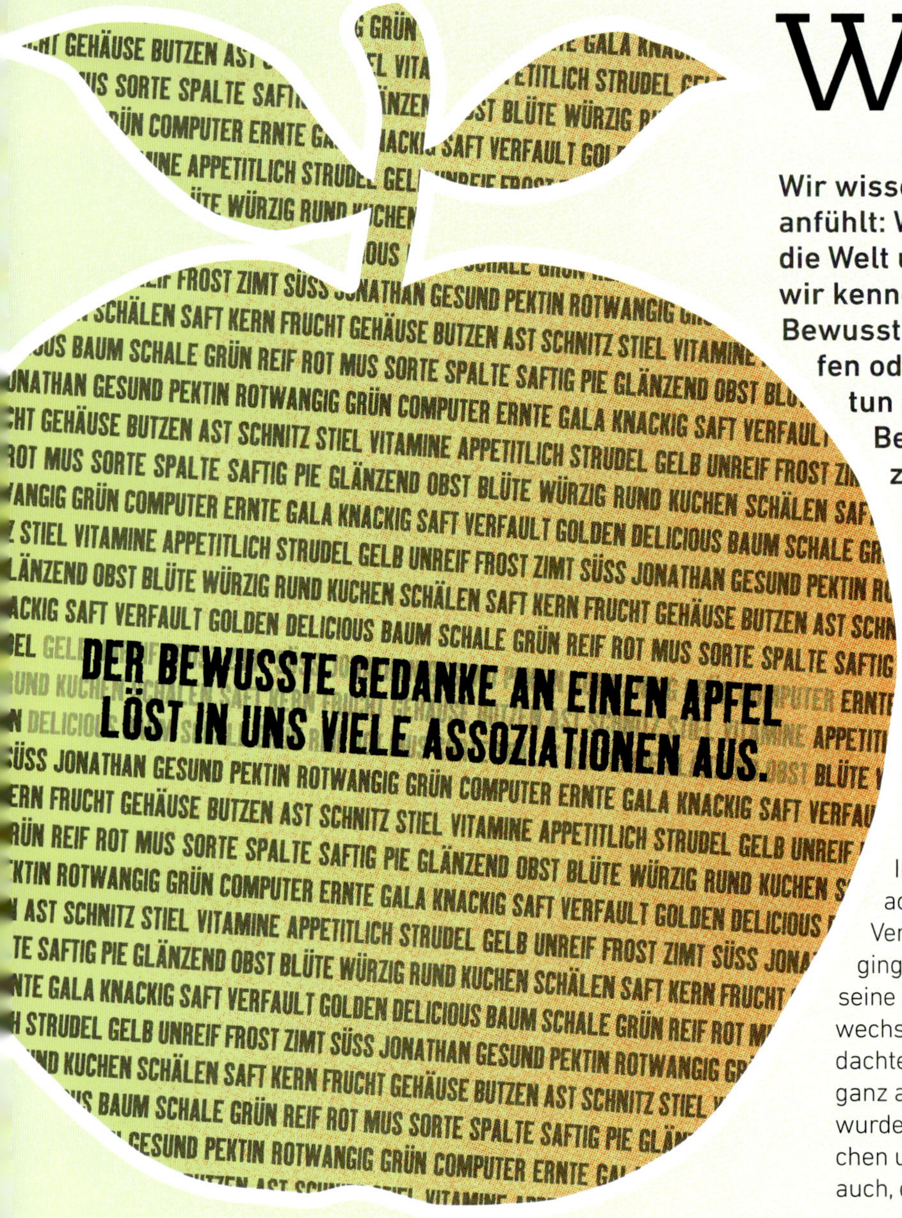


**Assoziationen zu Apfel**
Wenn wir einen Apfel sehen, erkennt unser Gehirn nicht nur, dass es sich um einen Apfel handelt, sondern es assoziiert auch alle möglichen verwandten Dinge vom Kuchen bis zu Hightech-Geräten. Nach Giulio Tononi ist dieses Phänomen typisch für das menschliche Bewusstsein.

### Der Gedankenstrom

Die ersten Psychologen, darunter Wilhelm Wundt und William James, glaubten die Psychologie diene ausschließlich dazu, unser bewusstes Verhalten zu beschreiben und zu erklären. Da das Bewusstsein eine persönliche Angelegenheit ist, konnten sie es nur durch Introspektion, also durch Innenschau, erforschen – sie beobachteten also, was in ihrem eigenen Verstand und Bewusstsein vor sich ging. Dabei stellte James fest, dass seine bewussten Gedanken unaufhörlich wechselten. Während er gerade eine Sache dachte oder tat, kam ihm plötzlich etwas ganz anderes in den Sinn. Dieser Gedanke wurde sofort von einem weiteren unterbrochen und so weiter. James erkannte jedoch auch, dass sich all diese unterschiedlichen

> **WIR KENNEN DIE BEDEUTUNG VON BEWUSSTSEIN, SOLANGE WIR ES NICHT DEFINIEREN MÜSSEN.**
>
> WILLIAM JAMES

# Bewusstsein?

Erfahrungen zusammenzufügen schienen und ineinanderflossen in etwas, das er „Bewusstseinsstrom" nannte.

## Bewusstseinsebenen

Doch was ist „Bewusstsein" eigentlich? Zum einen wohl die Wahrnehmung von Empfindungen und dem, was wir gerade tun und denken. Schließlich sagen wir auch, dass wir etwas „bewusst" tun, um dies von automatisierten Handlungen zu unterscheiden, die wir ausführen, ohne darüber nachzudenken. Andererseits kann „bewusst" auch einfach nur bedeuten, dass jemand wach ist und nicht schläft oder narkotisiert wurde. Wie James war auch Sigmund Freud vom Bewusstsein fasziniert. Doch er versuchte nicht, es zu erklären, sondern identifizierte drei Ebenen: das Bewusste (dessen wir uns bewusst sind), das Vorbewusste (das wir uns bewusst machen können) und das Unbewusste (was wir verdrängt haben). Freuds Definition des Unbewussten gilt heute nicht als allgemein anerkannt, doch Psychologen interessieren sich weiterhin für die unterschiedlichen Grade von Bewusstheit.

## Wissenschaftliche Lösungen

Die Neurowissenschaften gehen davon aus, dass die Grenze zwischen bewusst und unbewusst unscharf ist, denn auch wenn ein Mensch im Koma liegt, arbeitet das Gehirn. Neurowissenschaftler beobachten die Gehirnaktivitäten in unterschiedlichen Bewusstseinszuständen und ersetzen in der Biopsychologie die auf Selbstbeobachtung beruhenden Theorien durch wissenschaftlichere Erklärungen. So verglich der Biologe Francis Crick die Gehirnaktivität von gesunden Menschen mit der von Wachkomapatienten. Er fand heraus, dass im bewussten Zustand der sogenannte präfrontale Cortex aktiver ist als bei Bewusstlosen. Daraus folgerte Crick, dass dieser Teil des Gehirns für das Bewusstsein verantwortlich ist. Eine neuere Theorie des Neurowissenschaftlers Giulio Tononi besagt, dass das Bewusstsein durch die Vernetzung unterschiedlicher Gehirnareale entsteht, bei der alle Sinneswahrnehmungen, Erinnerungen und Gedanken miteinander verbunden werden. Er erklärt dies anhand der Art, wie eine Kamera einen Apfel fotografiert: Das Bild, das die Kamera empfängt, besteht aus vielen Pixeln. Jedes wird separat verarbeitet, die Kamera „sieht" nicht den Apfel als Ganzes. Unser Gehirn jedoch kann die Pixel zusammensetzen, sodass das Bild eines Apfels in unserem Verstand entsteht. Gleichzeitig kann es alles aufrufen, was wir mit der Vorstellung eines Apfels verbinden. Daher bestimmt nicht nur die Gehirnaktivität als solche den Grad an Bewusstheit, sondern auch die Stärke der Vernetzung spielt dabei eine Rolle.

**FREUDEN UND SORGEN, ERINNERUNGEN UND ZIELE, SELBSTGEFÜHL UND FREIER WILLE SIND TATSÄCHLICH NICHTS WEITER ALS DAS VERHALTEN EINER RIESIGEN ANSAMMLUNG VON NERVENZELLEN.**

FRANCIS CRICK

**Gemessen an der Menge empfangener Signale und zu koordinierender Bewegungen ist unser Gehirn leistungsstärker als ein Supercomputer.**

Siehe auch: 40–41, 48–49, 50–51

# VILAYANUR RAMACHANDRAN

## geb. 1951

Der Neurowissenschaftler Vilayanur Ramachandran wurde im indischen Tamil Nadu geboren. Sein Vater arbeitete für die Vereinten Nationen, daher zog die Familie oft um, und Ramachandran ging in Madras und in Bangkok zur Schule. Er studierte in Madras Medizin und ging dann nach England, wo er an der Cambridge University promovierte. Er forschte an der Oxford University, bevor er in die USA übersiedelte. Heute ist er Professor für Psychologie an der University of California.

### SEHEN UND WAHRNEHMEN

Ramachandrans neurowissenschaftlicher Ansatz ist eher unkonventionell. Er verwendet keine modernen bildgebenden Verfahren, um die Funktionsweise des Gehirns zu erforschen, sondern stützt sich auf Experimente und Beobachtungen. Zunächst untersuchte er, wie unser Gehirn visuelle Informationen verarbeitet. Dabei erfand er eine Reihe visueller Effekte und optischer Täuschungen, die helfen zu verstehen, wie wir das, was wir sehen, wahrnehmen.

### FEHLENDE GLIEDER

Ramachandran ist bekannt für seine Forschungen zu „Phantomgliedmaßen“, wenn es sich also für Patienten nach Amputationen so anfühlt, als würden sie im entfernten Körperteil etwas spüren. Um das damit verbundene Unbehagen zu lindern, erfand Ramachandran die Spiegeltherapie: Das fehlende Körperteil wird mittels Spiegelung des vorhandenen „ersetzt“. Dadurch entsteht bei den Patienten eine Vorstellung, die sie mit ihren Empfindungen verbinden können.

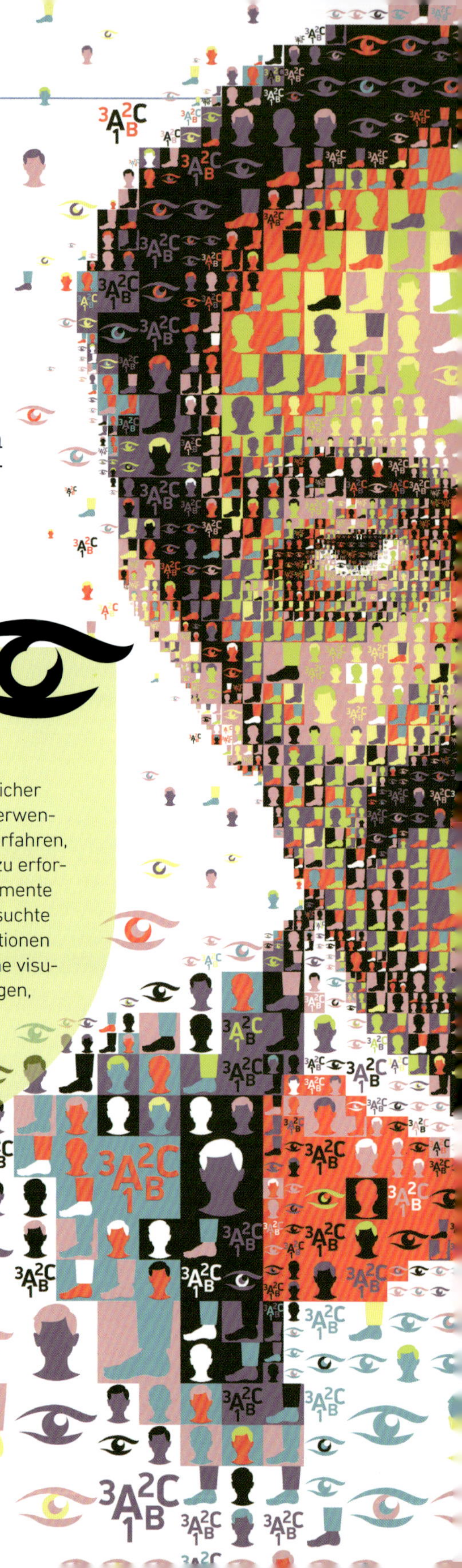

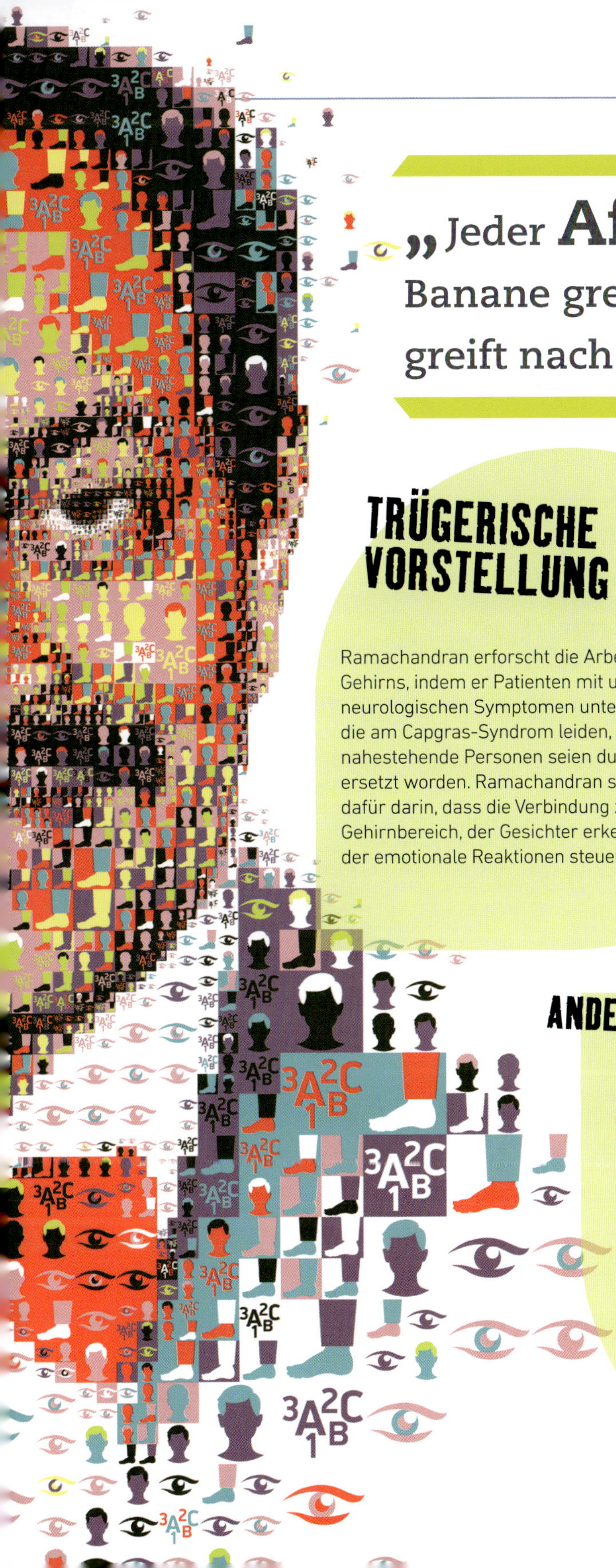

# „Jeder **Affe** kann nach einer Banane greifen, nur der **Mensch** greift nach den Sternen."

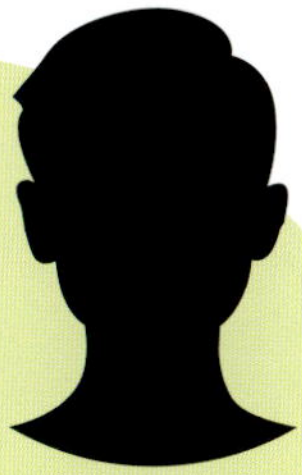

## TRÜGERISCHE VORSTELLUNG

Ramachandran erforscht die Arbeitsweise unseres Gehirns, indem er Patienten mit ungewöhnlichen neurologischen Symptomen untersucht. Menschen, die am Capgras-Syndrom leiden, glauben z. B., ihnen nahestehende Personen seien durch Doppelgänger ersetzt worden. Ramachandran sieht die Ursache dafür darin, dass die Verbindung zwischen dem Gehirnbereich, der Gesichter erkennt, und dem, der emotionale Reaktionen steuert, gestört ist.

2011 bezeichnete das Time-Magazin ihn als einen der „einflussreichsten Menschen der Welt".

## ANDERS VERNETZT

Manche Menschen nehmen Buchstaben, Zahlen, ja sogar Wochentage so wahr, als hätten sie verschiedene Farben, oft sogar Persönlichkeiten. Diese unwillkürliche, unbeabsichtigte Erfahrung ist als Synästhesie bekannt. Ramachandran vermutet als Ursache eine Vernetzung zwischen normalerweise unverbundenen Teilen des Gehirns: Wenn ein Bereich durch ankommende Informationen stimuliert wird, löst das auch im anderen Bereich eine Reaktion aus.

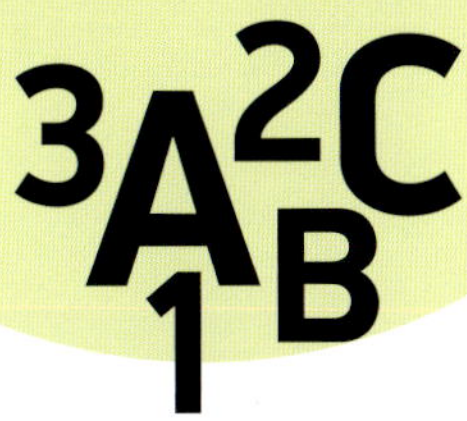

# Träum weiter …

**Enthüllende Träume**
**Freud glaubte, dass wir im Schlaf verborgene Wünsche und Ängste ausleben, die wir sonst unterdrücken.**

**Schlafen ist ein wesentlicher Bestandteil unseres Alltags. Ohne regelmäßigen Schlaf fällt es uns schwer, körperlich und geistig gut zu funktionieren. Studien zur Gehirnaktivität schlafender Menschen und dazu, wie sich gestörte Schlafmuster auswirken, zeigen den Psychologen, warum Schlaf für uns Menschen so wichtig ist.**

**Gähnen ist ansteckend. Schon das Wort „Gähnen" zu lesen kann den Reflex auslösen.**

## Die Stadien des Schlafs

Manche glauben, dass Schlaf allein dazu dient, dass sich Körper und Geist erholen können. Wenn wir müde sind, schlafen wir und wachen erfrischt wieder auf. Doch Schlaf könnte noch andere Funktionen haben. Man weiß heute, dass wir in einer normalen Nacht vier bis fünf Schlafzyklen durchlaufen, von denen jeder etwa 90 Minuten dauert und vier Schlafstadien mit zunehmender Tiefe umfasst. In den drei Stadien des NREM-Schlafs (Non-Rapid-Eye-Movement: keine schnellen Augenbewegungen) entspannen sich die Muskeln. Gehirnaktivität, Atmung und Herzschlag verlangsamen sich, auch wenn wir uns noch im Bett herumwälzen. In der vierten, der REM-Phase (mit schnellen Augenbewegungen) beschleunigen sich Atmung und Herzschlag, unsere Muskeln sind wie gelähmt. Hinter den Lidern bewegen sich die Augen schnell und unser Gehirn ist fast so aktiv wie im Wachzustand. In diesem Stadium träumen wir.

**OHNE DIE BIOLOGISCHE UHR IN UNSEREM GEHIRN WÄRE UNSER LEBEN CHAOTISCH, UNSER HANDELN PLANLOS.**
COLIN BLAKEMORE

## Wozu träumen wir?

Unser Gehirn schaltet also nicht ab, wenn wir schlafen. Tatsächlich ist es während des REM-Schlafs genauso aktiv, wie wenn wir wach sind. Offensichtlich erreichen wir dabei nicht einen Zustand der Bewusstlosigkeit, sondern eine andere Art von Bewusstsein – unsere Träume. Viele Psychologen glauben, dass dies der Hauptzweck des Schlafs ist. Sigmund Freud und seine Schüler waren der Ansicht, dass Träume uns erlauben, in Gedanken Dinge zu tun und zu sagen, die wir im Wachzustand verdrängen. Freud sah die Traumforschung als Zugang zum verborgenen Unbewussten an. Andere Psychologen glauben, dass wir in unseren

### PUBERTÄRE ZEITVERSCHIEBUNG

Studien ergaben, dass Teenager in der Schule morgens weniger leistungsfähig sind, weil ihnen die letzten Schlafstadien fehlen. Neurowissenschaftler Russell Foster sieht als Ursache, dass sich im Alter zwischen zehn und 20 Jahren hormonell bedingt unsere innere Uhr verschiebt. Teenager müssten etwa zwei Stunden später aufstehen als andere Menschen.

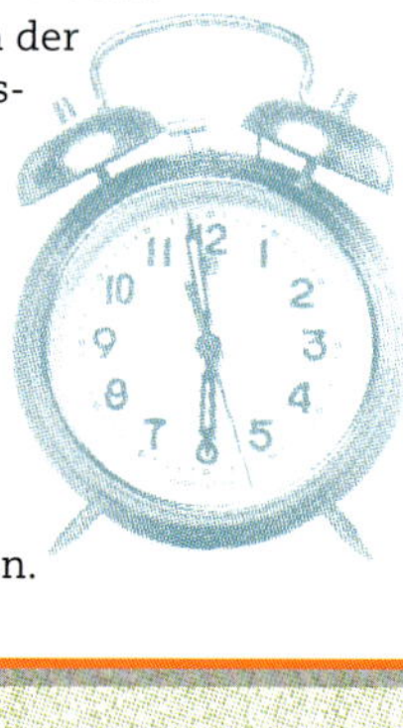

Die meisten Menschen träumen eine oder zwei Stunden pro Nacht und haben bis zu sieben Träume.

**BEGREIFE DIE BEDEUTUNG DEINER TRÄUME.**

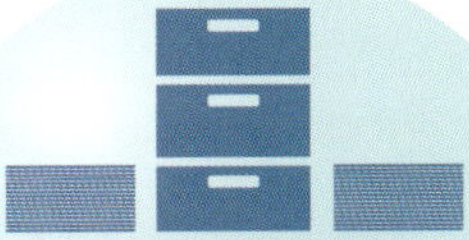

**Archivierung**
Vielleicht schaffen wir mit Träumen Ordnung in Gedanken und Erinnerungen und damit Platz für Neues.

**Kämpfen oder Flüchten**
Revonsuo behauptete, dass wir in Träumen das proben, was wir im wahren Leben tun müssen.

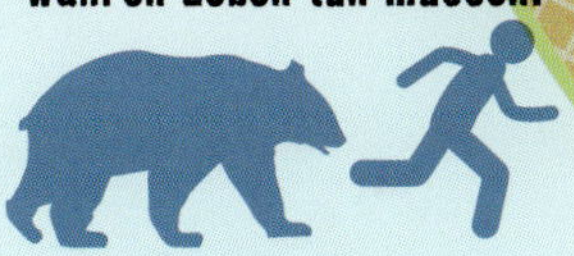

Träumen Dinge üben, um sie später im Wachzustand anwenden zu können. So konnte Antti Revonsuo zeigen, dass der Hirnbereich „Kampf oder Flucht" in der REM-Phase aktiver ist als sonst. Viele Menschen lösen in ihren Träumen Probleme, und Künstler haben im Schlaf oft Ideen für Romane, Musik oder Bilder. Träume können auch dazu dienen, unsere Gedanken zu sortieren, unseren Verstand zu entrümpeln und Platz für neue Informationen zu schaffen.

## Die innere Uhr

Wir schlafen nicht nur nach einem bestimmten Muster, sondern haben auch eine Art „innere Uhr", die sagt, wann wir schlafen müssen. Auch wenn wir uns am natürlichen Tag-Nacht-Rhythmus orientieren, hat der Wechsel zwischen Schlaf- und Wachzustand seine eigenen Regeln. Im Allgemeinen sind wir etwa 16 Stunden wach und schlafen dann acht Stunden, doch wir kommen auch mit anderen Rhythmen gut zurecht. Im Rahmen eines Experiments verbrachte der französische Höhlenforscher und Wissenschaftler Michel Siffre sieben Monate unter der Erde. Ohne Tag-Nacht-Rhythmus, allein nach seiner inneren Uhr, entwickelte sich bei ihm das Muster eines 25-Stunden-Tages. Wenn wir über längere Zeit ohne Schlaf auskommen müssen, fühlen wir uns körperlich und geistig unwohl und uns passieren leichter Unfälle. Tatsächlich wird Schlafentzug als Foltermethode verwendet und kann sogar zum Tod führen. Das moderne Leben durchbricht ebenfalls oft natürliche Schlafmuster, sei es wegen Jetlag, Schichtarbeit oder langer Arbeitszeiten. Daher bekommen wir Menschen häufig nicht so viel Schlaf, wie wir bräuchten.

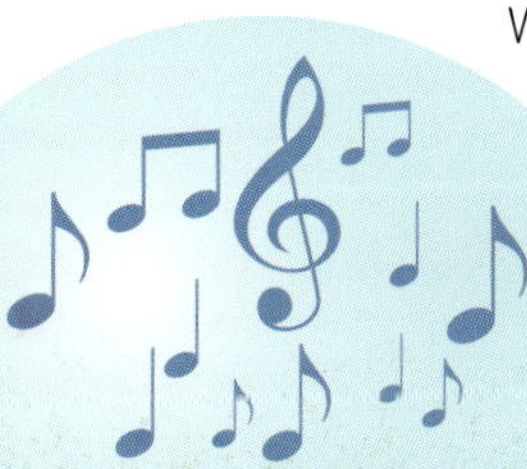

**Kreative Ader**
Musiker und Künstler finden in Träumen Inspiration und wir alle lösen im Traum Probleme.

Siehe auch: 46–47

# Biologische Psychologie IM ALLTAG

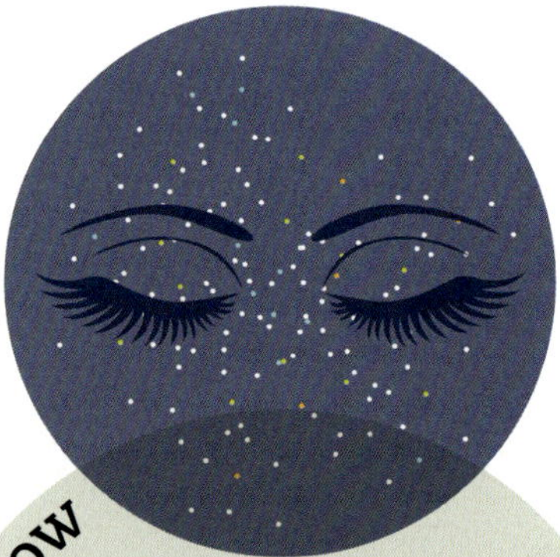

## NEURONEN-LIGHTSHOW

Manchmal sehen wir beim Einschlafen kleine, bunte Lichtblitze, wenn wir die Augen schließen. Das sind Neuronen, die Signale von den Augen zum Gehirn übermitteln. Auch bei geschlossenen Augen senden diese Neuronen einander noch Botschaften.

## MAGNETFELDER

Da Neuronen sich elektrische Signale senden, kann ihre Funktion durch starke magnetische Felder gestört werden. Das äußert sich z.B. als vorübergehender Sprachverlust, Halluzinationen oder sogar religiöse Erfahrung. Biopsychologen nutzen dies, um zu erforschen, wie die jeweiligen Bereiche des Gehirns funktionieren.

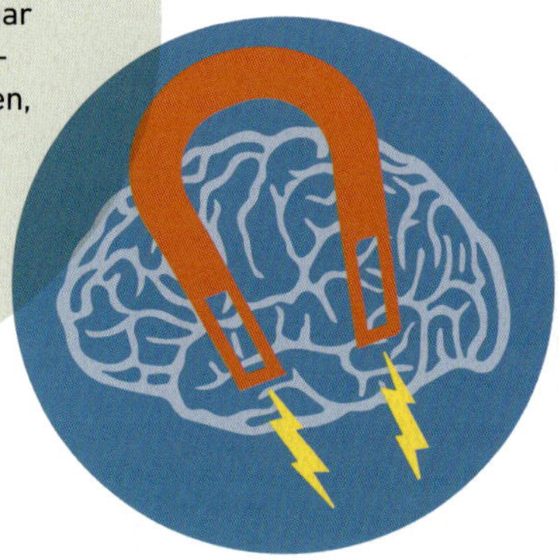

## DIE GEISTREICHEN

Die Gehirne von Erwachsenen sind weniger komplex als die von Jugendlichen. Die Zahl neuer Verknüpfungen ist im Alter von etwa neun Jahren am höchsten, nimmt dann ab und stabilisiert sich mit etwa 25. Unser Gehirn kann sich in jungen Jahren am stärksten formen, daher fällt es Kindern z.B. leichter, eine neue Sprache zu lernen.

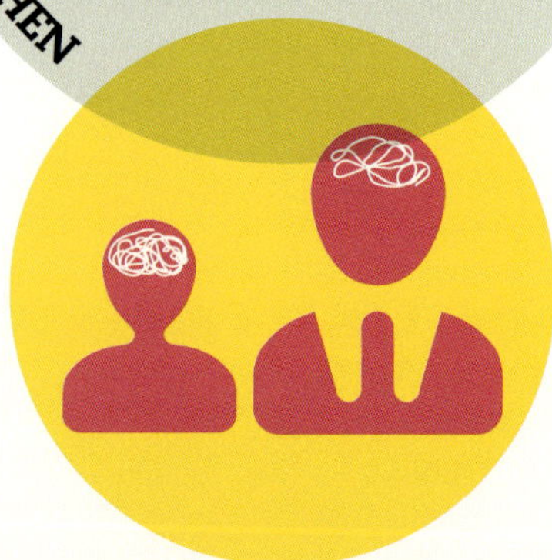

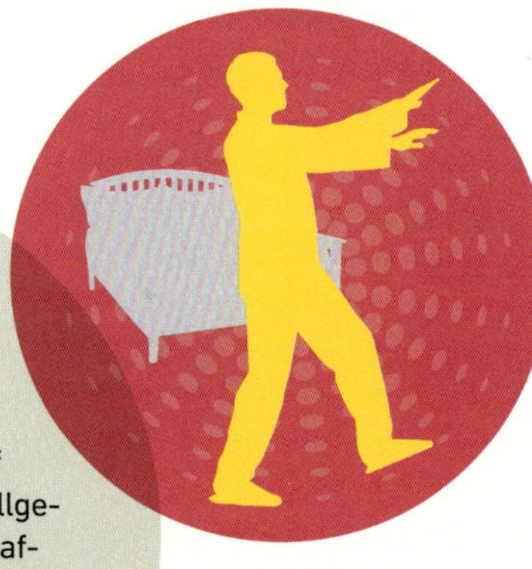

## AUCH IM TIEFSCHLAF

Manchmal stehen Menschen auf, laufen herum oder putzen sogar das Haus, obwohl sie tief und fest schlafen. Anders als allgemein angenommen, leben Schlafwandler nicht ihre Träume oder unbewussten Wünsche aus. Biopsychologen zeigten, dass Schlafwandeln in der NREM-Phase stattfindet und in der träumen wir nicht.

Die Biopsychologie erforscht den Zusammenhang zwischen Gedanken, Gefühlen und Verhalten und den biologischen Aktivitäten im Gehirn. Mit der Gehirnforschung suchen Biopsychologen wissenschaftliche Erklärungen für Verhaltensweisen, die auf auffällige oder geschädigte Gehirnstrukturen zurückgehen.

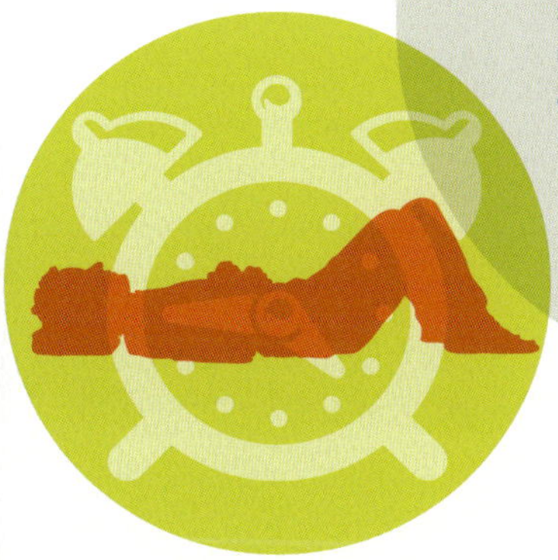

## INNERE **UHR**

Einige Psychologen meinen, dass die Schule nicht so früh am Morgen beginnen sollte. Studien zufolge haben Teenager eine andere innere Uhr als Erwachsene und würden davon profitieren, wenn sie zwei Stunden später als andere aufstehen könnten.

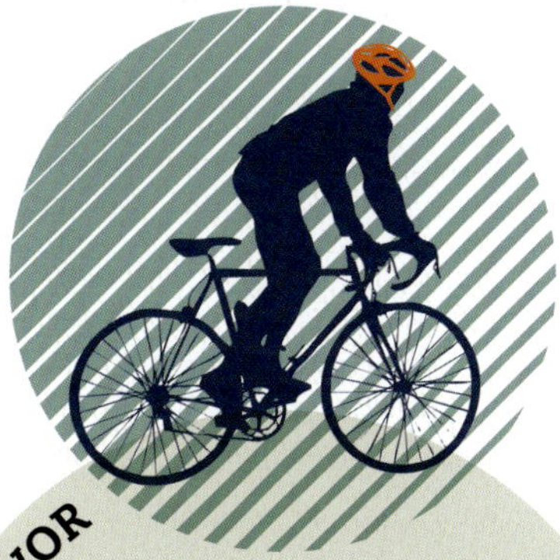

## SICHERHEIT **GEHT VOR**

Ein heftiger Schlag auf den Kopf kann das Gehirn beschädigen. Biopsychologen fanden heraus, dass sich starke Erschütterungen des Kopfes auf Verhalten und Fähigkeiten des Menschen auswirken können. Das untermauert den Ruf nach strengeren Vorschriften zum Tragen von Fahrradhelmen.

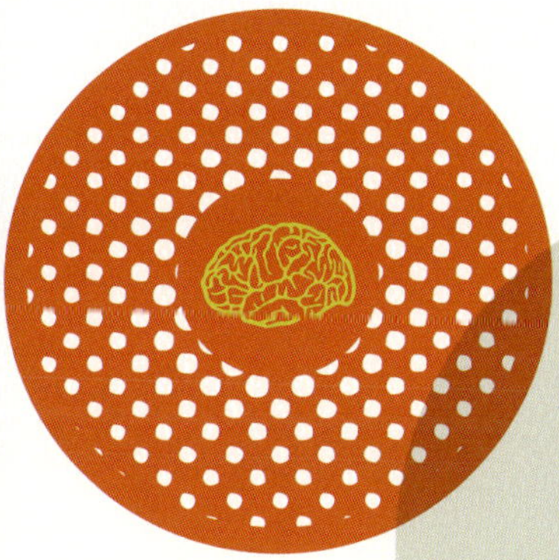

## KEIN **DURCHGANG**

Nur Drogen, die aus sehr kleinen Teilchen bestehen, können die Blut-Hirn-Schranke passieren und so auf unser Gehirn einwirken. Biopsychologen und andere Wissenschaftler setzen daher im Kampf gegen Drogenabhängigkeit auf Chemikalien, die sich mit den Drogen verbinden, sodass die Teilchen zu groß werden.

## SPIEGLEIN, **SPIEGLEIN**

Unser Gehirn reagiert auf die Körperbewegungen anderer Menschen. Wenn wir sie beobachten, werden Spiegelneuronen aktiv, die uns helfen Bewegungen nachzuahmen, um etwas Neues zu lernen, z. B. zu tanzen oder beim Tennis einen guten Schlag auszuführen. Daher lernen wir am besten, wenn wir Profis zuschauen.

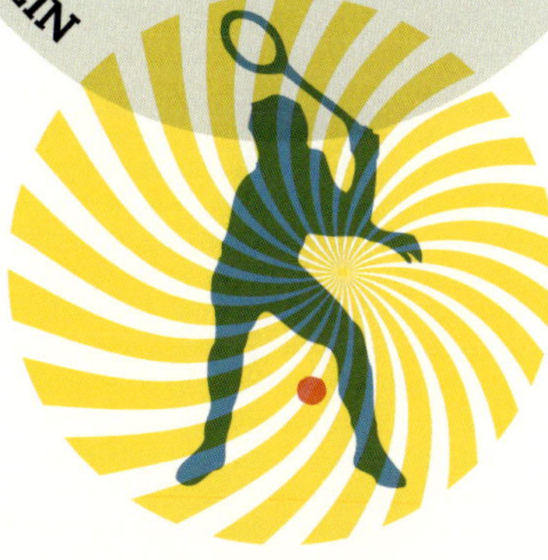

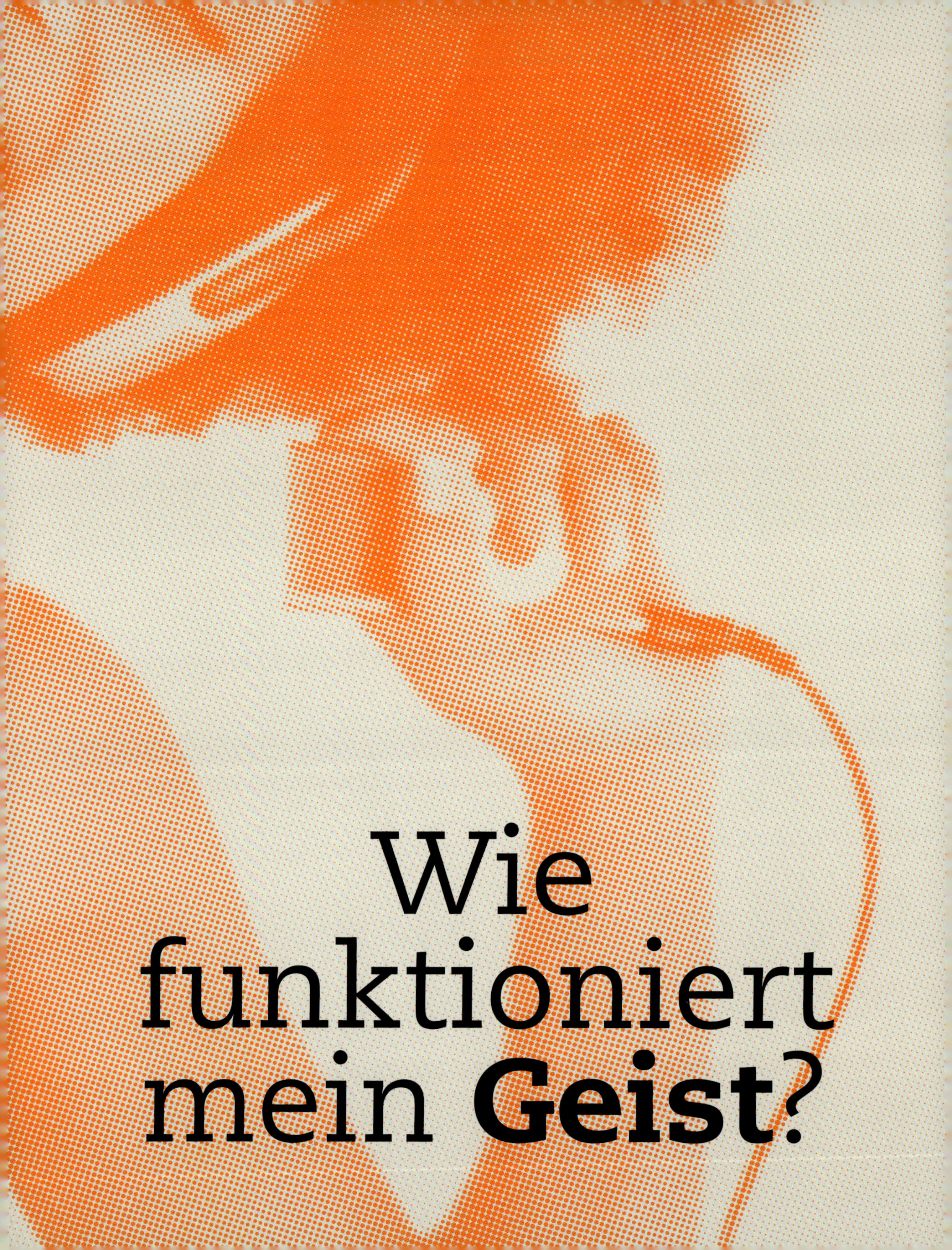

# Wie funktioniert mein **Geist**?

Was ist WISSEN?

Wie gehen wir vor, wenn wir ENTSCHEIDEN?

Warum merken wir uns DINGE?

Wie entstehen ERINNERUNGEN?

Das Gedächtnis kann TRÜGEN

ZU VIELE Informationen?

Achte auf deine SPRACHE!

MACHEN wir uns etwas VOR?

Wie bringen wir SINN in unsere WELT?

Glaub nicht alles, was du SIEHST!

In der Kognitionspsychologie steht nicht das menschliche Verhalten im Vordergrund, sondern es geht um die mentalen Prozesse. Erforscht wird, auf welche Weise unsere Sinne dem Gehirn Wahrgenommenes übermitteln, was beim Spracherwerb geschieht und wie unser Gedächtnis Informationen abspeichert.

# Was ist **Wissen?**

**Unser Wissen umfasst all unsere Erkenntnisse über unsere Umwelt und wie wir darin leben können. Wenn wir Fakten aufnehmen oder lernen eine Aufgabe zu lösen, werden die entsprechenden Informationen in unserem Gedächtnis abgespeichert und sind immer wieder abrufbar.**

## Fakten, Fakten, Fakten

Lange glaubte man, Wissen habe ausschließlich mit Fakten zu tun. Die Lehrmethoden beruhten daher üblicherweise darauf, konkrete Informationen vorzugeben. Diese sollten auswendig gelernt werden, oft durch ständiges Wiederholen. Als sich die Psychologie im 20. Jh. als neue Wissenschaft etablierte, veränderte sich diese Vorstellung. Die Fragen danach, wie wir lernen und wie wir uns an etwas erinnern, wurden zu wichtigen psychologischen Forschungsschwerpunkten. Das Konzept von Wissen als einem reinen Erinnern von Fakten wurde hinterfragt, ebenso die Rollen der Lernenden und der Lehrer. Die frühen Behavioristen verstanden Wissen ebenfalls als das Sammeln von Fakten, die sich durch Konditionierung vermitteln ließen. Manche – allen voran John B. Watson – glaubten, dass sich auf diese Weise nahezu alles erlernen ließ. Andere wiederum, darunter Edward Thorndike und B. F. Skinner, waren der Meinung, dass Lernen nicht nur bedeutet, Informationen zu sammeln und zu speichern, sondern dass der Lernende seine Umwelt aktiv erkunden und eigene Erfahrungen machen muss.

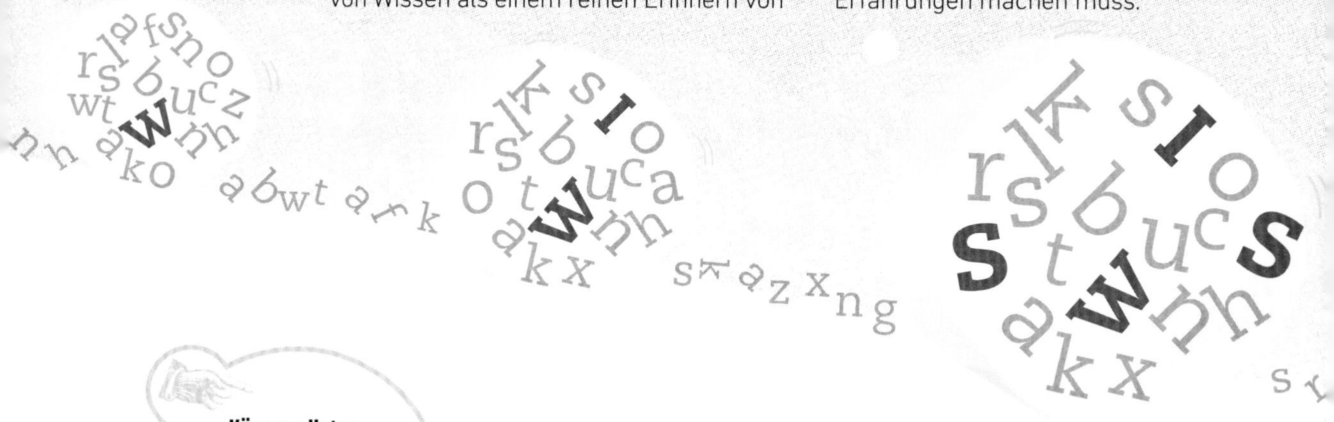

**Kürzere Unterrichtszeiten könnten das Lernen effektiver machen. Denn sobald das Gehirn überlastet ist, streikt es.**

**Schneeball**
Der Vorgang Wissen zu erwerben, ähnelt einem Schneeball, der einen Hang hinunterrollt und dabei immer größer wird. In den Informationen, die wir sammeln, suchen wir nach Sinn, denn so können wir sie uns besser merken. Am besten lernen wir durch eigene Erfahrungen, nicht, indem wir Fakten sammeln.

## Auf der Basis von Erfahrung

Entwicklungspsychologen wie Jean Piaget und Lew Wygotski führten dieses Konzept weiter. Sie stellten fest, dass Kinder sich Wissen Schritt für Schritt aneignen, sich immer konkreter mit einer Vorstellung befassen und diese dann mit anderen verknüpfen. Das erfordert in jedem Fall ein aktives und fortwährendes Ausprobieren, keine passive Wissensvermittlung von außen. Es ist also nicht immer die beste Lehrmethode, wenn ein Lehrer uns etwas erklärt oder zeigt. Das Wissen festigt sich eher, wenn wir dazu ermutigt werden, aktiv am Lernprozess teilzunehmen – z. B. selbst einen Kuchen zu backen, anstatt nur das Rezept zu lesen. Das, was wir auf diese Weise entdeckt haben, können wir besser begreifen.

**WISSEN IST EIN PROZESS, KEIN PRODUKT.**

JEROME BRUNER

## Aus etwas schlau werden

Hermann Ebbinghaus, einer der ersten Psychologen, zeigte 1885, dass wir uns leichter an etwas erinnern, wenn es eine Bedeutung für uns hat. So merken wir uns eher ein Gedicht als eine willkürliche Buchstabenfolge. Jerome Bruner fand später heraus, dass es beim Aneignen von Wissen nicht nur um Wahrnehmung und Gedächtnis geht, sondern auch um Denken und Abwägen. Nach seiner Meinung können wir nur lernen, wenn Informationen für uns wichtig sind. Lernen ist nicht allein eine Methode, um Wissen zu erlangen, sondern gleichzeitig ein geistiger Prozess. Es geht um den Sinn in den gesammelten Informationen und deren Verknüpfung mit dem bestehenden Wissen. Da Lernen ein ständiger Prozess ist, verändert sich unser Wissensstand immer wieder.

**WISSEN ZU ERLANGEN IST EIN KONTINUIERLICHER PROZESS.**

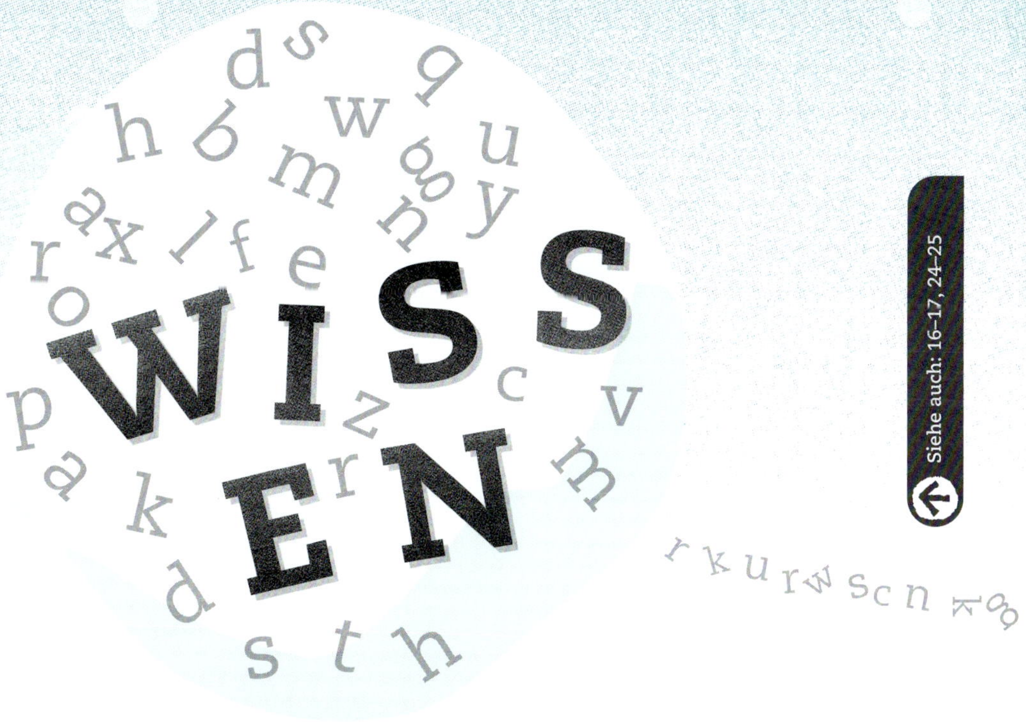


Siehe auch: 16–17, 24–25

# Wie gehen wir vor,

**Unser Leben lang werden wir Situationen erleben, in denen wir uns Gedanken machen müssen. Um Probleme zu lösen und Entscheidungen zu treffen, benötigen wir Urteilsvermögen, also die Fähigkeit, über ein Problem nachzudenken und es komplett zu erfassen. Durch rationales Denken erhalten wir die für die Entscheidungsfindung erforderlichen Informationen.**

**TIERE LÖSEN PROBLEME ZUNÄCHST IM GEIST.**

WOLFGANG KÖHLER

### Bananen an seltsamen Orten

Das Nachdenken über ein Problem ist ein geistiger Prozess, der vor allem kognitive Psychologen interessiert. Doch schon vor ihnen untersuchten andere, wie wir an Probleme herangehen. Der deutsche Psychologe Wolfgang Köhler z.B. leitete von 1913 bis 1920 ein Forschungsinstitut mit einer Schimpansenkolonie. Er stellte den Tieren Aufgaben und beobachtete, wie sie diese lösten. So sollten sie beispielsweise Bananen finden, die an schwer zugänglichen Stellen lagen. Als sie merkten, dass die Früchte unerreichbar waren, nahmen sie Kisten oder Stöcke zu Hilfe. Köhler stellte fest, dass die Affen verschiedene Methoden ausprobierten, dann aber innehielten und über das nachdachten, was sie herausgefunden hatten. Offenbar wägten sie ab, was funktionierte und was nicht, erkannten bestimmte Muster und stellten Verknüpfungen her, um künftig auch ähnliche Probleme lösen zu können.

### Geistige Landkarten

Damals beschäftigte sich die Psychologie eher mit dem Verhalten als mit geistigen Prozessen. Die Behavioristen glaubten, wir würden – ebenso wie Tiere – lediglich durch Reiz und Reaktion lernen. Andere Psychologen erkannten jedoch, dass mehr dahintersteckt. Edward Tolman erklärte z.B., dass wir unsere Umwelt durch Versuch und Irrtum erkunden und dabei lernen, welches Verhalten belohnt wird und welches nicht. Gleichzeitig denken wir über diese Dinge nach und entwerfen nach und nach eine Art geistiger Landkarte unserer Umwelt, die uns dabei unterstützt, Probleme zu lösen und Entscheidungen zu treffen.

### Unlogische Entscheidungen

Rationales, also logisches Denken ist unerlässlich, wenn wir schwierige Situationen verstehen und mögliche Lösungswege erkennen wollen. Darauf beruhen vernünftige Entscheidungen und ein Verhalten, das auf Erfahrungen gründet. Die israelischen Psychologen Daniel Kahneman und Amos Tversky verwiesen jedoch darauf, dass unser Denken nicht immer verlässlich ist. Manchmal treffen wir Entscheidungen, die uns zwar vernünftig erscheinen, in Wirklichkeit aber auf Fehlannahmen oder zu wenig Nachdenken basieren. Durch unsere Erfahrungen bilden sich Faustregeln heraus, auf die wir zurückgreifen, wenn Entscheidungen anstehen. Das verhältnismäßig wenige, was wir erleben, ist jedoch sehr persönlich und kann durch unsere Meinungen und Überzeugungen verzerrt sein. So entsteht nicht zwangsläufig ein zutreffendes Bild der aktuellen Situation. Unsere Regeln helfen uns zweifellos, schnell, einfach und auch ohne genaueres Prüfen statistischer Belege Entscheidungen zu treffen, doch diese sind oft irrational – auch wenn wir sie für ganz vernünf-

**NACH EINEM LANGEN LAUF VON ROT BEIM ROULETTE GLAUBEN VIELE MENSCHEN FÄLSCHLICHERWEISE, DASS NUN SCHWARZ FÄLLIG IST.**

DANIEL KAHNEMAN UND AMOS TVERSKY

# wenn wir entscheiden?

Schlaflose Nächte können uns zu Entscheidungen verführen, die viel riskanter sind als sonst üblich.

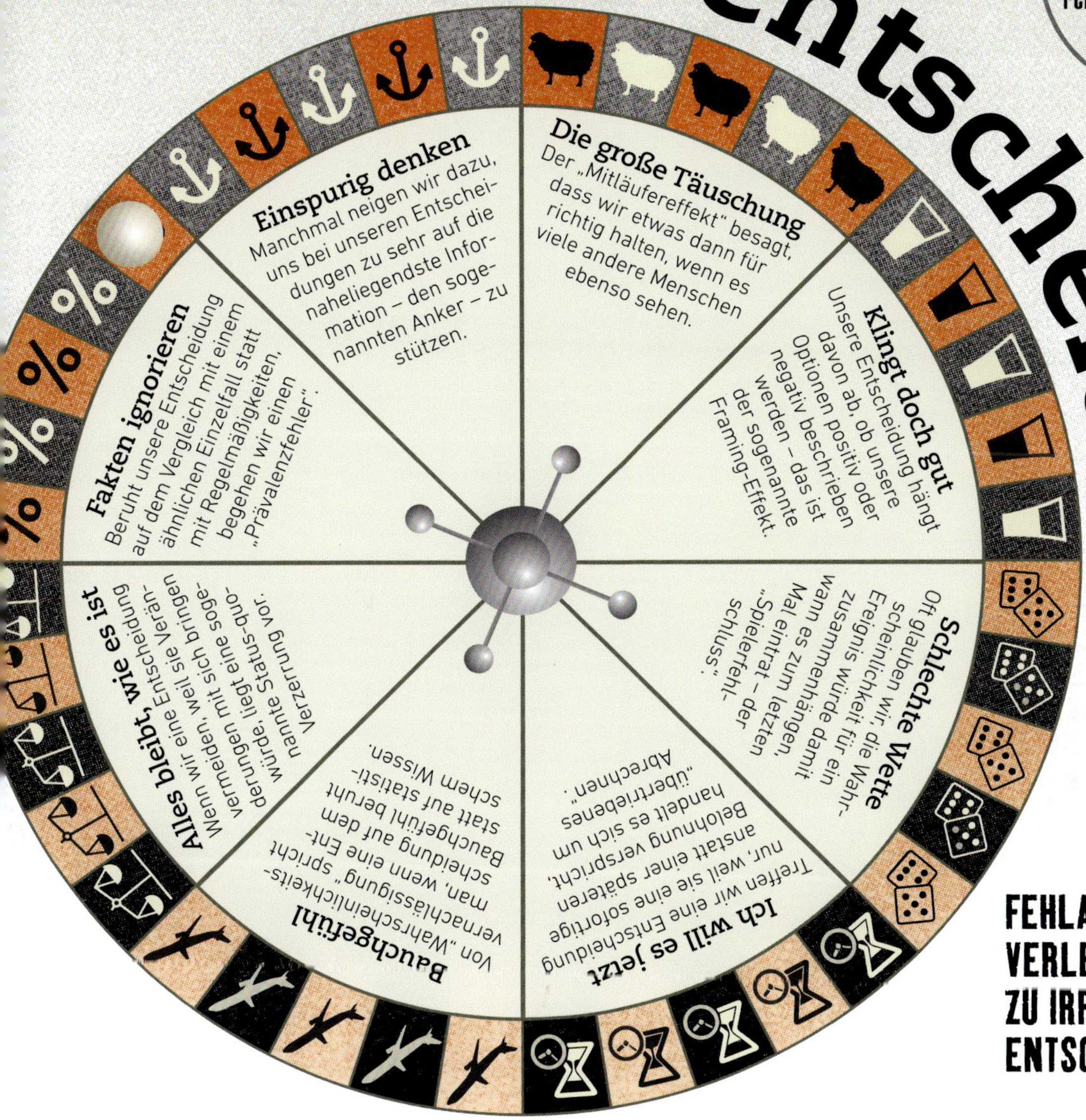

Einspurig denken
Manchmal neigen wir dazu, uns bei unseren Entscheidungen zu sehr auf die naheliegendste Information – den sogenannten Anker – zu stützen.
Die große Täuschung
Der „Mitläufereffekt" besagt, dass wir etwas dann für richtig halten, wenn es viele andere Menschen ebenso sehen.
Klingt doch gut
Unsere Entscheidung hängt davon ab, ob unsere Optionen positiv oder negativ beschrieben werden – das ist der sogenannte Framing-Effekt.
Schlechte Wette
Oft glauben wir, die Wahrscheinlichkeit für ein Ereignis würde damit zusammenhängen, wann es zum letzten Mal eintrat – der „Spielerfehlschuss".
Ich will es jetzt
Treffen wir eine Entscheidung nur, weil sie eine sofortige Belohnung verspricht, anstatt einer späteren, handelt es sich um „übertriebenes Abrechnen".
Bauchgefühl
Von „Wahrscheinlichkeitsvernachlässigung" spricht man, wenn eine Entscheidung auf dem Bauchgefühl beruht statt auf statistischem Wissen.
Alles bleibt, wie es ist
Wenn wir eine Entscheidung vermeiden, weil sie Veränderungen mit sich bringen würde, liegt eine sogenannte Status-quo-Verzerrung vor.
Fakten ignorieren
Beruht unsere Entscheidung auf dem Vergleich mit einem ähnlichen Einzelfall statt mit Regelmäßigkeiten, begehen wir einen „Prävalenzfehler".


**FEHLANNAHMEN VERLEITEN UNS ZU IRRATIONALEN ENTSCHEIDUNGEN.**

tig halten. Kahneman und Tversky konnten mehrere Arten von Fehleinschätzungen identifizieren, auf deren Grundlage wir entscheiden (sogenannte kognitive Verzerrungen). Sie hängen meist mit unseren subjektiven Erfahrungen zusammen. Irrationale Entschlüsse im Alltag, die so entstehen, beeinträchtigen uns nicht unbedingt. Geht es aber um wichtige Entscheidungen, vor allem in neuen Situationen, sollten wir uns doch darüber bewusst sein, wie diese Fehlannahmen uns in die Irre führen können. Die häufigsten gedanklichen Fallstricke zu kennen kann uns vor gefährlichen oder kostspieligen Fehlern bewahren.

# Warum merken wir uns

**Wenn wir etwas lernen, speichert unser Gehirn die damit zuammenhängenden Informationen als Erinnerungen ab, die sich später wieder abrufen lassen. Der Zugriff auf unser Gedächtnis kann aber auch problematisch sein, wir erinnern uns nicht an alles gleich gut.**

### Wie das Gedächtnis funktioniert

Seit die Psychologie als wissenschaftliche Disziplin etabliert ist, erforscht sie, wie das Gedächtnis funktioniert. Hermann Ebbinghaus, ein Pionier auf diesem Gebiet, fand heraus, dass wir, selbst wenn wir glauben etwas gelernt zu haben schon einen Tag später feststellen müssen, dass wir das meiste davon vergessen haben. Mit seinen bahnbrechenden Experimenten bewies er, dass wir uns Dinge umso besser merken können, je mehr Zeit wir dafür haben, sie zu lernen. Auch erinnern wir uns leichter an etwas, das eine Bedeutung für uns hat, als an willkürliche Buchstaben- oder Zahlenfolgen. Außerdem merken wir uns eher Anfang und Ende solcher Folgen als den mittleren Teil. Auch andere Psychologen untersuchten später, wie das

## WARUM ERINNERN WIR UNS AN MANCHE DINGE BESSER ALS AN ANDERE?

### Wo war ich als ...?

Die Erinnerungen an Ereignisse und an Fakten sind miteinander verknüpft. Merken wir uns, wo und wann wir etwas erlebt oder erfahren haben, behalten wir es eher im Gedächtnis.

### Grob unterbrochen

Werden wir bei einer Tätigkeit unterbrochen, befasst sich unser Gehirn weiterhin damit. Wir erinnern uns daran besser als an Dinge, die keine Aufmerksamkeit mehr erfordern.

### Blitzlichterinnerungen

Dramatische oder emotionale Ereignisse bleiben im Gedächtnis haften. So wissen wir oft genau, womit wir beschäftigt waren, als sie eintraten.

### In Stimmung

Das Erinnerungsvermögen hängt davon ab, was wir empfinden, wenn wir etwas lernen oder erfahren. Daher fallen uns eher Dinge ein, die unserer aktuellen Gemütslage entsprechen.

# Dinge?

Siehe auch: 64–65, 66–67

Wann und Wie des Lernens das Erinnerungsvermögen beeinflussen. So auch Bluma Zeigarnik: Sie hatte mitbekommen, dass Bedienungen sich Einzelheiten einer Bestellung besser merken können, wenn der Gast noch nicht bezahlt hat. In einem Experiment ließ sie daraufhin die Teilnehmer einfache Puzzles machen. War die Aufgabe etwa zur Hälfte gelöst, wurden sie unterbrochen. Wie sich zeigte, erinnerten sich später diejenigen eher an Details des Puzzles, die es nicht beendet hatten.

## Gib uns einen Tipp

Kognitionspsychologen wie Zeigarnik sahen das Gedächtnis als Informationsverarbeitungssystem. Endel Tulving identifizierte verschiedene Formen des Gedächtnisses, in denen unterschiedliche Kategorien von Informationen abgespeichert werden: eine für Fakten und Wissen, eine für Ereignisse und Erfahrungen und eine für Informationen darüber, wie man etwas macht. Zudem beschrieb er das Erinnern als zweistufigen Prozess: das Abspeichern von Informationen im Langzeitgedächtnis (Lernen) und das spätere Abrufen (Erinnern). Dass beides miteinander verbunden ist, merken wir daran, dass wir uns eine Information leichter ins Gedächtnis rufen können, wenn wir wissen, was im Moment des Abspeicherns im Langzeitgedächtnis passiert ist. Eine Gedächtnisstütze kann unserer Erinnerung also auf die Sprünge helfen.

## Stimmung und Gedächtnis

Auch unser emotionaler Zustand kann dazu beitragen, dass bestimmte Erinnerungen geweckt werden. Gordon H. Bower nahm an, Ereignisse und Emotionen seien gemeinsam im Gedächtnis gespeichert und Erinnerungen an Erlebnisse und Erfahrungen mit unserer Stimmungslage verknüpft. Sind wir glücklich, erinnern wir uns eher an Geschehnisse, bei denen wir gut gelaunt waren. Roger Brown bezeichnete besonders eindringliche Beispiele des stimmungsabhängigen Erinnerns als „Blitzlichterinnerungen". Demnach wissen wir häufig noch genau, was wir gerade getan haben, als etwas Dramatisches oder sehr Emotionales passierte – z.B. als uns am 11. September 2001 die Nachricht über das Attentat auf die Twin Towers in New York (USA) erreichte oder als wir vom Tod eines Freundes oder einer Bekannten erfuhren.

**BLITZLICHTERINNERUNGEN WERDEN DURCH HOCHEMOTIONALE EREIGNISSE BEFEUERT.**

ROGER BROWN

**Wir erinnern uns besser an einen Traum, wenn wir aufgeweckt werden, während wir ihn träumen.**

### BADDELEYS TAUCHER

Bei einem Experiment des Psychologen Alan Baddeley sollten sich Taucher eine Liste von Wörtern merken. Manche Wörter prägten sie sich an Land ein, andere unter Wasser. Man fand heraus, dass sich die Taucher eher an die unter Wasser gelernten Wörter erinnerten, wenn sie erneut untertauchten, und an die anderen Wörter eher, wenn sie an Land blieben. Dieses Beispiel zeigt, was kontextabhängiges Erinnern bedeutet.

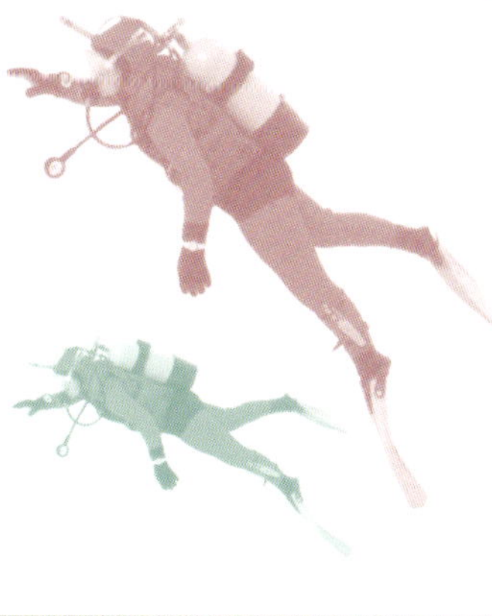

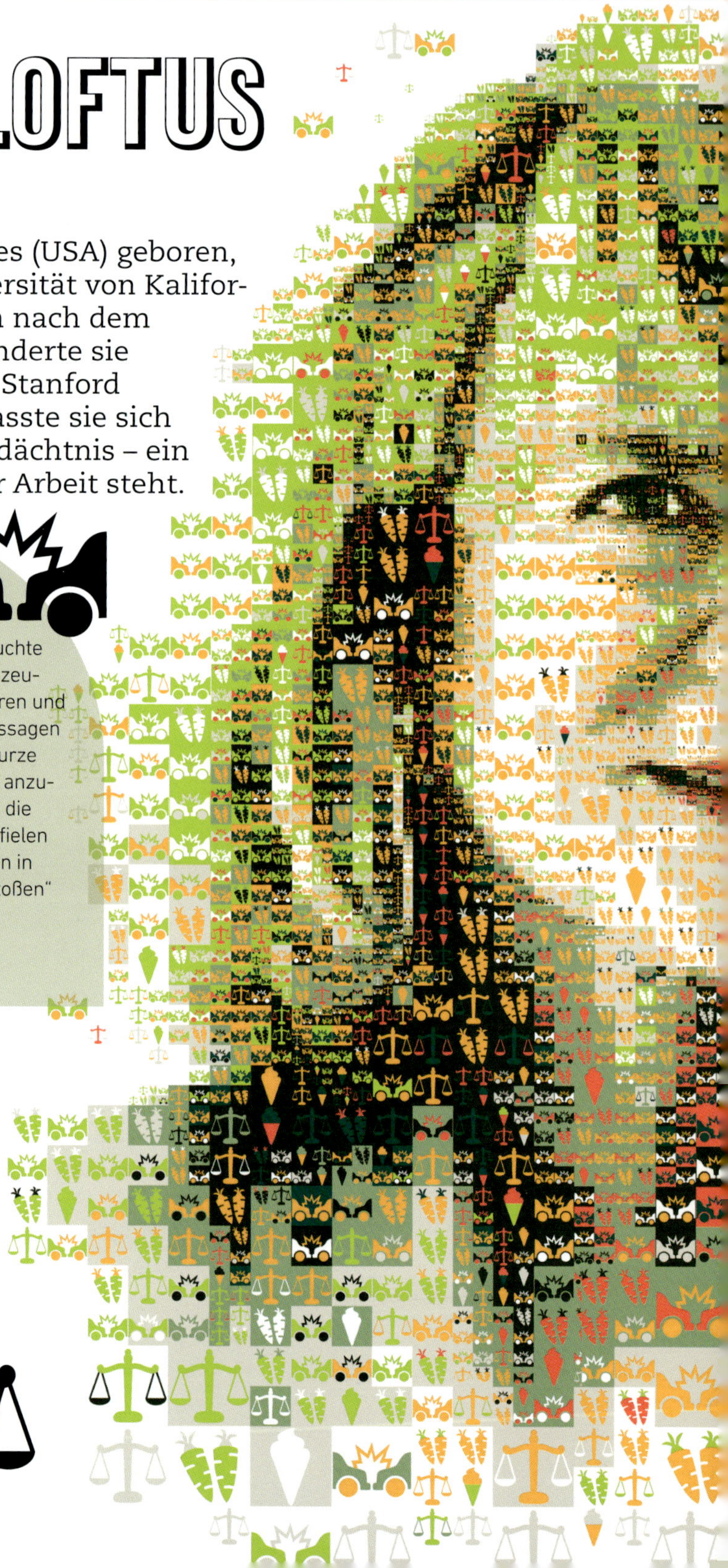

# ELIZABETH LOFTUS

## geb. 1944

Elizabeth Loftus, 1944 in Los Angeles (USA) geboren, studierte Mathematik an der Universität von Kalifornien, um Lehrerin zu werden. Doch nach dem Besuch einiger Psychologiekurse änderte sie ihre Pläne und promovierte an der Stanford University in Psychologie. Hier befasste sie sich auch erstmals mit dem Langzeitgedächtnis – ein Thema, das seitdem im Fokus ihrer Arbeit steht.

### AUTOUNFALL

In einer ihrer ersten Studien untersuchte Loftus die Verlässlichkeit von Augenzeugenberichten in Strafgerichtsverfahren und wie sich Suggestivfragen auf die Aussagen auswirkten. Die Teilnehmer sahen kurze Filme über Autounfälle. Bat man sie anzugeben, mit welcher Geschwindigkeit die Autos „zusammengekracht" waren, fielen die Schätzungen höher aus, als wenn in der Frage das Wort „zusammengestoßen" verwendet wurde.

### FALSCHE ERINNERUNGEN

In den 1990er-Jahren wurde George Franklin eines Mordes überführt, der 20 Jahre zuvor begangen worden war. Ausschlaggebend war eine Erinnerung seiner Tochter unter Hypnose. Loftus erklärte, diese Erinnerung sei durch Suggestion bei der Hynotherapie ausgelöst worden und falsch, auch wenn die Frau selbst fest davon überzeugt war. Das Urteil wurde aufgehoben.

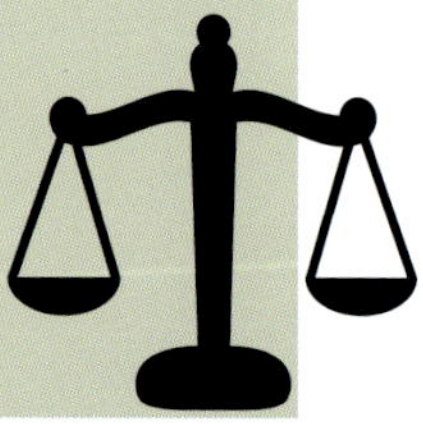

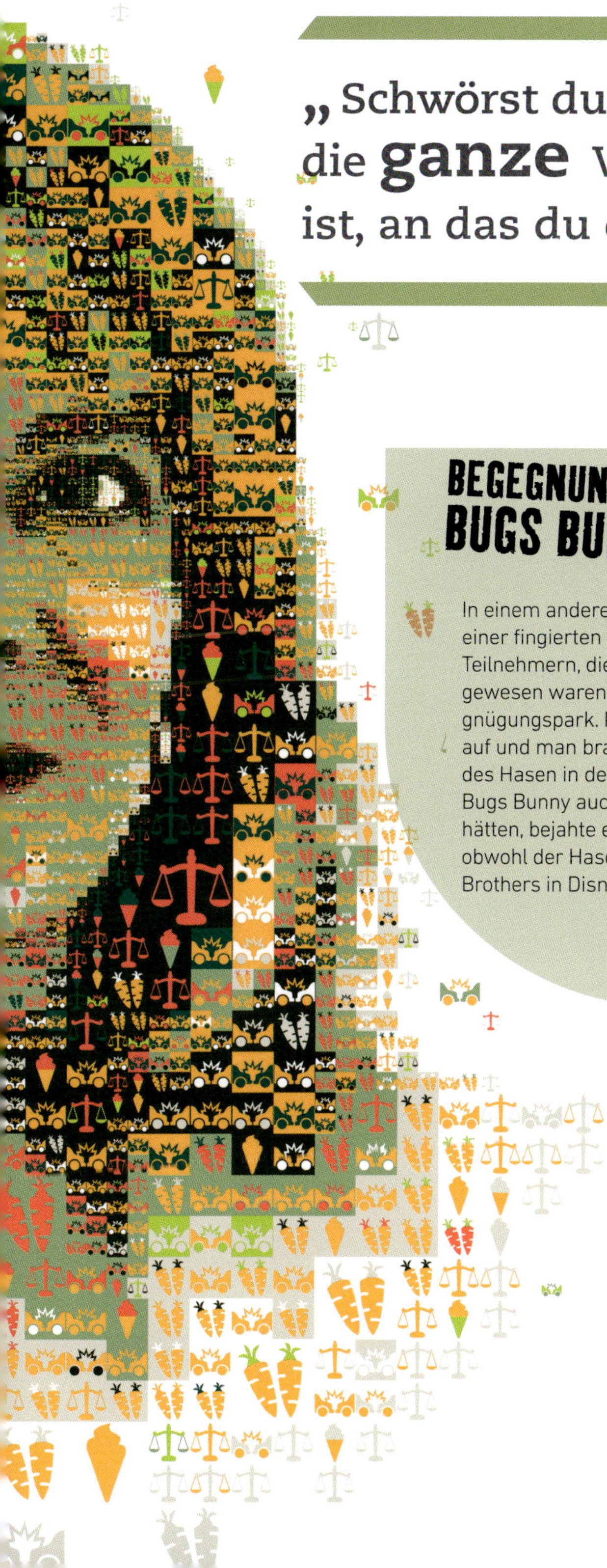

# „Schwörst du, die **Wahrheit** zu sagen, die **ganze** Wahrheit oder was immer es ist, an das du dich **erinnerst?**“

Loftus hat die Verlässlichkeit von Augenzeugenberichten in über 250 Gerichtsverfahren beurteilt, so auch im Prozess gegen Michael Jackson.

## BEGEGNUNG MIT BUGS BUNNY

In einem anderen Experiment zeigte Loftus einer fingierten Fokusgruppe und anderen Teilnehmern, die früher einmal in Disneyland gewesen waren, Werbeanzeigen für den Vergnügungspark. In einer tauchte Bugs Bunny auf und man brachte eine große Pappfigur des Hasen in den Raum. Die Frage, ob sie Bugs Bunny auch bei ihrem Besuch gesehen hätten, bejahte ein Drittel der Teilnehmer – obwohl der Hase als Comicfigur der Warner Brothers in Disneyland gar nicht auftritt.

## SCHLECHTE GEWOHNHEITEN ABLEGEN

Loftus wollte wissen, ob man jemandem auch falsche Erinnerungen unterschieben kann, um sein Verhalten positiv zu beeinflussen. In einem weiteren Experiment redete sie den Teilnehmern ein, ihnen sei als Kind von zu viel Erdbeereis übel geworden. Schon eine Woche später erinnerten sich viele von ihnen an Einzelheiten dieser Begebenheit und hatten eine Abneigung gegen Eis entwickelt. Loftus hält es für möglich, dies als Methode im Kampf gegen Übergewicht bei Jugendlichen zu nutzen.

# Wie entstehen

**Wenn wir etwas lernen, speichern wir die Informationen als Erinnerungen im Gedächtnis ab – Wissen und Fakten im gleichen Maße wie das, was wir gesehen oder getan haben, sowie bestimmte Fertigkeiten. Damit diese Informationen auffindbar sind, wenn wir sie brauchen, ordnet und speichert unser Gehirn sie systematisch.**

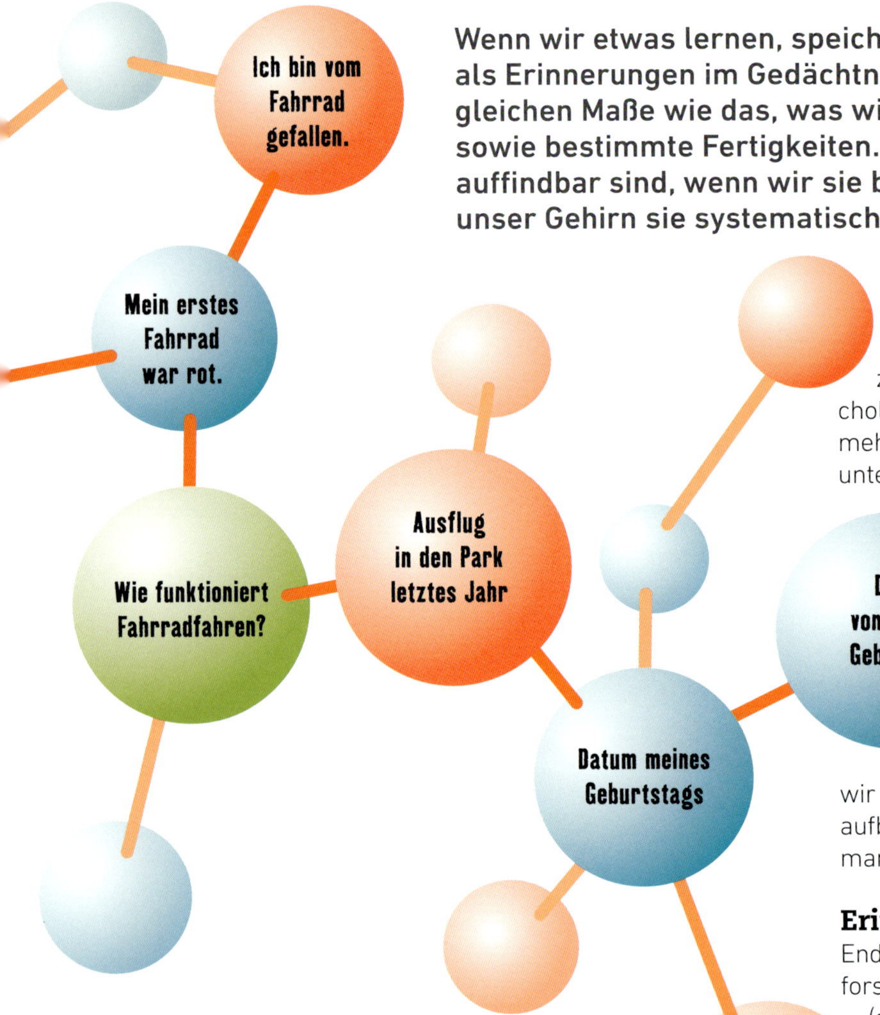


### Bemerkenswert

Lange bevor die Gedächtnisforschung zum Kerngebiet der kognitiven Psychologie wurde, erkannte man, dass es mehrere Gedächtnisarten gibt. Fachleute unterscheiden zwischen dem Kurzzeitgedächtnis, in dem Informationen gespeichert werden, die nur für unser gegenwärtiges Handeln erforderlich sind (z.B. Fakten zur Szene in einem Film, damit wir die nächste verstehen können), und dem Langzeitgedächtnis, das alles enthält, was wir dauerhaft für den späteren Gebrauch aufbewahren müssen (z.B. das Wissen, wie man das Fernsehgerät ausschaltet).

### Erinnerungsablage

Endel Tulving, ein Pionier der Gedächtnisforschung, wies nach, dass Memorieren (das Einprägen von Information ins

**Fakten und Zahlen**
Das semantische Gedächtnis speichert Fakten und Wissen.

**Gute und schlechte Zeiten**
Das episodische Gedächtnis speichert Ereignisse und Erfahrungen.

**Wie Dinge funktionieren**
Das prozedurale Gedächtnis speichert Methoden und Abläufe.

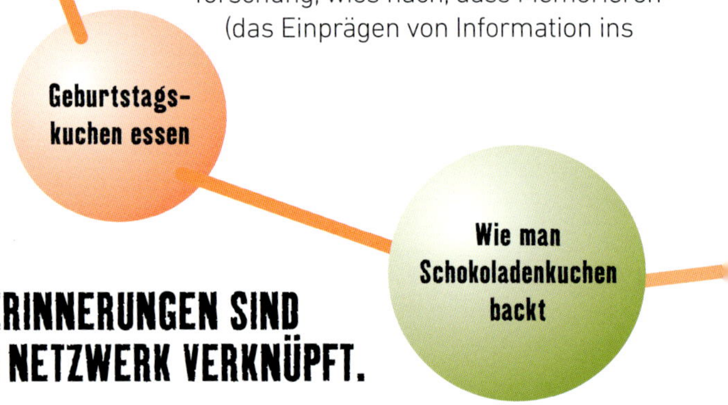


**UNSERE ERINNERUNGEN SIND ZU EINEM NETZWERK VERKNÜPFT.**

# Erinnerungen?

**ERINNERN IST EINE GEISTIGE ZEITREISE.**

ENDEL TULVING

Gedächtnis) und Erinnern (das Abrufen von Erinnerungen aus dem Speicher) zwei getrennte, wenn auch miteinander verknüpfte Prozesse sind. Wir füllen unseren Gedächtnisspeicher mit unzähligen Informationen, diese müssen zu verschiedenen Zeiten auffindbar und verfügbar sein. Das ist nur möglich, wenn sie nicht willkürlich, sondern systematisch abgespeichert werden. Tulvings Auffassung zufolge verfügen wir über drei unterschiedliche Speicher: das semantische Gedächtnis, in dem Fakten und Wissen abgelegt sind, das episodische Gedächtnis, das Ereignisse und Erfahrungen beinhaltet, und das prozedurale Gedächtnis, in dem wir uns Abläufe merken. Jedes davon ist noch weiter unterteilt, um die Informationen später besser finden zu können. Wollen wir uns etwas vergegenwärtigen, muss also nicht das gesamte Gedächtnis durchforstet werden, sondern nur ein gewisser Bereich. Wenn z.B. im episodischen Gedächtnis Erinnerungen an Ereignisse nach Zeit und Ort ihres Geschehens angeordnet sind, erinnern wir uns an eine einzelne Begebenheit, wenn wir uns gedanklich mit genau dieser Zeit und diesem Ort befassen. Die Struktur des semantischen Gedächtnisses beschrieb Tulving auf gleiche Weise: Er fand in Experimenten heraus, dass den Teilnehmern ein Begriff von einer willkürlichen Liste eher einfiel, wenn ihnen zusätzlich eine Kategorie genannt wurde – z.B. „Tier" zu „Katze" oder „Küchengerät" zu „Löffel". Andere Psychologen gaben zu bedenken, dass ein Begriff auch mehreren Kategorien zugeordnet werden kann, z.B. das Wort „apple" den Kategorien „Apfel" und „PC-Firma". Sie folgerten daraus, dass in unserem Gehirn Informationen nicht in einzelne Kategorien einsortiert werden, sondern in ein „Netzwerk" von Erinnerungen eingehen.

**Dunkle Schokolade zählt zu den „Superfoods", die den Blutfluss ins Gehirn verbessern und uns vielleicht zu einem guten Gedächtnis verhelfen.**

Siehe auch: 60–61, 66–67

### Mit eigenen Worten

Die Erklärung des britischen Psychologen Frederic Bartlett, wie unser Gedächtnisspeicher organisiert ist, lautet wieder etwas anders. Er bat Studenten, eine komplizierte Geschichte zu lesen und diese danach wiederzugeben. Die Befragten konnten sich an die grobe Handlung erinnern, aber es gab auch Passagen, die ihnen nicht mehr einfielen. Details, die sich nicht mit ihren eigenen Erfahrungen deckten, änderten sie so ab, dass die Geschichte für sie nachvollziehbarer wurde. Bartlett zufolge haben wir alle ein „Schema" im Kopf – eine Reihe von Vorstellungen, die auf unseren Erfahrungen beruhen und den Bezugsrahmen für unsere Erinnerungen bilden. Das hilft uns, bestimmte Dinge besser zu behalten, erschwert aber die Speicherung all jener Erinnerungen, die nicht dazu passen.

**SICH ERINNERN IST EINE GEISTIGE REKONSTRUKTION UNSERER EINSTELLUNGEN ZU VERGANGENEN ERFAHRUNGEN.**

FREDERIC BARTLETT

# Das Gedächtnis

**Unser Gehirn lässt uns oft im Stich. Manchmal sind wir sicher, etwas zu wissen, finden aber die Information nicht – beispielsweise den Namen eines Prominenten oder die Antwort auf eine einfache Prüfungsfrage. Oder unser Gedächtnis trügt uns, obwohl wir davon überzeugt sind, uns genau an etwas zu erinnern.**

**Merkwürdig, aber wahr: Durch Kaugummikauen kann sich die Erinnerungsleistung verbessern.**

## Begrenzte Speicherkapazität

Ein Hauptproblem beim Erinnern ist, dass wir mit unendlich vielen Informationen konfrontiert werden, aber nicht die Kapazitäten haben, um alles Erlebte abzuspeichern. Wenn unser Gedächtnis das könnte, wäre es sowieso total überfüllt, sodass es schwierig wäre, die Informationen abzurufen, die wir brauchen. Daher werden manche Erinnerungen mit dem Etikett „unbrauchbar" versehen und andere ältere verblassen. Meist funktioniert dieses System ganz gut, sodass die nützlichsten Fakten und Erfahrungen abgespeichert und erinnert werden. Manchmal merken wir allerdings, dass unser Gehirn etwas an einem Ort abgelegt hat, der für uns schwer zugänglich ist. Dann erinnern wir uns nicht oder nur bruchstückhaft daran oder vermischen es mit anderen Informationen. Der US-amerikanische Psychologe Daniel Schacter definierte sieben Arten, wie unser Gedächtnis uns im Stich lassen kann – die sieben „Gedächtnissünden".

## Es liegt mir auf der Zunge

Laut Schacter gibt es verschiedene Gründe, warum uns etwas nicht einfällt. Manchmal wissen wir, dass wir etwas wissen, können aber auf diese Erinnerungen nicht zugrei-

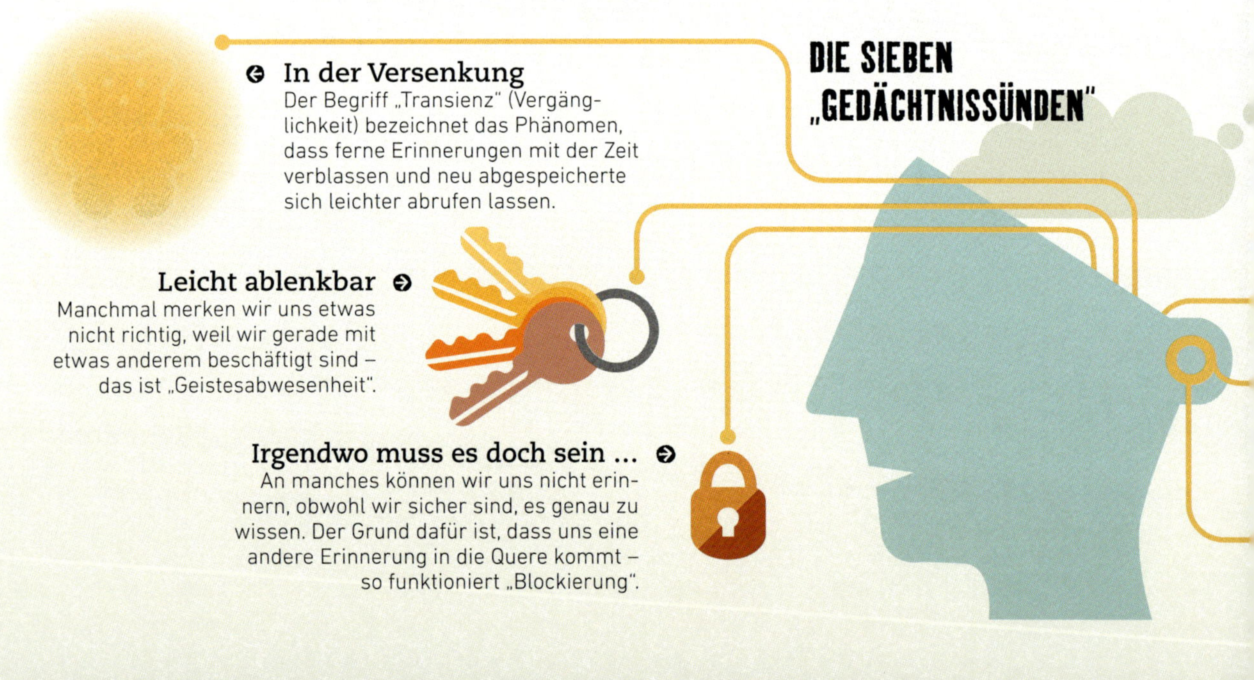

**DIE SIEBEN „GEDÄCHTNISSÜNDEN"**

### In der Versenkung

Der Begriff „Transienz" (Vergänglichkeit) bezeichnet das Phänomen, dass ferne Erinnerungen mit der Zeit verblassen und neu abgespeicherte sich leichter abrufen lassen.

### Leicht ablenkbar

Manchmal merken wir uns etwas nicht richtig, weil wir gerade mit etwas anderem beschäftigt sind – das ist „Geistesabwesenheit".

### Irgendwo muss es doch sein ...

An manches können wir uns nicht erinnern, obwohl wir sicher sind, es genau zu wissen. Der Grund dafür ist, dass uns eine andere Erinnerung in die Quere kommt – so funktioniert „Blockierung".

# kann trügen

fen. Vielleicht wurden sie vor zu langer Zeit oder fehlerhaft abgespeichert oder werden von anderen überlagert – vor allem von ärgerlichen oder verstörenden Dingen, die uns nicht aus dem Kopf gehen wollen. Oft glauben wir aber auch, dass wir uns an etwas erinnern, obwohl sich mehrere Erinnerungen in unserem Gehirn vermischen. Selbst lebhafte Erinnerungen an eine Begebenheit können sich mit anderen verbinden und dann hat das, was uns in den Sinn kommt, wenig damit zu tun, was tatsächlich geschah. Unser Bild von der Vergangenheit ist dann von unseren gegenwärtigen Gedanken und Gefühlen beeinflusst.

## Verzerrte Erinnerungen

Meist können wir uns ganz gut erinnern, vor allem wenn etwas wichtig für uns ist. Nur bei den Details sind wir uns oft nicht so sicher, z. B. wer was gesagt hat oder wann und wo etwas passiert ist. Elizabeth Loftus zeigte in Experimenten, wie ungenau Erinnerungen an Ereignisse oft sind, auch wenn man sie für wahr hält, und wie sehr Suggestivfragen, Gefühle oder spätere Geschehnisse unsere Erinnerung an traumatische Erlebnisse wie das Miterleben einer Straftat oder eines Verkehrsunfalls beeinflussen. Mit ihren Studien zweifelte sie in vielen Gerichtsverfahren die Verlässlichkeit von Zeugenaussagen an. Umstritten ist ihr Vorgehen bezüglich „falscher Erinnerungen" einzelner Personen, die angaben, als Kind missbraucht worden zu sein.

**MENSCHEN GLAUBEN OFT DINGE, DIE NIE WIRKLICH GESCHEHEN SIND.**

ELIZABETH LOFTUS

Siehe auch: 60–61, 62–63, 64–65

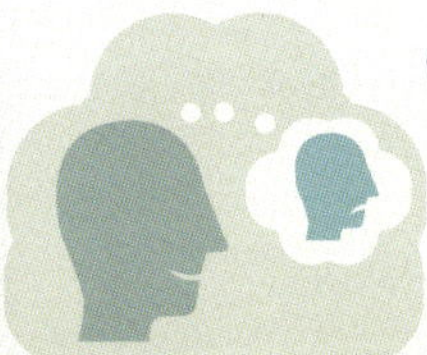

### Von Zeit zu Zeit

Beschönigen oder verdüstern aktuelle Stimmungen und Gedanken – die anders sein mögen als jene zur der Zeit, als ein Ereignis stattfand – die Erinnerung an Vergangenes, spricht man von „Verzerrung".

### Wer hat das gesagt?

Eine „Fehlattribution" liegt vor, wenn die Information stimmt, nicht aber die Quelle. Wir glauben z. B. etwas in den Nachrichten gesehen zu haben, doch tatsächlich hat uns ein Freund davon erzählt.

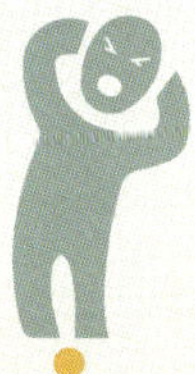

### Suggestivfragen

Das Erinnern kann sich durch die jeweilige Art des Abrufs verändern. Bei der „Suggestibilität" (Beeinflussbarkeit) passen wir eine Erinnerung beispielsweise an eine suggestive Frage an.

### Unvergesslich

Es gibt Erinnerungen, die wir einfach nicht vergessen können. „Persistenz" bedeutet, dass uns schlimme oder peinliche Vorfälle immer wieder heimsuchen.

## POSTTRAUMATISCHER STRESS

Ein Extrembeispiel dafür, wie hartnäckig unerwünschte Erinnerungen sein können, ist die posttraumatische Belastungsstörung (PTBS). So können beispielsweise Soldaten nach der Rückkehr aus einem Einsatz ihre schrecklichen Erlebnisse häufig nicht vergessen. Sie fühlen sich davon verfolgt, haben Schwierigkeiten sich gedanklich mit positiven Dinge zu beschäftigen, und es fällt ihnen schwer, in ein friedliches Alltagsleben zurückzufinden.

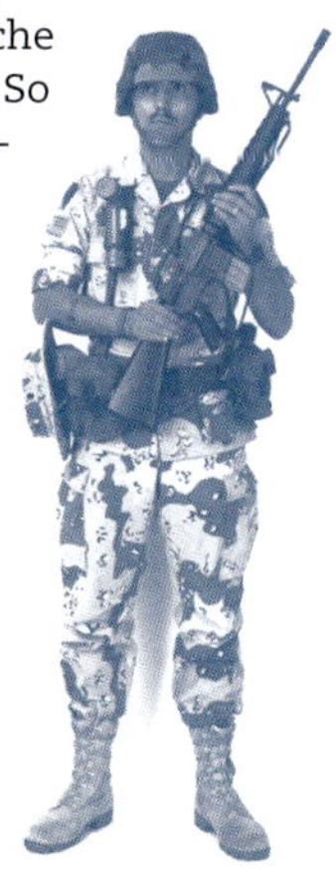

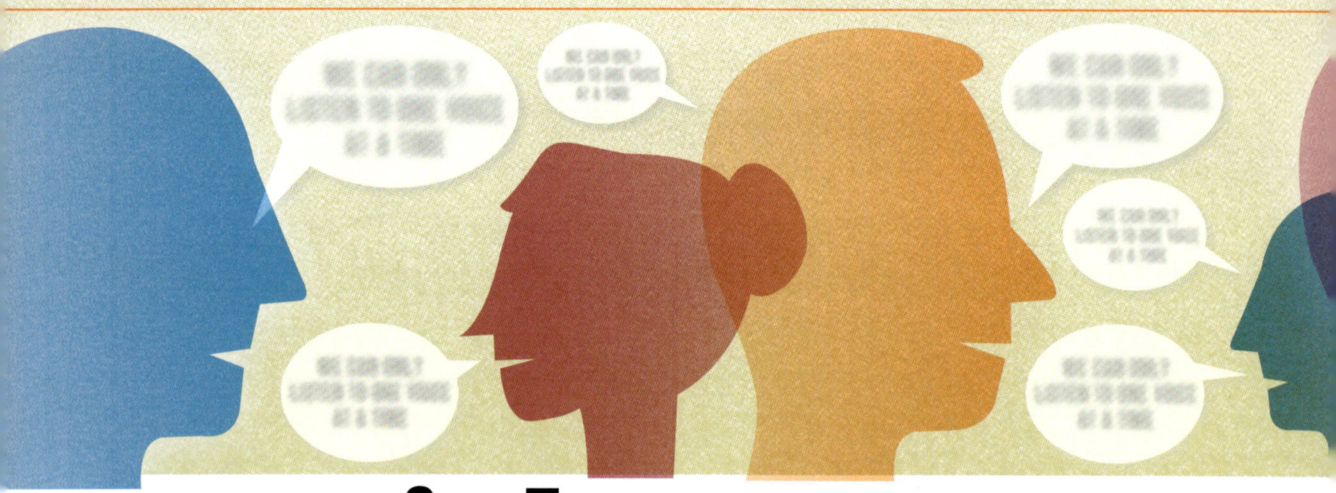

# **Zu viele** Informationen?

**Im Wachzustand nehmen unsere Sinne unablässig Informationen über unsere Umwelt auf. Es gibt so viel zu sehen, zu hören, zu riechen und zu fühlen, dass unser Gehirn gar nicht alle Reize erfassen kann. Es wählt daher aus, worauf wir unsere Aufmerksamkeit richten – alles andere wird „herausgefiltert".**

## Aufmerksam sein

Bei manchen Aufgaben werden wir mit vielen unterschiedlichen Informationen konfrontiert. Dann ist es an uns zu erkennen, welche wichtig davon sind. Ein Pilot z.B. muss nicht nur das Flugzeug steuern, sondern gleichzeitig mehrere Instrumente und Anzeigen im Auge behalten sowie über Kopfhörer den Hinweisen von Flugsicherung und Crew folgen. Der Psychologe Donald Broadbent hat im Zweiten Weltkrieg bei der Royal Air Force gedient und untersucht, wie Piloten Informationen aufnehmen. Die Versuchspersonen hörten über Kopfhörer links und rechts unterschiedliche Texte und sollten sich auf einen „Kanal" konzentrieren. Broadbent stellte fest, dass sie den Inhalt des anderen Textes nicht wahrnahmen, und schloss daraus, dass wir immer nur einer Stimme gleichzeitig zuhören können. Erhalten wir über mehrere Kanäle Informationen, blockiert unser Gehirn alle außer den einen, der unsere Aufmerksamkeit fordert.

> **UNSEREN GEIST KANN MAN SICH WIE EIN RADIO VORSTELLEN, DAS VIELE KANÄLE GLEICHZEITIG EMPFÄNGT.**
>
> DONALD BROADBENT

## Aufhorchen und ausblenden

Broadbents Aufmerksamkeitsmodell stimmte mit den Erkenntnissen des Informationswissenschaftlers Colin Cherry überein, der untersuchte, wie wir den Kanal auswählen, dem wir uns zuwenden, und wie wir ihn von anderen isolieren. Er nannte dieses Phänomen „Cocktail-Party-Problem", da es ihn an eine laute Party

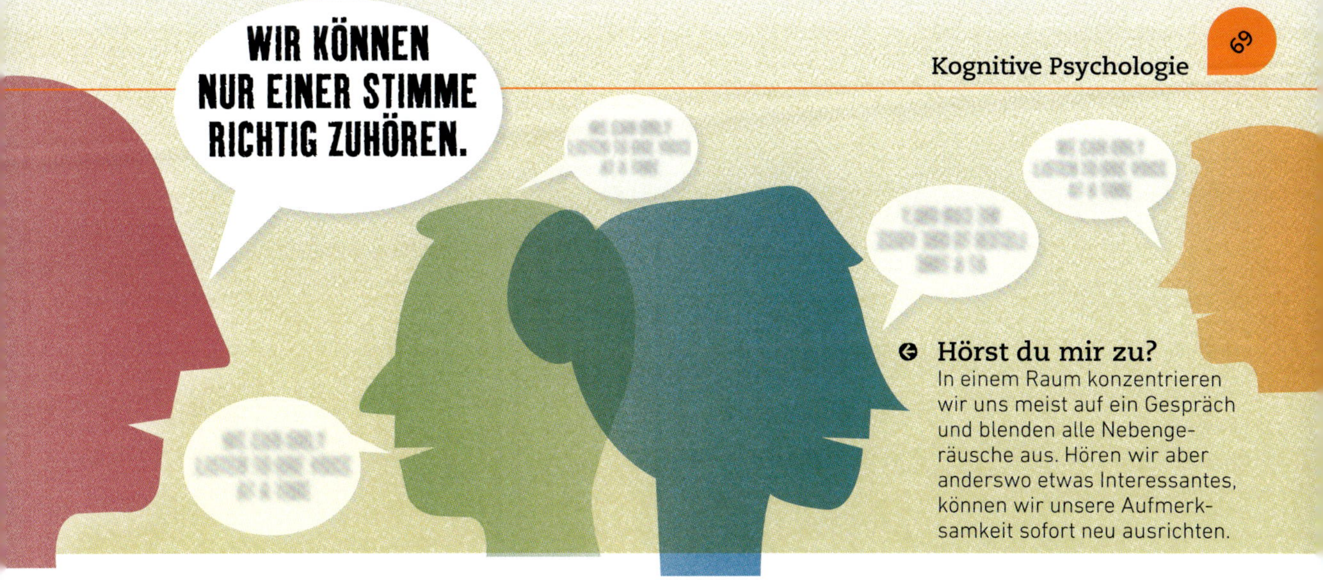


**Hörst du mir zu?**
In einem Raum konzentrieren wir uns meist auf ein Gespräch und blenden alle Nebengeräusche aus. Hören wir aber anderswo etwas Interessantes, können wir unsere Aufmerksamkeit sofort neu ausrichten.

„Multitasking" heißt nichts anderes, s zwischen verschiedenen Aufgaben hin und her zu vechseln – unser Gehirn „jongliert" mit ihnen.

erinnerte, bei der wir nur einem Gespräch folgen können. Wir filtern eine Stimme heraus, alles andere wird als Hintergrundgeräusch ausgeblendet. Überraschenderweise richten wir unsere Aufmerksamkeit jedoch neu aus, wenn jemand in einem anderen Gespräch unseren Namen erwähnt oder etwas anderes, das uns interessieren könnte. Broadbent beobachtete einen ähnlichen Effekt bei Piloten: Sie wendeten ihre Aufmerksamkeit einem anderen Kanal zu, sobald darüber wichtige Nachrichten eintrafen. Selbst wenn wir unser Umfeld eigentlich ausblenden, kann unser Gehör also Einzelheiten aufnehmen und unser Gehirn zentrale Botschaften erkennen.

## Die magische Sieben

Nach Broadbents Theorie landen all diese Informationen im Kurzzeitgedächtnis. Dort wird nur ein Kanal beachtet und der Rest herausgefiltert, um einen Engpass zu vermeiden. Laut George Armitage Miller werden hier die Informationen verarbeitet – vor allem diejenigen, die später ins Langzeitgedächtnis übergehen. Miller untersuchte aber nicht den Auswahlprozess, sondern wollte wissen, wie viele Informationen das Kurzzeit- oder Arbeitsgedächtnis aufnehmen kann. In Experimenten, bei denen eine Tonfolge abgespielt oder ein Muster aus Punkten kurz gezeigt wurde, beobachtete er, dass jeweils etwa sieben Einheiten gleichzeitig erfasst wurden. Er schloss daraus, dass die Kapazität unseres Arbeitsspeichers auf sieben Dinge beschränkt ist, und sprach von einer „magischen Zahl".

**DAS KURZZEITGEDÄCHTNIS BEHÄLT ETWA SIEBEN DINGE GLEICHZEITIG.**

GEORGE ARMITAGE MILLER

## DER UNSICHTBARE AFFE

In einer Studie zur Aufmerksamkeit zeigte man den Teilnehmern ein Video von Personen, die einander einen Basketball zuwarfen, und bat sie anzugeben, wie viele Pässe sie gesehen hatten. Die meisten waren so mit dem Zählen beschäftigt, dass ihnen die Person im Gorillaanzug nicht auffiel, die mitten durch das Bild lief.

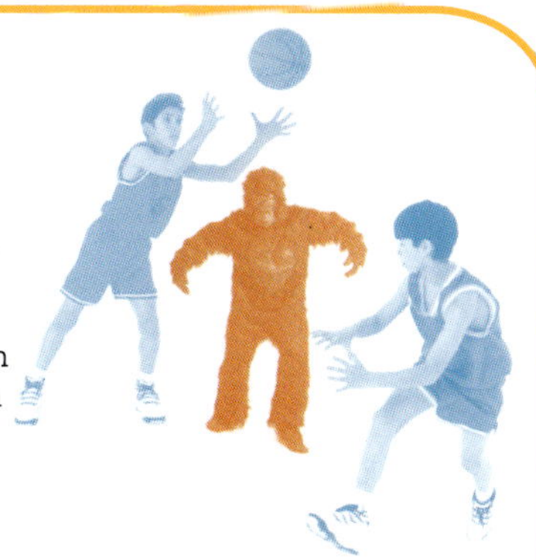

# DONALD BROADBENT

## 1926–1993

Der britische Psychologe Donald Broadbent machte die Psychologie durch seine regelmäßigen Fernseh- und Radioauftritte populär. Er wurde in Birmingham (England) geboren und brach die Schule ab, um im Zweiten Weltkrieg bei der Royal Air Force zu dienen. Danach studierte er Psychologie in Cambridge und arbeitete an der Applied Psychology Unit, deren Direktor er 1958 wurde. 1974 wechselte er an die Oxford University, wo er bis zu seiner Emeritierung 1991 tätig war.

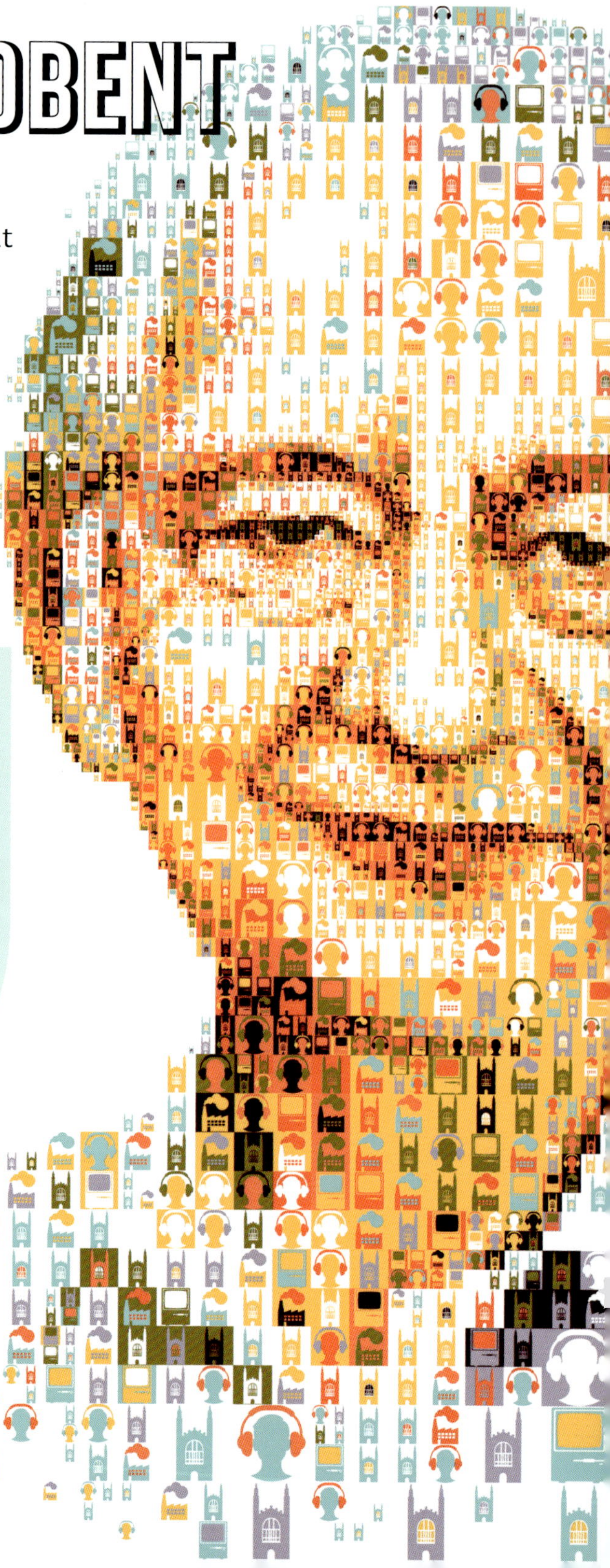

### MAN KANN NUR EINER STIMME ZUHÖREN

Bekannt wurde Broadbent durch seine Studien zur Fokussierung der Aufmerksamkeit. Aus seiner Zeit bei der Royal Air Force war ihm das Problem der Piloten und Fluglotsen bewusst, die mit vielen Informationen gleichzeitig zurechtkommen müssen. Mit seinen Experimenten konnte er nachweisen, dass wir immer nur einer Stimme richtig zuhören können.

Broadbent war gebürtiger Engländer, sah sich aber zeitlebens als Waliser, da er viele Jahre seiner Kindheit und Jugend in Wales verbracht hatte.

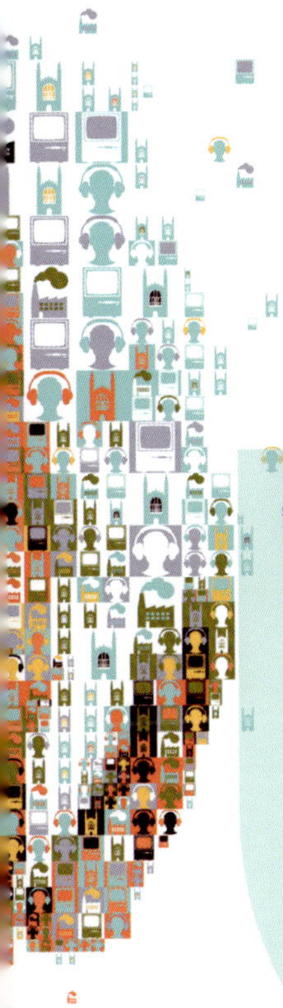

# „Psychologische **Theorien** müssen sich in ihren praktischen **Anwendungen** bewähren.“

## PSYCHOLOGIE ZUR LÖSUNG VON ALLTAGSPROBLEMEN

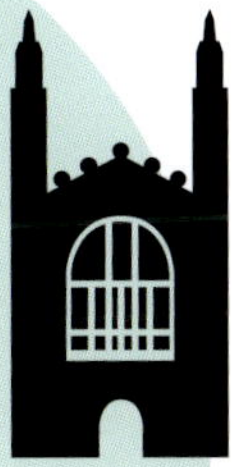

Als Pilot und Luftfahrtingenieur erkannte Broadbent, dass sich viele Probleme in diesem Bereich, z. B. Fehler beim Ablesen von Anzeigen oder beim Bedienen von Instrumenten, mit der Psychologie lösen lassen. Er betonte daher den praktischen neben dem theoretischen Nutzen der Psychologie. Seine Arbeit an der neu gegründeten Applied Psychology Unit in Cambridge war Basis für die Entwicklung der Angewandten Psychologie.

## DAS GEHIRN IST EIN INFORMATIONSPROZESSOR

Broadbent bezeichnete das Gehirn als eine Art „Informationsprozessor“, der von den Sinnesorganen Informationen erhält, die er abspeichert und wiedergibt. Diese Vorstellung passte gut zu den Studien zu Kommunikation und künstlicher Intelligenz in der Zeit nach dem Zweiten Weltkrieg. Wie erwähnt: Broadbent war am praktischen Nutzen seiner Theorien interessiert und so erforschte er zusammen mit Informatikern die Interaktion zwischen Computer und Mensch.

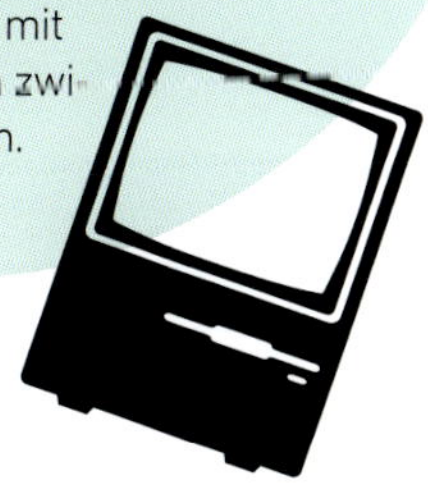

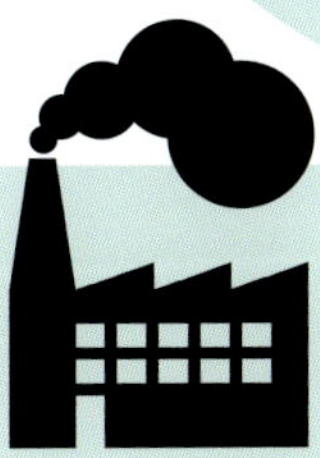

## LÄRMSTOPP

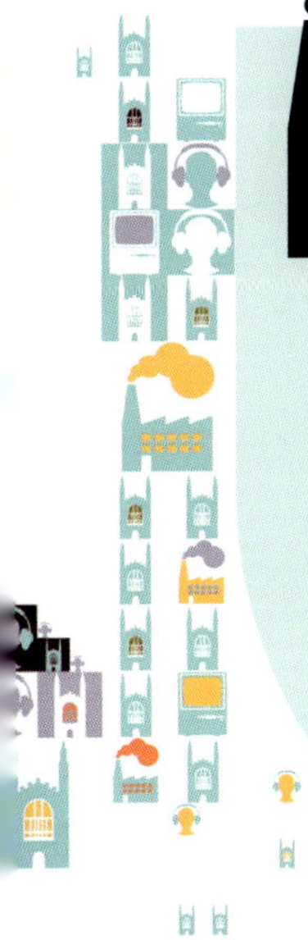

Anstatt Experimente im Labor durchzuführen, untersuchte Broadbent in Fabriken und Betrieben, wie sich Lärm, Hitze und Stress auf die Arbeiter auswirkten. Auf Basis seiner Erkenntnisse erarbeitete er Vorschläge zur Verbesserungen der Arbeitsbedingungen und -verfahren. Das kam nicht nur den Beschäftigten zugute, sondern erhöhte auch die Effizienz und Produktivität.

# Achte auf deine

**Die Fähigkeit, selbst komplizierte Sachverhalte mündlich und schriftlich auszudrücken, ist etwas, das uns Menschen von Tieren unterscheidet. Obwohl diese Aufgabe sehr komplex ist, eignen sich Kinder schon sehr früh im Leben eine Sprache an. Verläuft der Spracherwerb also anders als das Lernen anderer Fähigkeiten?**

Siehe auch: 26–27, 42–43

## Nachahmen der Eltern

Lange dachte man, dass wir eine Sprache genauso erwerben wie andere Kenntnisse und Fähigkeiten. Entwicklungspsychologen wie Jean Piaget und Albert Bandura vermuteten, dass wir sie lernen, indem wir nachahmen, wie Eltern und andere Erwachsene Sprache verwenden: Indem wir ihnen beim Sprechen zuhören und wiederholen, was sie sagen, begreifen wir allmählich, wie Sprache funktioniert. Unsere Vorstellung von ihrer Struktur – der Grammatik – dient als Grundgerüst, das durch neue Wörter immer weiter ergänzt wird. Auch der Behaviorist B. F. Skinner ging davon aus, dass wir das Sprechen von unseren Eltern lernen, sah darin jedoch eine Art Konditionierung: Die Wörter und Sätze, die ein Kind von sich gibt, sind konditionierte Reaktionen, die durch ein Lächeln oder Lob der Eltern belohnt werden.

**KINDER LERNEN SPRACHE, INDEM SIE ANDERE IMITIEREN.**

ALBERT BANDURA

## Fest verankerte Fähigkeiten

Andere Psychologen mutmaßten, dass sich der Spracherwerb vom Erlernen anderer Fähigkeiten unterscheidet. Schon in den 1860er-Jahren, als die Psychologie sich gerade erst als Wissenschaft zu etablieren begann, hatte man erkannt, dass bestimmte Gehirnregionen für das Sprechen verantwortlich sind: So fand der französische Mediziner Paul Broca heraus, dass die Sprachproduktion beeinträchtigt wird, wenn ein bestimmter Bereich des Gehirns geschädigt ist. Darauf aufbauend identifizierte der deutsche Arzt und Psychiater Carl Wernicke einen anderen Bereich, der mit dem Sprachverständnis und dem sinnhaften Sprachgebrauch zu tun hat. Beide Entdeckungen legten nahe, dass die Fähigkeit Sprache zu verwenden in unserem Gehirn fest verankert sein muss.

## Universalgrammatik

In den 1960er-Jahren brachte der Kognitionspsychologe und Linguist Noam Chomsky eine kontrovers diskutierte neue

### IN ZEICHEN SPRECHEN

Eine Gruppe gehörloser Schulkinder aus Nicaragua entwickelte eine einzigartige Methode, um sich untereinander zu verständigen. Die Kinder hatten die Gebärdensprache nie gelernt, sondern erfanden eigene Zeichen. Es entstand eine ausgeklügelte Sprache mit einer Grammatik, die der gesprochener und geschriebener Sprachen ähnelt – ein Beweis dafür, dass uns grundlegende sprachliche Fähigkeiten angeboren sind.

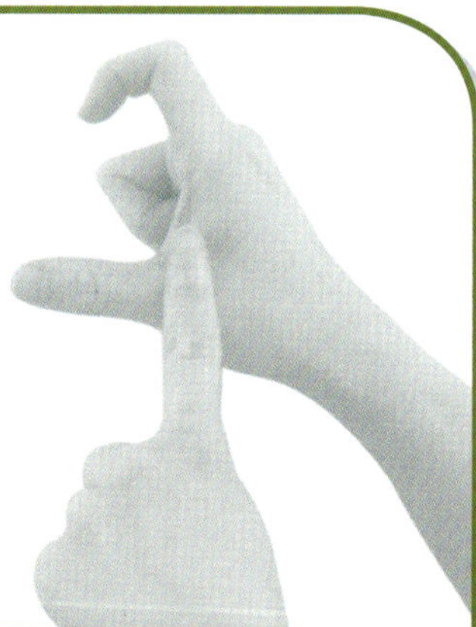

# Sprache!

**In der Regel lernen Mädchen eher sprechen als Jungen und die Sprachzentren des weiblichen Gehirns sind etwa 17 Prozent größer.**

Idee zum Thema Spracherwerb ins Spiel. Er hatte beobachtet, dass Kinder schon sehr früh die Bedeutung eines Satzes erfassen können und schnell lernen, komplexe grammatische Regeln anzuwenden. Auch wenn niemand ihnen dies beigebracht hatte, schienen sie gewisse Vorstellungen davon zu haben – und das galt für Kinder aller Kulturen und die verschiedensten Sprachen. Chomsky vermutete, dass unsere Fähigkeit eine Sprache zu lernen und zu verwenden angeboren ist. Wir verfügen über einen Mechanismus zum Spracherwerb, der unser Gehirn dazu befähigt, die Struktur einer Sprache zu erfassen. Da alle Kinder in der Lage sind Grammatik zu verstehen, muss allen Sprachen dieselbe Struktur – eine „Universalgrammatik" – zugrunde liegen. Chomskys Vorstellung von einer angeborenen, instinktiven Sprachlernfähigkeit stand in deutlichem Kontrast zu den damals gängigen Theorien zum Spracherwerb, nicht alle Psychologen teilten daher diese Meinung. Manche sind immer noch der Ansicht, unser Sprachvermögen würde eher unseren anderen Problemlösekompetenzen ähneln. Der kanadische Kognitionspsychologe Steven Pinker hingegen teilt Chomskys Sichtweise. Er nimmt an, dass unsere Sprachfähigkeit eine ererbte Kompetenz ist, die im Lauf der Evolution entstand.

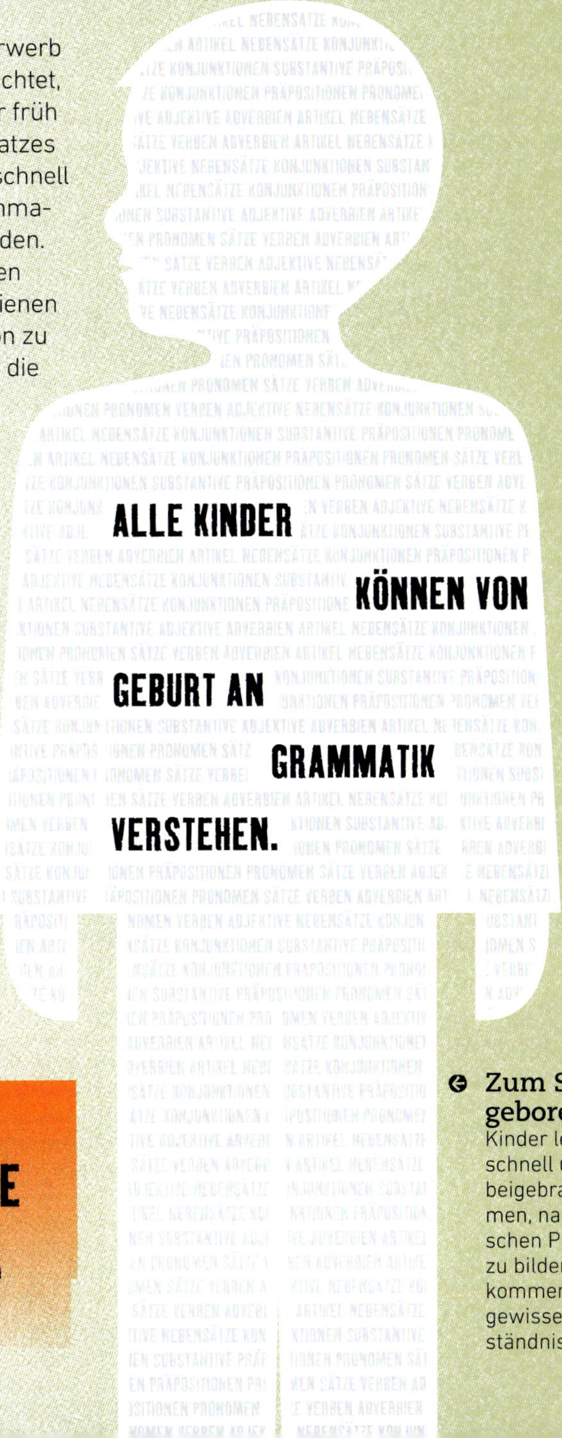


**DAS SPRACHORGAN WÄCHST WIE JEDES ANDERE ORGAN DES KÖRPERS.**

NOAM CHOMSKY

**Zum Sprechen geboren**
Kinder lernen sehr schnell und ohne es beigebracht zu bekommen, nach grammatischen Prinzipien Sätze zu bilden. Offenbar kommen wir mit einem gewissen Sprachverständnis zur Welt.

# Machen wir

**Es ist nicht einfach, einen Menschen mit festen Überzeugungen dazu zu bringen, seine Meinung zu ändern – selbst wenn man ihm nachweisen kann, dass er sich irrt. So geht es uns allen gelegentlich und wir reden uns ein, einen guten Grund dafür zu haben, an unseren Überzeugungen festzuhalten, obwohl wir uns offensichtlich getäuscht haben.**

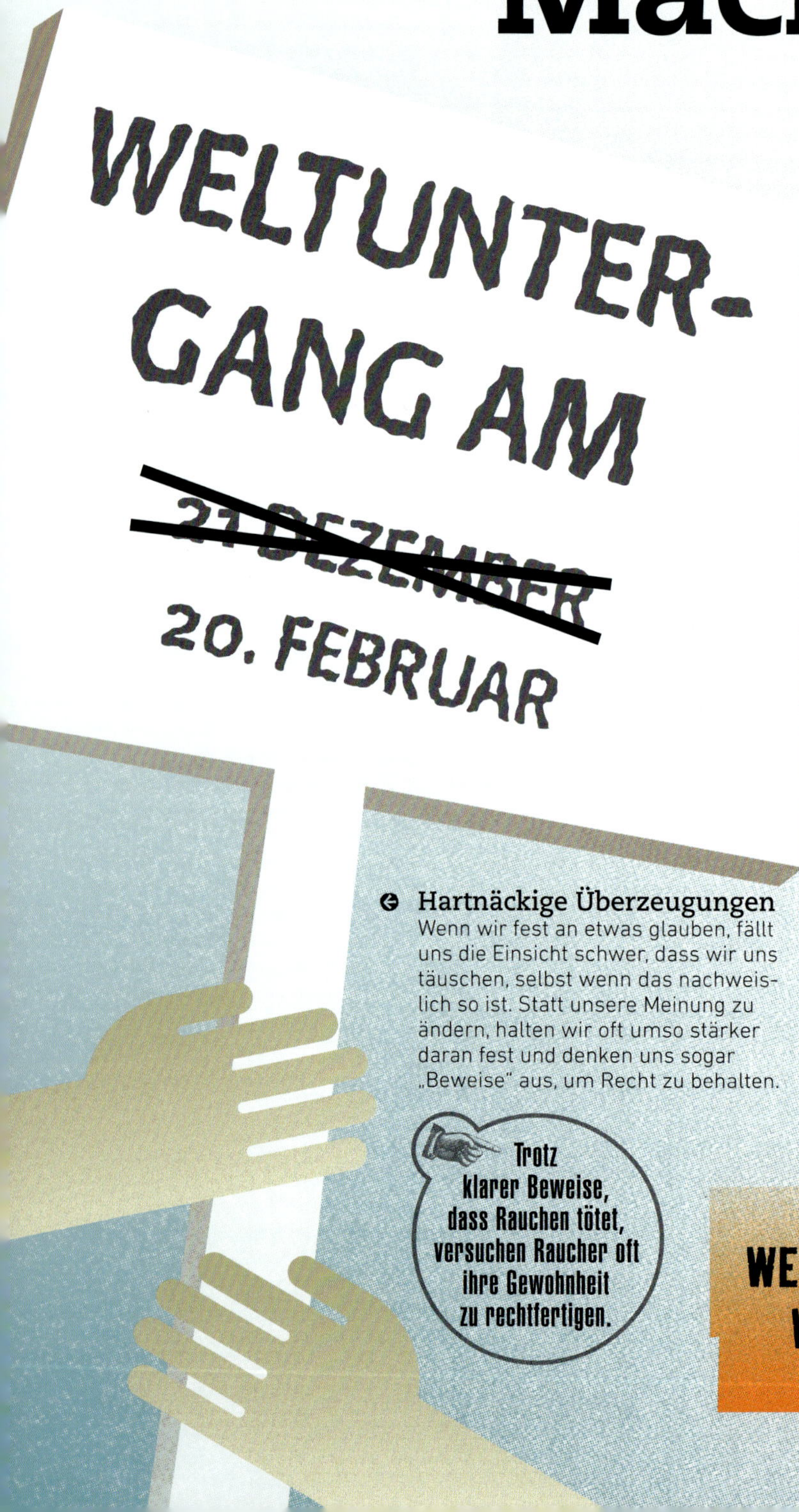


**Hartnäckige Überzeugungen**
Wenn wir fest an etwas glauben, fällt uns die Einsicht schwer, dass wir uns täuschen, selbst wenn das nachweislich so ist. Statt unsere Meinung zu ändern, halten wir oft umso stärker daran fest und denken uns sogar „Beweise" aus, um Recht zu behalten.

Trotz klarer Beweise, dass Rauchen tötet, versuchen Raucher oft ihre Gewohnheit zu rechtfertigen.

## Unerschütterlicher Glaube

Unsere Überzeugungen sind für uns sehr wichtig, denn wie wir leben, hängt davon ab, was wir zu wissen glauben und was wir für richtig und wahr halten. Daher ist es uns unangenehm, wenn jemand infrage stellt, woran wir glauben. Der US-amerikanische Psychologe Leon Festinger nannte dieses Gefühl eine „kognitive Dissonanz". Anstatt einfach zu akzeptieren, dass wir uns geirrt haben, beharren wir oft umso mehr auf unserer Meinung und rechtfertigen unsere Überzeugungen. Wir wollen alle Argumente widerlegen, um dieses Unbehagen loszuwerden. Festinger befand, dass jemand mit festen Vorstellungen nur schwer zu bekehren ist: „Sagt man ihm, dass man anderer Meinung ist, wendet er sich ab. Zeigt man ihm Fakten und Zahlen, zweifelt er die Quellen an. Appelliert man an seine Logik, versteht er nicht, was man meint."

**WER ÜBERZEUGUNGEN HAT, WIRD SIE KAUM ÄNDERN.**

LEON FESTINGER

# uns etwas **vor?**

Um seine Theorie zu überprüfen, sprachen Festinger und seine Kollegen mit den Mitgliedern einer Sekte, die behaupteten, Botschaften von Außerirdischen erhalten zu haben, die das Ende der Welt voraussagten. Die Befragten erklärten, die Welt gehe am 21. Dezember desselben Jahres unter. Als die Apokalypse nicht eintrat, befragten die Psychologen sie ein zweites Mal. Alle hielten an der Geschichte fest und glaubten, die Welt sei verschont geblieben, weil ihre Gebete erhört worden seien. Sich den Irrtum einzugestehen hätte zu einer kognitiven Dissonanz geführt. Stattdessen hielten die Menschen umso fester an ihrer Überzeugung fest und behaupteten sogar, eine weitere Botschaft erhalten zu haben, in der die Aliens sich für ihren Einsatz bedankten.

## Wie peinlich

Festinger zufolge war die Überzeugung derjenigen Sektenmitglieder am stärksten, die am meisten aufgegeben hatten – viele hatten den Job gekündigt oder ihr Haus verkauft. Offenbar sind wir eher bereit, etwas zu verteidigen, je mehr Zeit und Energie wir dafür aufgebracht haben. Bei einem anderen Experiment Festingers sollten die Probanden langweilige Tätigkeiten verrichten. Manche von ihnen bekamen dafür einen Dollar, andere 20 Dollar. Die Frage, ob die Tätigkeit interessant gewesen sei, verneinten die meisten von denjenigen, die mehr Geld bekommen hatten. Die schlecht entlohnten dagegen bejahten sie, da sie die aufgewendete Mühe irgendwie rechtfertigen mussten. Mit einem ähnlichen Experiment fanden Elliot Aronson und Judson Mills heraus, dass auch eine Aufgabe, die in irgendeiner Hinsicht peinlich ist, das Urteil der Teilnehmer beeinflusste. Sie schlugen

**WENN WIR ETWAS LÄCHERLICHES TUN, SUCHEN WIR STETS NACH EINER RECHTFERTIGUNG DAFÜR.**

ELLIOT ARONSON

Studentinnen vor, an einer Gruppendiskussion über die Psychologie des Sex teilzunehmen, was die Gefragten erst einmal witzig und interessant fanden. Manche von ihnen mussten jedoch zuvor an einem „Peinlichkeitstest" teilnehmen und dabei Sexszenen aus Büchern und eine Liste obszöner Wörter laut vorlesen – eine ziemlich erniedrigende Angelegenheit. Danach bekamen alle Teilnehmerinnen eine langweilige Diskussion über das Paarungsverhalten von Tieren zu sehen, dies sollte angeblich das Thema in der Runde sein, der sie sich freiwillig anschließen wollten. Auf die Frage, wie interessant und unterhaltsam sie die Diskussion gefunden hätten, gaben die Studentinnen, die beim Peinlichkeitstest mitgemacht hatten, wesentlich positivere Bewertungen ab als die anderen.

### FLIEGENDE BLUMEN

Die Probanden einer Studie wurden aufgefordert, eine Blumenvase durch die Kraft ihrer Konzentration schweben zu lassen. Sie wussten nicht, dass Elektromagneten dafür sorgten, dass das Gefäß vom Tisch abhob. Ein Teilnehmer wollte Rauchschwaden unter der Vase gesehen haben, während ein anderer, ein Physikprofessor, bestritt, dass sie sich überhaupt bewegt hatte.

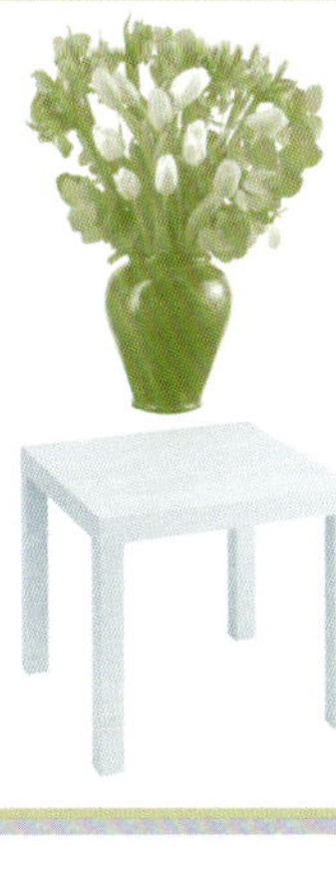

# Wie bringen wir **Sinn** in unsere **Welt?**

**WIR SUCHEN NACH MUSTERN IN DEM, WAS WIR SEHEN.**

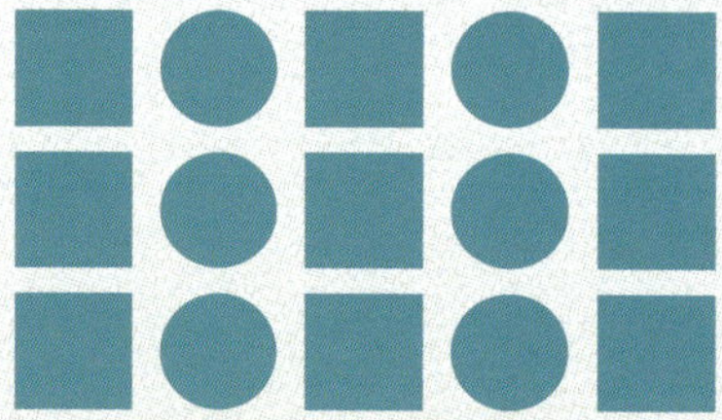

**Gesetz der Ähnlichkeit**
Wir erfassen ähnliche Dinge als zusammengehörig. Im Bild oben erkennen wir also eher fünf Spalten aus Quadraten oder Kreisen als drei Reihen mit unterschiedlichen Formen.

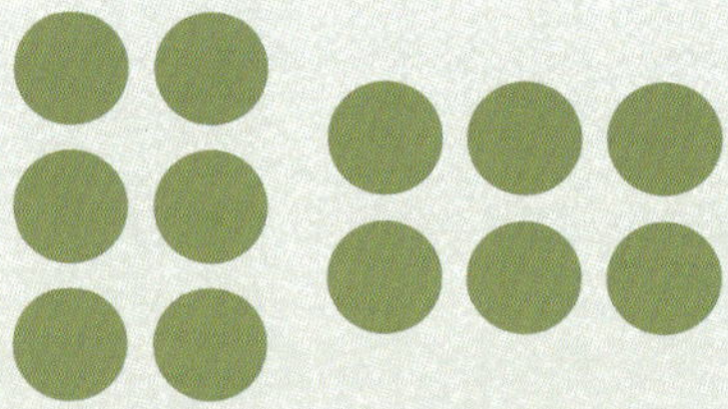

**Gesetz der Nähe**
Wir erkennen Zusammengehörigkeit, wenn Dinge nahe beieinander sind. Hier sehen wir demnach zwei senkrechte und zwei waagerechte Reihen aus jeweils drei Punkten.

**Unsere Sinne, vor allem die Augen und die Ohren, liefern uns wesentliche Informationen über unsere Umwelt. Um sie nutzen zu können, muss unser Verstand ihre Bedeutung erfassen. Den geistigen Prozess des Ordnens und Interpretierens von Sinneseindrücken bezeichnet man als Wahrnehmung.**

## Wiederkehrende Muster

Was wir sehen und hören, liefert uns eine Unmenge an Informationen. Unser Gehirn prüft sie und versucht sie zu verstehen. Und es wählt aus, was für uns wichtig ist, indem es nach wiederkehrenden Mustern sucht. Sehen wir z. B. ein Quadrat, dann erkennt unser Gehirn darin nicht bloß ein Gebilde aus vier Linien, sondern auch deren besondere Anordnung. Ebenso hören wir nicht nur eine Abfolge einzelner Töne, sondern erfassen eine Melodie als Ganzes. Eine Gruppe von Psychologen aus dem frühen 20. Jh., allen voran Wolfgang Köhler und Max Wertheimer, beobachteten, wie unser Gehirn versucht, in den Informationen eine wiedererkennbare Form zu entdecken, etwas Wesentliches – in ihren Worten eine „Gestalt".

> **DAS GANZE IST ANDERS ALS DIE SUMME DER TEILE.**
> WOLFGANG KÖHLER

## Den Regeln folgend

Die Gestaltpsychologen, wie man sie später nannte, gingen davon aus, dass die Fähigkeit, das Wahrgenommene zu deuten und Muster darin zu erkennen, fest

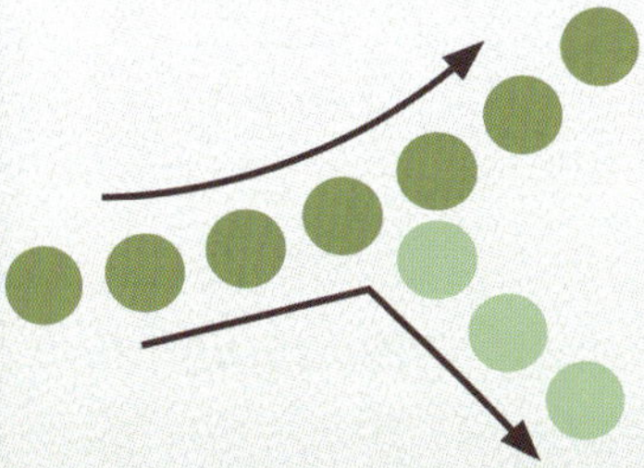

**Gesetz der guten Fortsetzung**
Stete, weiche Muster fallen uns eher ins Auge als zackige, unzusammenhängende. So sehen wir hier leichter die aufwärtsstrebende Kurve als die nach unten abknickende Linie.

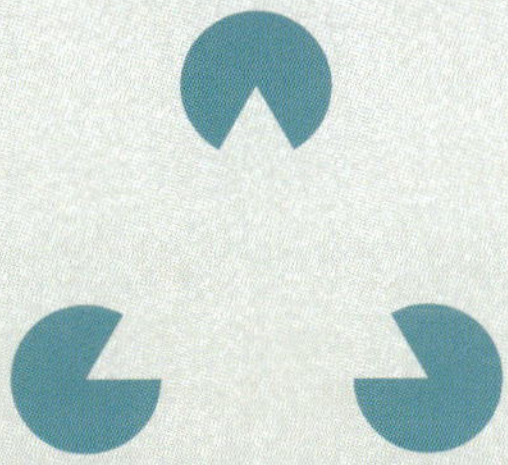

**Gesetz der Geschlossenheit**
Unser Gehirn ergänzt bei unvollständigen Formen das, was fehlt, damit sie sich vom Hintergrund abheben. Hier lässt sich also auch ein Dreieck vor drei Kreisen erkennen.

in unserem Gehirn verankert ist. Die Informationen werden systematisch geordnet und nach bestimmten Arten von Mustern durchsucht. Unsere Wahrnehmung – also die Art, wie wir Sinneseindrücke verstehen – scheint klaren Regeln zu folgen, den „Gestaltgesetzen der Wahrnehmung". Dass einzelne Objekte etwas ganz anderes darstellen können, wenn man sie auf spezielle Weise zusammensetzt, ist eine wesentliche Erkenntnis der Gestaltpsychologie. Sie zeigt, dass sich die Wahrnehmung eines umfassenden Musters von der Wahrnehmung seiner Einzelteile unterscheidet.

## Eine andere Dimension

Die Fähigkeit eingehende Informationen zu ordnen und Muster darin zu entdecken hilft uns dabei, Dinge voneinander zu unter-

**DENKEN BEDEUTET STRUKTUREN ZU VERSTEHEN UND DIESE GEMÄSS DEM ZU VERARBEITEN, WAS WIR KENNEN.**

**MAX WERTHEIMER**

scheiden. Sehen wir z. B. etwas, das wir als Kuh auf der Weide erkennen, unterscheiden wir zwischen der Gestalt der Kuh und dem Hintergrund. Bei einem zweidimensonalen Bild mit demselben Motiv nehmen wir ebenfalls Kuh und Hintergrund getrennt wahr. Daran, wie die beiden Bilder übereinander liegen, können wir erkennen, welcher Teil davon näher und welcher weiter entfernt von uns ist. Außerdem deutet unser Gehirn die perspektivischen Muster des Bildes und kann sich die Szene entsprechend dreidimensional vorstellen. Je kleiner das Objekt, umso weiter weg ist es. Die Perspektive sagt uns auch, wohin sich etwas bewegt. Wird etwas größer, kommt es näher, wird es kleiner, entfernt es sich von uns. Die reale, dreidimensionale Welt interpretieren wir auf dieselbe Weise, wobei uns Figur, Hintergrund und Perspektive die Position eines Objekts im Vergleich zu allem anderen verraten – eine Information, die für unser alltägliches Handeln entscheidend ist.

**Babys lernen einzelne Gegenstände zu sehen, indem sie vergleichen, was ihre Augen und was ihre Hände wahrnehmen.**

Siehe auch: 78–79

### DER GEPUNKTETE HUND

Auf den ersten Blick sind auf diesem Bild nur willkürlich verteilte schwarze Flecken auf hellem Hintergrund zu sehen. Erklärt man uns, dass es einen Dalmatiner zeigt, der am Boden schnüffelt, dann gelingt es uns plötzlich, die Flecken des Hundes von jenen im Hintergrund voneinander zu unterscheiden.

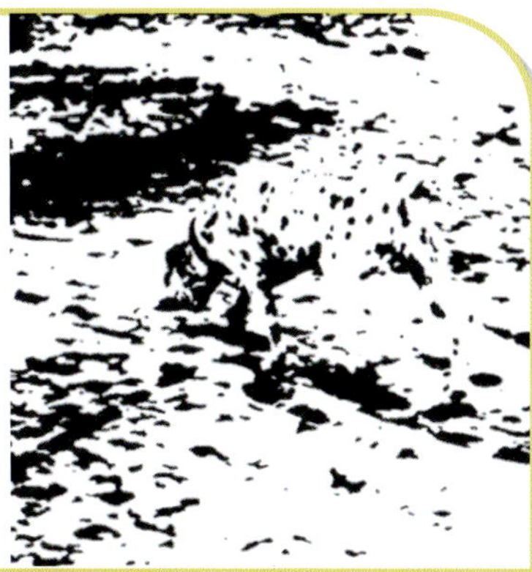

# Glaub nicht alles,

**Unsere Wahrnehmung – also der Vorgang, wie uns etwas durch unsere Sinne bewusst wird – deutet das, was wir sehen, hören oder fühlen. Sie hilft uns dabei, uns in der Außenwelt zu orientieren und zu handeln. Sind die Informationen mehrdeutig oder irreführend, können Fehlinterpretationen zustande kommen. Stimmt mit unserer Wahrnehmung etwas nicht, sehen wir die Welt anders, als sie ist.**

## Dinge sehen

Die Gestaltpsychologen konnten nachweisen, dass unser Gehirn in dem, was die Sinne uns übermitteln, nach wiederkehrenden Mustern sucht. Manchmal können wir uns auf diese Fähigkeit jedoch nicht verlassen. Dann übersehen wir eine bestimmte Form oder Kontur oder wir erkennen ein Muster, wo keines ist. Einige Kognitionspsychologen, darunter Jerome Bruner und Roger Shepard, erklärten dies damit, dass unser Gehirn die Sinneswahrnehmungen mit Erfahrungen, die wir früher einmal gemacht haben, abgleicht. Wir versuchen nicht nur irgendwelche Muster zu finden, sondern bevorzugt solche, die wir erwarten oder bereits kennen. So kann es passieren, dass unser Gehirn voreilige Schlüsse zieht und etwas wiederzuerkennen glaubt, auch wenn das gar nicht möglich ist. Wie Formen und Muster unsere Wahrnehmung gelegentlich verzerren, zeigt sich darin, dass wir an den seltsamsten Orten vertraute Bilder sehen – z.B. ein Gesicht auf der Oberfläche des Mars oder den Mann im Mond. Dies erklärt auch, warum manche Leute eine ungewöhnliche Wolkenformation für ein Ufo halten.

## Voreilige Schlüsse

Wir deuten jedoch nicht nur unsere Wahrnehmungen manchmal falsch – auch die von unseren Sinnen vermittelten Eindrücke können trügerisch sein. Die darin entdeckten Muster verweisen auf die Beschaffenheit dessen, was wir sehen. So geben uns z.B. bei einem zweidimensionalen

### ZWERG ODER RIESE?

Optische Täuschungen funktionieren nicht nur auf zweidimensionaler Ebene. In dem von Adelbert Ames Jr. konzipierten Ames-Raum wirkt eine der zwei gleich großen Personen wie ein Zwerg, die andere wie ein Riese. Die visuelle Illusion entsteht, weil Wände, Decke und Boden perspektivisch verzerrt sind. Aus einem bestimmten Blickwinkeln sieht der Raum „normal“ aus.

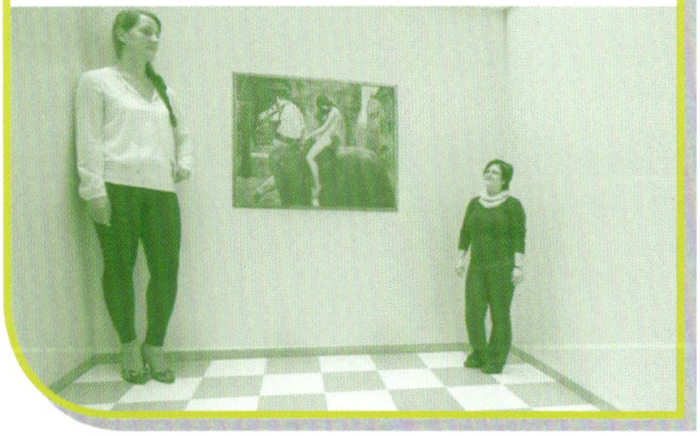

**BEDÜRFNISSE, MOTIVATIONEN UND ERWARTUNGEN BEEINFLUSSEN DIE WAHRNEHMUNG.**

JEROME BRUNER

# was du **siehst!**

Die alten Griechen wussten nicht, ob optische Täuschungen ein „Fehler" der Augen oder des Geistes waren.

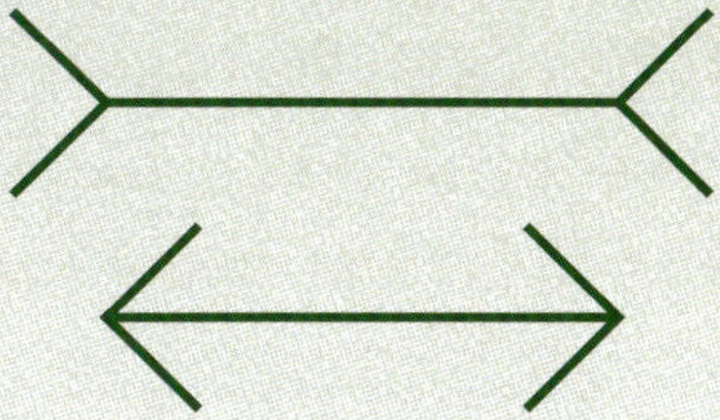

MÜLLER-LYER-TÄUSCHUNG

**Verblüffender Effekt**
Optische Täuschungen wie das Penrose-Dreieck wurden entworfen, um unsere Sinne zu verwirren. Bei den Illusionen von Müller-Lyer und Ponzo haben alle waagerechten Linien (bei der Ponzo-Täuschung orangefarben) exakt dieselbe Länge.

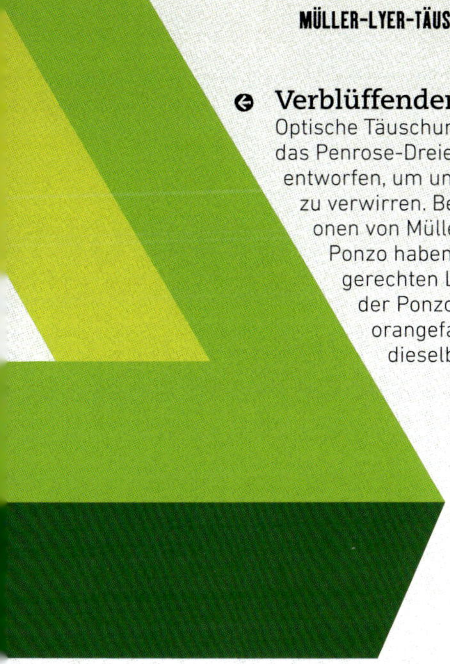

PENROSE-DREIECK

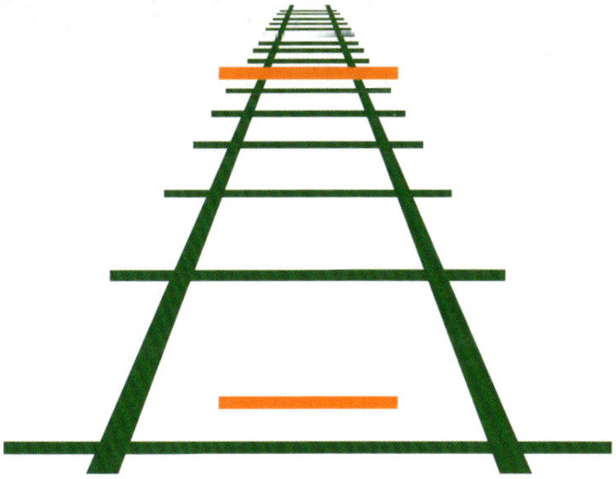

PONZO-TÄUSCHUNG

Bild Größe und Anordnung der einzelnen Figuren zueinander eine Vorstellung davon, welche sich weiter vorne und welche sich weiter hinten befinden. In der Regel deuten wir diese perspektivischen Hinweise richtig, doch gelegentlich lassen sich unsere Sinne auch irreführen. Viele optische Täuschungen wie die bekannten Illusionen von Ponzo oder Müller-Lyer bedienen sich perspektivischer Tricks, die zu Fehlschlüssen über die Größe und die Entfernung zwischen einzelnen Objekten führen. Andere Phänomene wie das unmögliche Dreieck von Penrose sorgen für einen Konflikt zwischen unserer Wahrnehmung und unserer Welterfahrung, sodass uns regelrecht der Kopf schwirrt.

**WAHRNEHMUNG IST NACH AUSSEN GELENKTE HALLUZINATION.**

ROGER SHEPARD

## Direkte Wahrnehmung

Nehmen wir perspektivische Informationen falsch wahr – z.B. wenn wir einen Ball fangen oder mit dem Fahrrad abbiegen wollen –, kommt es zu Fehleinschätzungen. Das kann fatale Folgen haben, wenn jemand einen Rennwagen oder ein Flugzeug steuert. Manche Psychologen, allen voran J. J. Gibson, glauben jedoch, dass wir derartige Fehler nur machen, wenn wir zweidimensionale Darstellungen einer dreidimensionalen Welt interpretieren. In der realen Welt erfassen wir die Dinge demnach direkt über die sensorischen Informationen, ohne sie mit früheren Erfahrungen oder Erwartungen abzugleichen. Anders als Psychologen vor ihm, die Wahrnehmung als einen zweistufigen Prozess sahen – der physiologische Anteil des sinnlichen Erfassens, was etwas ist, und der geistige Anteil des Erfassens, was etwas bedeutet –, geht Gibson von einem einzigen Prozess der direkten Wahrnehmung aus.

# Kognitive Psychologie
# IM ALLTAG

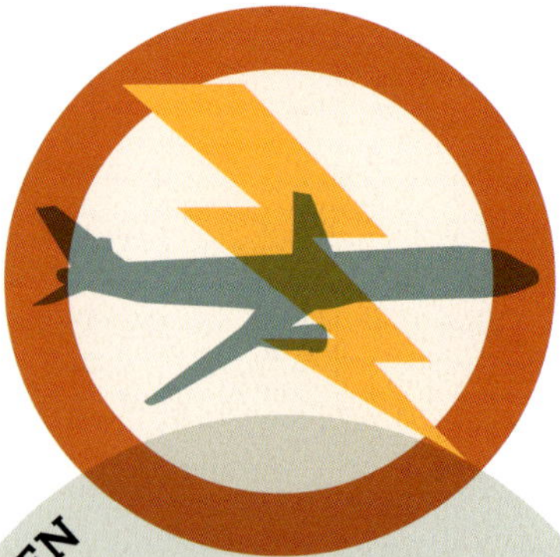

## IMMER SCHÖN **AUFPASSEN**

Multitasking ist eigentlich unmöglich: Der Versuch, mehrere Dinge gleichzeitig zu tun, führt zu verminderter Aufmerksamkeit und geringerer Leistung. Unter Mithilfe von Psychologen werden Flugzeugcockpits so gestaltet, dass die Piloten nicht abgelenkt werden. Die Zahl der Flugunfälle hat sich dadurch verringert.

## SCHEINWERFER **AN**

Forschungsergebnisse legen nahe, dass Autofahrer grundsätzlich – auch tagsüber – die Scheinwerfer anstellen sollten, um von anderen Verkehrsteilnehmern besser gesehen zu werden. Auf diese Weise haben sich schon zahlreiche Verkehrsunfälle vermeiden lassen.

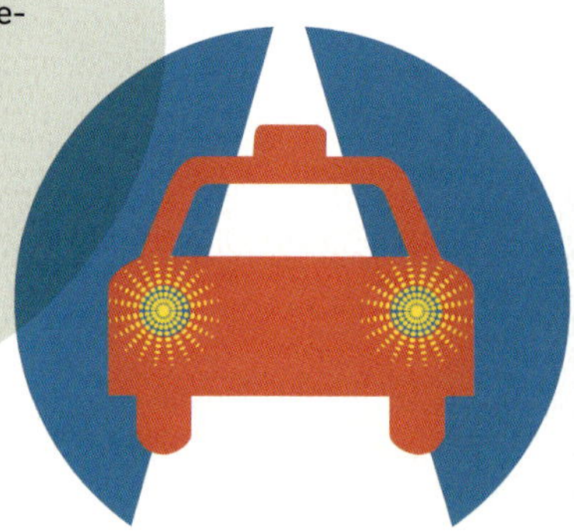

## SO WIE **DAMALS**

Kognitionspsychologen haben herausgefunden, dass wir uns besser an etwas Gelerntes erinnern, wenn dieselben Umstände vorliegen, unter denen wir es gelernt haben. Führen Patienten in Kliniken ihre Bewegungsübungen z. B. mit Musik aus, können sie das zu Hause auch tun und die erlernten Techniken so leichter abrufen.

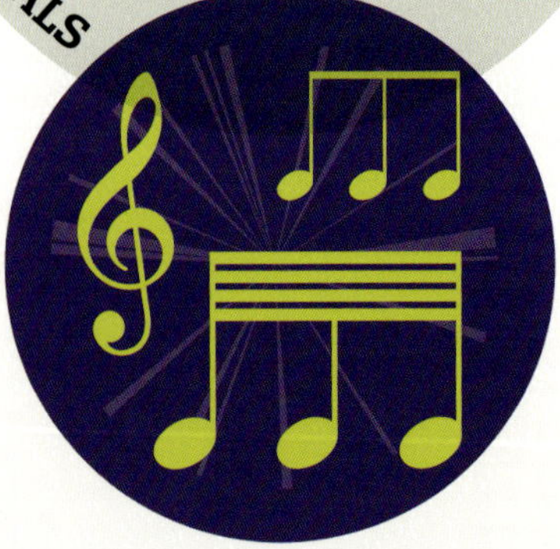

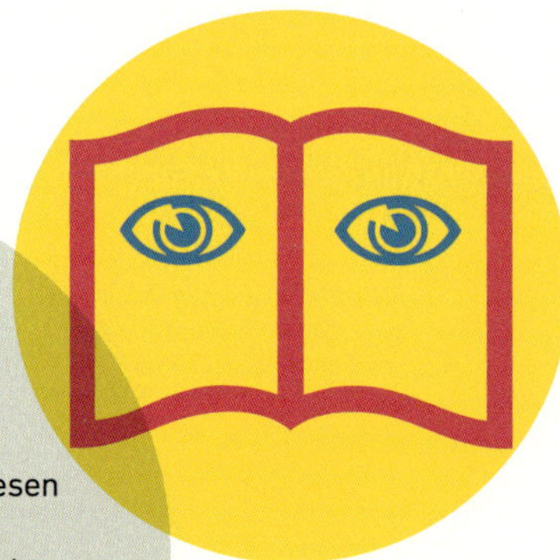

## QUER**LESEN**

Angesichts der Art, wie unser Gehirn Informationen verarbeitet, ist es nicht nötig, sich sich beim Lesen eines Textes jedes einzelne Wort genau anzusehen. Doch so übersieht man leicht etwas, z. B. dass das Wort „sich“ oben zweimal steht. Es ist immer sinnvoll, sich nochmals durchzulesen, was man geschrieben hat.

Kognitionspsychologen beschäftigen sich mit mentalen Prozessen, darunter Aufmerksamkeit, Gedächtnis, Wahrnehmung und Entscheidungskompetenz. Ihre Erkenntnisse haben zu Verbesserungen im Justizwesen geführt, den Luft- und Straßenverkehr sicherer gemacht und sie helfen uns dabei, dass wir uns prüfungsrelevante Informationen besser merken.

## ALS ZEUGE **VOR GERICHT**

Forschungen ergaben, dass Augenzeugenberichte unzuverlässig sein können. Wird vor Gericht deren Glaubwürdigkeit beurteilt, werden oft Kognitionspsychologen hinzugezogen. Ihre Erkenntnisse können den Richtern und Schöffen (Laienrichtern) wichtige Hinweise liefern.

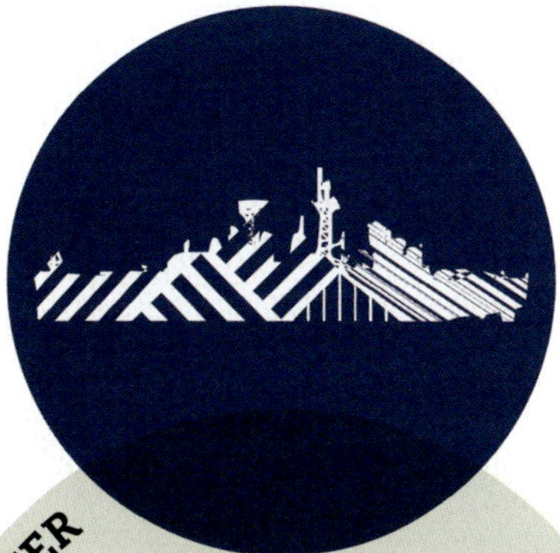

## TÄUSCHUNGS**MANÖVER**

Im Ersten Weltkrieg wurden Kriegsschiffe mit wilden geometrischen Mustern getarnt. Da sich ein Schiff nicht verstecken lässt, versuchte man stattdessen die Wahrnehmung des Feindes bezüglich Entfernung, Größe und Geschwindigkeit des Schiffes zu verfälschen und so die Verluste durch Torpedoangriffe zu verringern.

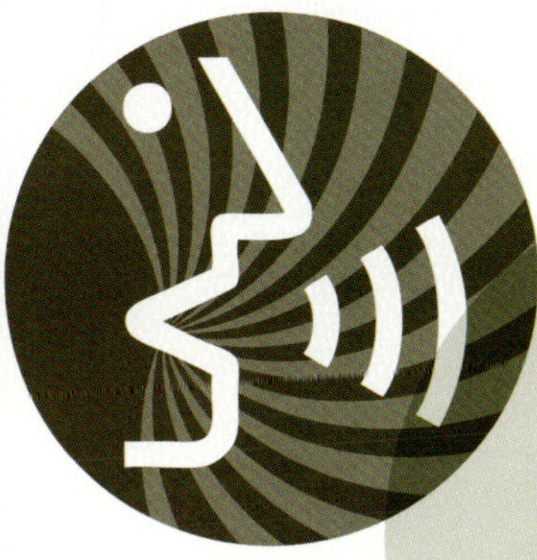

## ZEIT FÜR **REIME**

Wer möchte, dass ihm geglaubt wird, sollte in Reimen sprechen. Bei einem Vergleich gereimter und ungereimter Aussagen zeigte sich in psychologischen Studien, dass das Gereimte glaubwürdiger erschienen. Daher verwendet auch die Werbung häufig gereimte Produktslogans.

## LERN**TIPPS**

Lerntechniken z. B. im Studium lassen sich mit psychologischen Erkenntnissen optimieren: Da wir uns kleinere Einheiten leichter merken, sollten Mitschriften durch sinnvolle Überschriften gegliedert werden. Ähnlich hilfreich für das Erinnern sind Visualisierungen, z. B. in Form von kleinen Zeichnungen und Diagrammen.

# Was macht mich **einzigartig**?

Die Psychologie des Unterschieds bzw. die Differentielle Psychologie befasst sich mit jenen Aspekten unserer psychischen Struktur, in denen sich die Menschen unterscheiden. Außerdem untersucht dieser Forschungszweig Persönlichkeit, Intelligenz und Emotionen sowie psychische Störungen und deren Behandlungsmöglichkeiten.

Warum sind wir BESONDERS?

Was für ein MENSCH bist du?

Bin ich SCHLAU?

Wieso bist du so LAUNISCH?

Was MOTIVIERT uns?

Verändert sich die PERSÖNLICHKEIT?

SCHLECHT drauf?

Warum wird man SÜCHTIG?

Was ist NORMAL?

Bist du VERRÜCKT?

Sind Menschen wirklich BÖSE?

REDEN tut gut

Hilft THERAPIE?

Wie finden wir unser GLÜCK?

# Warum sind wir

**Bestimmt unser Wohnort, ob eher das genetische Erbe oder die Umwelt unsere Persönlichkeit prägt?**

**Wir alle haben verschiedene Eigenschaften, die bestimmen, wer wir sind. Unterschiede in Persönlichkeit, Intelligenz, Fähigkeiten und Talenten machen jeden von uns einzigartig. Doch woher kommen diese Charakterzüge? Sind wir von Geburt an eine bestimmte Person, oder wird unser Charakter durch die Umwelt geformt, in der wir aufwachsen?**

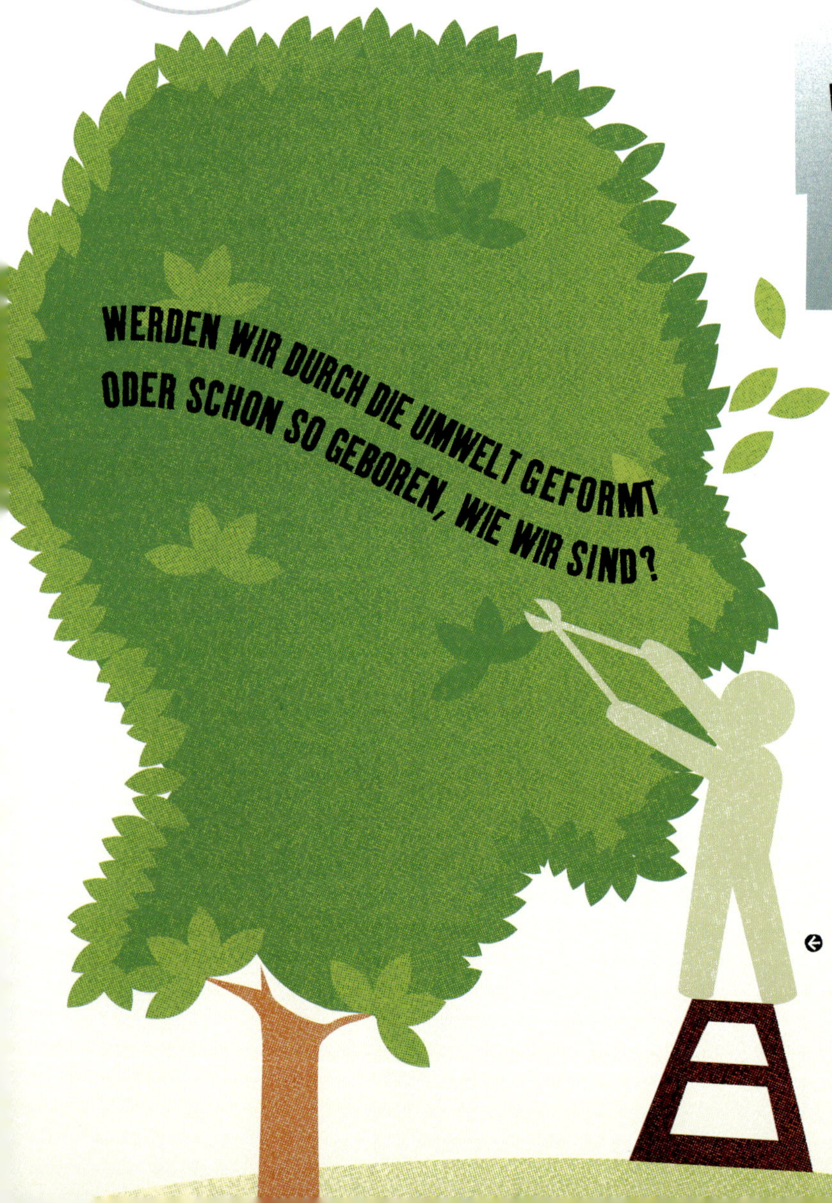
WERDEN WIR DURCH DIE UMWELT GEFORMT
ODER SCHON SO GEBOREN, WIE WIR SIND?

**DAS GENETISCHE ERBE IST ALLES, WAS EIN MENSCH MIT AUF DIE WELT BRINGT. DIE UMWELT UMFASST JEDEN EINFLUSS, DER IHN NACH DER GEBURT PRÄGT.**

FRANCIS GALTON

## Erbe versus Umwelt

Lange bevor sich die Psychologie als Wissenschaft etablierte, diskutierten Philosophen, ob der Mensch mit einem Vorwissen über die Welt geboren wird oder wie ein völlig „unbeschriebenes Blatt" erst alles durch Erfahrung lernen muss. Ähnlich uneinig war man sich, ob wir Charaktereigenschaften erst erwerben oder mit ihnen geboren werden. Im 19. Jh. wurde diese Debatte nach der Veröffentlichung von Charles Darwins *Über die Entstehung der Arten* (1859) und Gregor Mendels Vererbungslehre zur wissenschaftlichen Frage. Sie zeigten, dass zumindest einige unserer Eigenschaften – sowohl Verhalten als auch Körpermerkmale – vererbt werden. Dennoch glaubten viele weiterhin,

**Persönlichkeitswachstum**
Psychologen diskutieren die Frage, ob wir mit unserer Persönlichkeit geboren werden oder ob die Charakterentwicklung von der Umwelt beeinflusst wird. Viele glauben an eine Kombination aus beidem, wie bei einem Baum, der natürlich wächst, aber in Form geschnitten wird.

# besonders?

dass die Umwelt eine große Rolle bei der Persönlichkeitsentwicklung spielt. Francis Galton, ein Cousin Darwins, analysierte wissenschaftliche Daten dazu und prägte das Begriffspaar Erbe vs. Umwelt, um die beiden Seiten in der Diskussion zu umschreiben.

> DIE RICHTIGE ANZAHL FINGER, ZEHEN, AUGEN UND EIN PAAR GRUNDLEGENDE BEWEGUNGEN – MEHR BRAUCHT ES NICHT FÜR EINEN MENSCHEN, GANZ GLEICH, OB ER EIN GENIE, EIN GENTLEMAN ODER EIN GANGSTER IST.
>
> JOHN B. WATSON

## Sind wir unsere Gene?

Als sich die Psychologie dann durchgesetzt hatte, waren die Meinungen zur Erbe-Umwelt-Frage zunächst geteilt. In den 1920er-Jahren gab es zwei sehr unterschiedliche Standpunkte darüber, woher unsere seelischen Eigenschaften kommen. Auf der Erbe-Seite behauptete der Entwicklungspsychologe Arnold Gesell, dass Menschen genetisch determiniert sind und sich der Charakter dementsprechend in bestimmter Weise entwickelt. Wir alle machen die gleichen Veränderungen in der gleichen Reihenfolge durch, die nach seinen Worten „Umwelteinflüssen gegenüber relativ immun" sind. Im Lauf unserer „Reifung" bringen diese Veränderungsmuster allmählich unsere ererbten Fähigkeiten und Charaktereigenschaften ans Tageslicht, während wir uns körperlich, emotional und seelisch entwickeln. Auf Seiten der Umwelt-Theorie vertrat der Verhaltensbiologie John B. Watson die Ansicht, dass wir psychische Eigenschaften nicht erben. Ihm zufolge werden Charakter, Begabungen und Temperament ausschließlich durch die Umwelt, in der wir aufwachsen, und vor allem durch Übung geformt.

## Ein wenig von beidem

Die Erbe-Umwelt-Debatte dauert an, und je nach psychologischem Ansatz wird der Schwerpunkt mehr auf die genetischen oder die umweltbedingten Anteile gelegt.

Während Darwins Evolutionstheorie und Mendels genetische Forschungen nahelegten, dass Vererbung eine zentrale Rolle spielt, betonten die Verhaltensforschung und die Sozialpsychologie im frühen 20. Jh. die Bedeutung der Umwelt. Später gingen die Meinungen angesichts der Forschungsergebnisse der modernen Genetik und der Biopsychologie sowie der auf Darwins Theorie basierenden Evolutionspsychologie wieder verstärkt in Richtung Vererbung. Heute vertreten nur noch wenige Psychologen die extremen Standpunkte von Gesell oder Watson. Es ist allgemein anerkannt, dass der Charakter sowohl durch die Gene als auch durch die Umwelt geformt wird. Uneinigkeit herrscht nur darüber, wie groß der jeweilige Einfluss auf die individuellen Persönlichkeitsmerkmale ist.

Siehe auch: 18–19

### DOPPELT SEHEN

Eine Möglichkeit, die Bedeutung von Veranlagung und Umwelt zu untersuchen, bietet die Forschung mit eineiigen Zwillingen, die getrennt aufwuchsen. Da sie exakt dieselben Gene haben, sind wohl alle Unterschiede bei Fähigkeiten, Intelligenz und Persönlichkeit auf die jeweilige Umgebung zurückzuführen, in der sie gelebt haben.

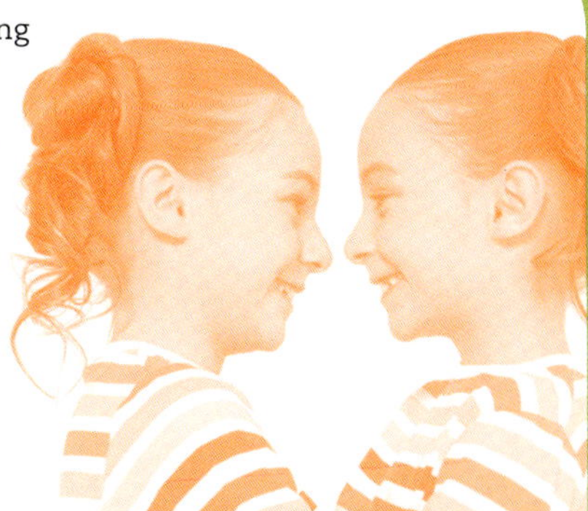

# Was für ein **Mensch** bist du?

**Wenn wir darüber sprechen, welche Art Mensch jemand ist, beschreiben wir meist, wie er oder sie denkt und sich verhält. So kann jemand z. B. ein heiteres, entspanntes, offenes Wesen haben oder trübsinnig, ängstlich und schüchtern sein. Die Kombination dieser Charakterzüge macht unsere einzigartige Persönlichkeit aus.**

## Charakterzüge

Gordon Allport befasste sich als einer der Ersten mit der menschlichen Persönlichkeit. Er stellte fest, dass es in jeder Sprache zahlreiche Wörter gibt, um „Persönlichkeitsmerkmale" *(traits)*, wie er es nannte, zu beschreiben. Ihm zufolge gibt es zwei Arten davon: allgemeine, die die meisten Menschen aus einem bestimmten Kulturkreis gemeinsam haben, und individuelle, die sich von Mensch zu Mensch unterscheiden. Jeder von uns hat eine einzigartige Kombination von Charakterzügen, von denen manche mehr hervorstechen als andere. Zentrale *traits* sind die Hauptmerkmale, die unsere grundsätzliche Persönlichkeit bestimmen, doch wir haben auch sekundäre *traits*, die sich weniger beständig als Leidenschaften und Vorlieben zeigen und nur in bestimmten Situationen zutage treten. Bei manchen Menschen stellte Allport einen einzelnen Hauptcharakterzug fest, etwa Rücksichtslosigkeit, Gier oder Ehrgeiz, der alle anderen überschattete.

**Bei trübem Licht sind Menschen weniger ehrlich und eher geneigt zu betrügen, helles Licht bewirkt das Gegenteil.**

**MAN KANN MENSCHEN CHARAKTERZÜGE ZUSCHREIBEN, ABER KEINEN BESTIMMTEN TYP.**

GORDON ALLPORT

## Introvertiert oder extrovertiert?

Anhand von Statistiken entwickelte Hans Eysenck eine Theorie, die Persönlichkeitstypen statt Einzelmerkmale unterschied. Während Allport eine fast unbegrenzte Zahl an Charakterzügen identifizierte, betrachtete Eysenck diese eher als Aspekte innerhalb eines Spektrums allgemeiner Persönlichkeitsfaktoren (siehe Modell rechts). Er legte fest, dass jeder Persönlichkeitstyp mit zwei Skalen bestimmt werden kann, und zwar abhängig davon, wie schüchtern oder offen (introvertiert oder extrovertiert) und wie emotional sicher oder unsicher (stabil oder labil) jemand ist. Später ergänzte er als dritte Skala den Psychotizismus, der sich an den Eigenschaften psychisch kranker Menschen orientiert. Alle Persönlichkeitstypen lassen sich anhand des Grades bestimmen, in dem sie diese drei Charakteristika aufweisen: Extraversion (E), Labilität (N) und Psychotizismus (P). Die Persönlichkeit der meisten Menschen befindet sich im mittleren Bereich dieser Skalen und auch ein hoher Grad an Psychotizismus bedeutet nicht notwendigerweise, dass jemand psychotisch ist. Es besagt nur, dass die betreffende Person einige Eigenschaften hat, die man auch bei psychotischen Menschen findet.

## Die „Big Five"

Eysencks Theorie wurde u. a. von Raymond Cattell abgewandelt, der die Persönlichkeit als nicht konstant sah – wir verhalten uns in unterschiedlichen Situationen verschieden und zeigen wechselnde Aspekte unse-

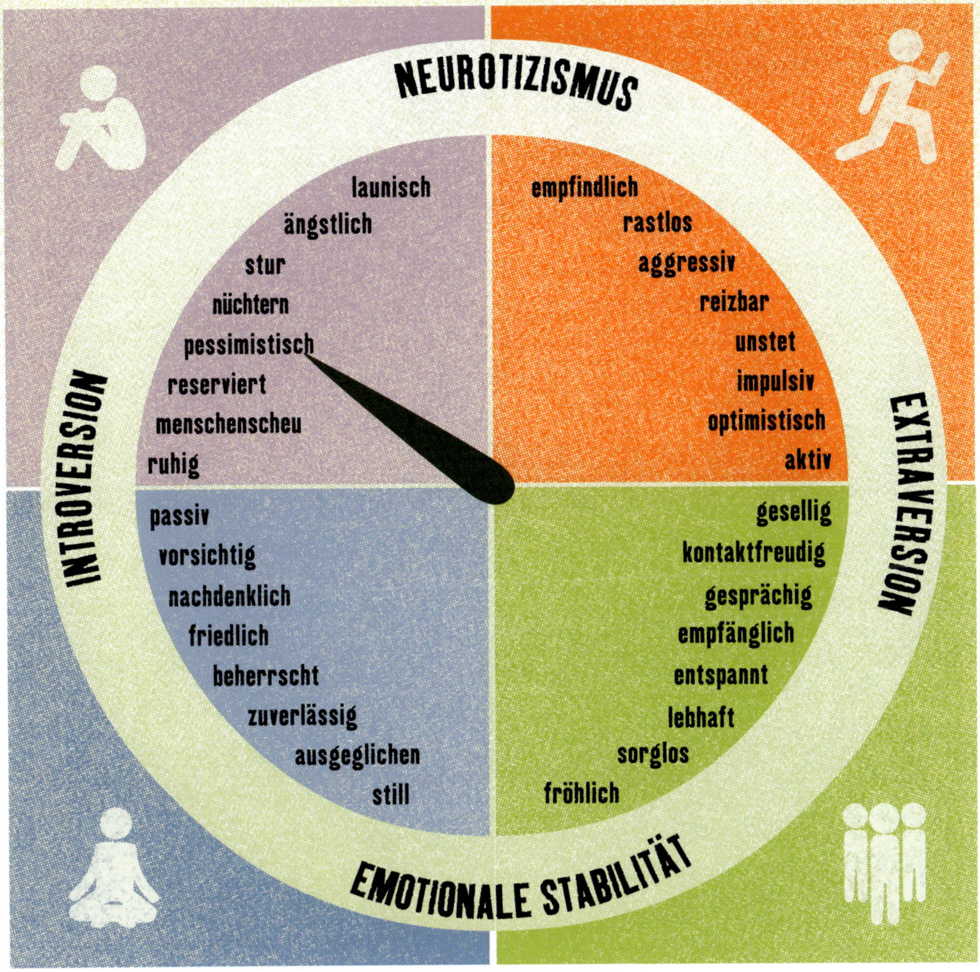


**Vier Typen**
Hans Eysencks Modell der Persönlichkeit basiert auf gegensätzlichen Skalen. Jeder Quadrant enthält Merkmale, die eine Person dieses Typs haben kann – so kann z. B. eine labile introvertierte Person zum Pessimismus neigen.

Siehe auch: 88–89, 96–97

rer Persönlichkeit. Andere, z. B. George Kelly, glaubten, dass die Vorstellung vom eigenen Charakter sich davon unterscheidet, wie uns andere wahrnehmen. Er nannte diese spezifische Interpretation ein „persönliches Konstrukt“. In den 1960er-Jahren entwickelten Psychologen ein System von Persönlichkeitstypen, das auf fünf (statt wie bei Eysenck drei) Faktoren basiert. Die Typen des Big-Five- oder Fünf-Faktoren-Modells umfassen Extraversion und Neurotizismus (Labilität), ähnlich wie bei Eysenck, Psychotizismus wird durch Gewissenhaftigkeit und Verträglichkeit ersetzt. Hinzu kam eine weitere Kategorie namens „Offenheit für neue Erfahrungen“. Die Big Five werden heute von den meisten Psychologen als hilfreichste und verlässlichste Methode zur Kategorisierung von Persönlichkeitstypen anerkannt.

## DER ERSTE EINDRUCK

Am Gesicht kann man möglicherweise tatsächlich den Charakter erkennen. Wir alle urteilen nach dem Äußeren und häufig schätzen unterschiedliche Menschen eine Person ähnlich ein. Studien haben gezeigt, dass der erste Eindruck oft überraschend richtig ist – ein reservierter Blick kann z. B. darauf hinweisen, dass die Person introvertiert ist.

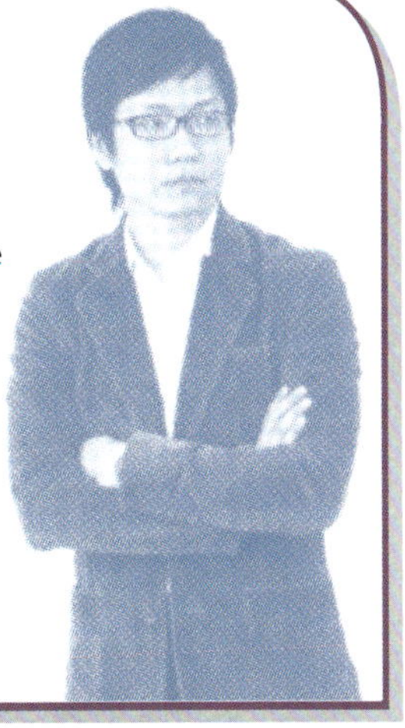

# GORDON ALLPORT

## 1897–1967

Gordon Allport ist für viele der Begründer der Persönlichkeitspsychologie. Er arbeitete überwiegend an der Harvard University (USA). Als Sohn eines Landarztes wurde er im US-Bundesstaat Indiana geboren. Seine Familie zog nach Ohio, als er sechs Jahre alt war. Zunächst studierte er Philosophie und Wirtschaftswissenschaften in Harvard. Nach einem Jahr in Istanbul (Türkei) kam er zurück und promovierte in Psychologie. Er studierte auch in Deutschland und England, von 1924 bis zu seinem Tod 1967 lehrte er in Harvard.

### WORTFORSCHUNG

Schon zu Beginn seiner Laufbahn interessierte sich Allport für das Thema Persönlichkeit. 1921 schrieb er mit seinem älteren Bruder Floyd Henry, ebenfalls Sozialpsychologe, ein Buch über Persönlichkeitsmerkmale. Später sammelte er mit einem Kollegen aus Wörterbüchern über 18 000 Wörter, die menschliche Charakterzüge beschrieben, und ordnete sie bestimmten Kategorien von Merkmalen zu, aus denen sich Persönlichkeit zusammensetzt.

Allport war in der Schule schüchtern und galt als Einzelgänger. Er wurde gehänselt, weil er nur acht Zehen hatte.

### ANDERE UMSTÄNDE

Laut Allport ist die Persönlichkeit nicht unveränderlich. Einige Eigenschaften sind beständig, andere verändern sich mit der Zeit, und manche zeigen sich nur in bestimmten Situationen. Er nannte als Beispiel Robinson Crusoe, bei dem einige Charakterzüge erst sichtbar wurden, nachdem er auf seiner Insel einen Gefährten gefunden hatte, und stellte die Frage: „Fehlten Crusoe vor Freitags Ankunft Persönlichkeitsmerkmale?“

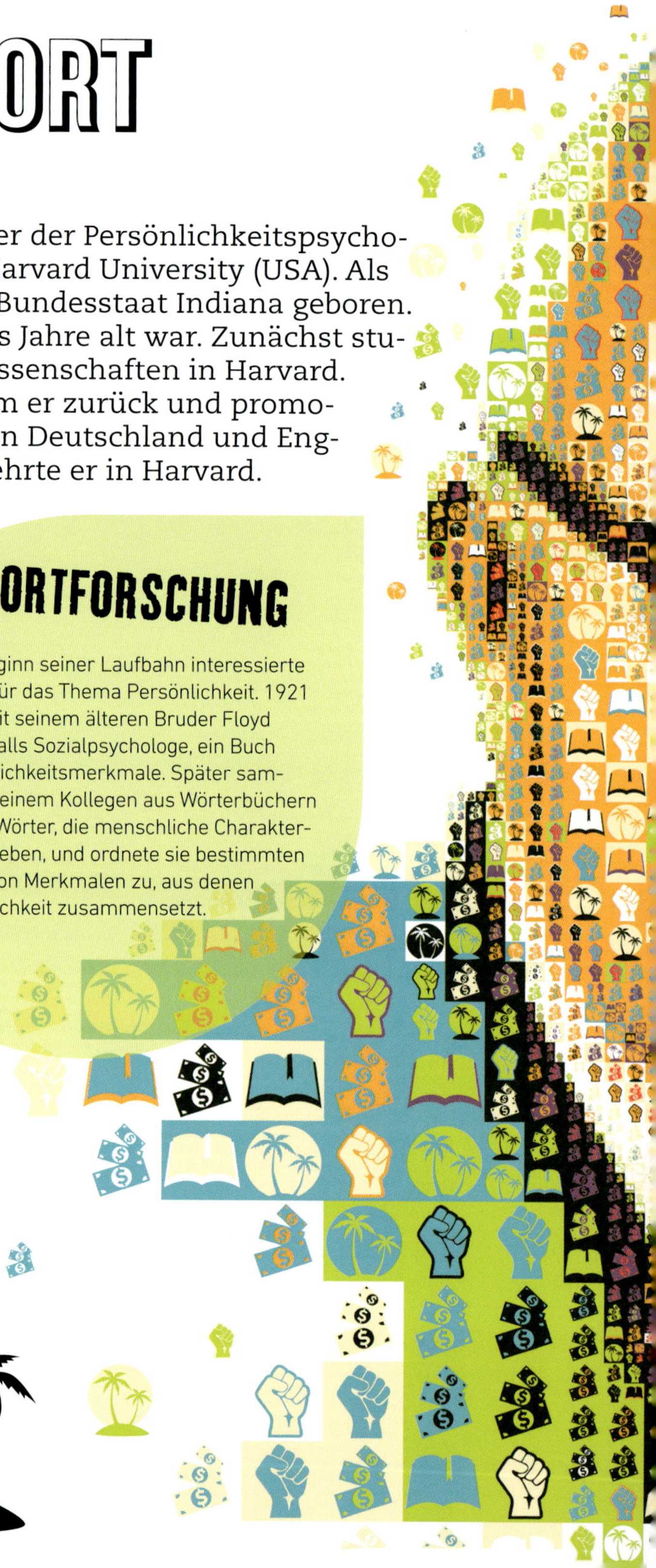

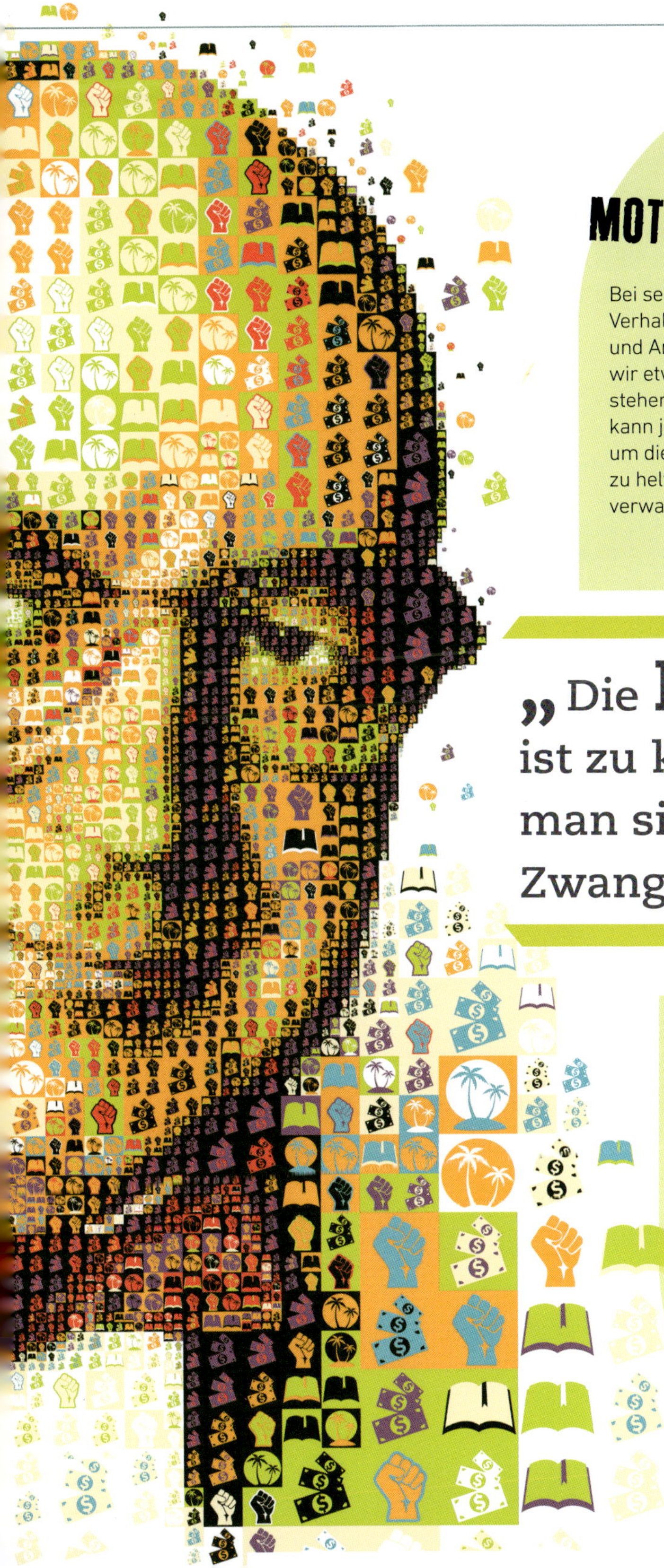

## MOTIV ODER ANTRIEB?

Bei seiner Forschung über die Gründe für unser Verhalten unterschied Allport zwischen Motiven und Antrieben. Der ursprüngliche Grund, warum wir etwas tun, das Motiv, kann einen Antrieb entstehen lassen, der davon völlig losgelöst ist. So kann jemand beispielsweise in die Politik gehen, um die Gesellschaft zu verbessern und Menschen zu helfen, doch dies kann sich in einen Antrieb verwandeln, einfach nur Macht auszuüben.

**„Die Persönlichkeit ist zu komplex, als dass man sie in eine konzeptuelle Zwangsjacke stecken könnte."**

## GUTE WERTE

Allport war der Meinung, dass das, was man im Leben wertschätzt, viel über die Persönlichkeit aussagt. Mit Kollegen führte er hierzu eine Studie durch, in der sich Teilnehmer anhand von Multiple-Choice-Fragen in sechs Wertebereichen einschätzen sollten: gedanklich – ihr Streben nach Wahrheit, ökonomisch – was ihnen nützlich erscheint, ästhetisch – ihre Vorstellung von Schönheit, sozial – ihr Bemühen um die Liebe anderer, politisch – die Bedeutung von Macht, religiös – ihr Bedürfnis nach Einheit und Tugendhaftigkeit.

# Bin ich **schlau?**

**Manche sind sportlich, andere nicht. Und manche Menschen haben gute geistige Fähigkeiten, sie gelten als intelligent. Doch es ist nicht leicht, genau zu bestimmen, was Intelligenz eigentlich ist, oder sie exakt zu messen. So, wie es unterschiedliche Arten von körperlichen Fertigkeiten gibt, existieren vielleicht auch unterschiedliche Arten von Intelligenz.**

## Intelligenztests

Alfred Binet, ein Pionier der Intelligenzforschung, wurde von der französischen Regierung gebeten herauszufinden, welche Kinder beim Lernen besondere Unterstützung brauchten. Zusammen mit seinem Kollegen Théodore Simon entwickelte er ein Testverfahren für allgemeine geistige Fähigkeiten, das als der erste Intelligenztest gilt. Seitdem entstanden zahllose weitere Tests zur Bestimmung des Intelligenzquotienten oder IQ, einer Zahl, die angibt, um wie viel höher oder niedriger die Intelligenz eines Menschen in Bezug auf den Durchschnitt (IQ 100) ist. Manche Psychologen bezweifeln die Verlässlichkeit dieser Tests. Die verwendeten Fragen hängen davon ab, was sich der Testende unter Intelligenz vorstellt – oft mathematische oder sprachliche Kompetenzen –, sodass Menschen, deren Fähigkeiten in anderen Bereichen liegen, scheitern. Auch sind die Tests kulturell verzerrt, da sie auf westlichen Intelligenzvorstellungen beruhen. Probanden aus anderen Kulturkreisen schneiden deshalb schlecht ab. Zudem vermitteln Intelligenztests den Eindruck, dass Intelligenz eine unveränderliche

**Intrapersonal**
Menschen mit Talent zur Selbstreflexion sind gut im Schreiben und Zeichnen und unabhängigen Aktivitäten wie Tagebuchschreiben.

**Interpersonal**
Manche können andere gut verstehen und gut kommunizieren. Sie tun sich auch bei gemeinsamen Aktivitäten hervor.

**Logisch**
Dank ihrer Fähigkeit Probleme zu analysiere und Muster zu finden s einige Menschen gut Lösen von Rätseln.

**Kinästhetisch**
Andere haben echte Körperbeherrschung und Talent für Sport. Sie können gut in der Körpersprache kommunizieren.

**Sprachlich**
Andere brillieren mit Worten – sie sind begabt, was Lesen, Sprechen und Wortspiele angeht, und können gut Präsentationen vortragen.

**Musikalisch**
Manche haben ein gutes Gefühl für Rhythmus, Melodie und Harmonie und ein Talent zum Spielen von Instrumenten.

**Räumlich**
Künstler und Designer haben ein gutes Gefühl für Räume und Formen. Sie erkennen zudem kleinere Details als andere.

**WIR NUTZEN SIEBEN ARTEN VON INTELLIGENZ.**

Eigenschaft ist, die durch die Umwelt nicht beeinflusst wird. Dies wurde zu Unrecht oft als Beweis dafür angebracht, dass manche Volksgruppen von Natur aus weniger intelligent seien als andere.

## Generell oder spezifisch?

Eine andere Frage im Zusammenhang mit Intelligenztests ist, was genau mit ihnen getestet wird. Manche sind gut in Mathematik, andere in Musik oder Sprachen, doch beruhen diese Fähigkeiten tatsächlich auf einer Art genereller Veranlagung, die wir Intelligenz nennen? Und wenn ja, wie lässt sie sich testen und messen? Der Brite Charles Spearman fand heraus, dass Probanden, die in bestimmten Tests gut abschnitten, auch in anderen hohe Punktzahlen erzielten. Daraus folgerte er, dass es sowohl eine angeborene generelle Intelligenz als auch eine spezifische für bestimmten Aufgaben gibt. Amerikanische Psychologen hingegen lehnten die Vorstellung einer generellen Intelligenz ab. J. P. Guilford argumentierte, dass sich die Intelligenz aus vielen verschiedenen geistigen Fähigkeiten zusammensetzt, die man auf unzählige Arten verknüpfen kann, sodass sich bis zu 150 Formen von Intelligenz ergeben. Raymond Cattell teilte Spearmans Auffassung, dass es eine generelle Intelligenz gibt, nahm aber an, dass sie aus einer fluiden Intelligenz (Fähigkeit, durch logisches Denken Probleme zu lösen) und einer kristallinen Intelligenz (auf Wissen und Erfahrung basierende Fähigkeiten) besteht.

## Multiple Intelligenzen

Später erweiterten die Psychologen ihre Definition von Intelligenz und verabschiedeten sich von der Vorstellung, dass es eine generelle Intelligenz gibt. So betrachtete Robert Sternberg Intelligenz als die Fähigkeit, Information zu verarbeiten, um Probleme zu lösen. Er unterschied drei Arten von Problemlösungsfähigkeit: analytisch

**ZU WISSEN, DASS JEMAND GUT IN MUSIK IST, SAGT ÜBERHAUPT NICHTS DARÜBER AUS, OB ER IN ANDEREN DINGEN GUT ODER SCHLECHT IST.**

HOWARD GARDNER

(fähig, die Aufgaben in einem traditionellen Intelligenztest zu bewältigen), kreativ (fähig, neue und ungewöhnliche Probleme zu lösen und unterschiedliche Perspektiven einzunehmen) und praktisch (fähig, Fertigkeiten und Wissen auf Probleme anzuwenden). Howard Gardner entwickelte das Konzept unterschiedlicher Arten von Intelligenz weiter. Er nahm an, dass wir über multiple Intelligenzen verfügen, also über verschiedene Intelligenzsysteme für unterschiedliche Bereiche. Er benannte sieben Arten von Intelligenz (siehe Illustrationen links). Intelligenzmessungen in diesen verschiedenen, aber miteinander verbundenen Bereichen erklären die unterschiedlichen Fertigkeiten der Menschen und tragen dazu bei, die Vorstellung zu widerlegen, eine generelle Intelligenz sorge dafür, dass manche Kulturen oder Völker intelligenter seien als andere.

**Die Gehirngröße hängt nicht zwingend mit der Intelligenz zusammen. Albert Einstein hatte ein leichteres Gehirn als der Durchschnittsmensch.**

### START MIT VORSPRUNG

1968 wurden in einem Problemviertel in Milwaukee (USA) 40 neugeborene Babys in zwei Gruppen eingeteilt. Die Kinder der ersten Gruppe erhielten eine hervorragende Vorschulerziehung und Ernährung, die Mütter Hilfe bei Kinderpflege und Ausbildung. Zu Schulbeginn hatten diese Kinder einen höheren IQ als diejenigen, die keine Förderung erhalten hatten. Doch sobald man die Hilfe einstellte, sank der IQ beständig ab, was darauf hinweist, dass unsere Intelligenz durch die Umwelt beeinflusst wird.

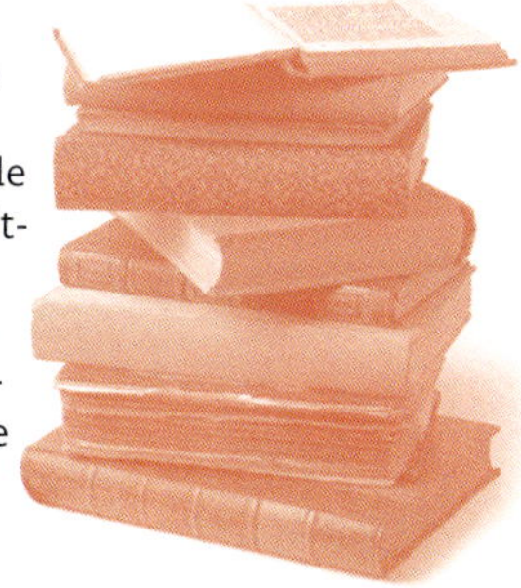

# Wieso bist du

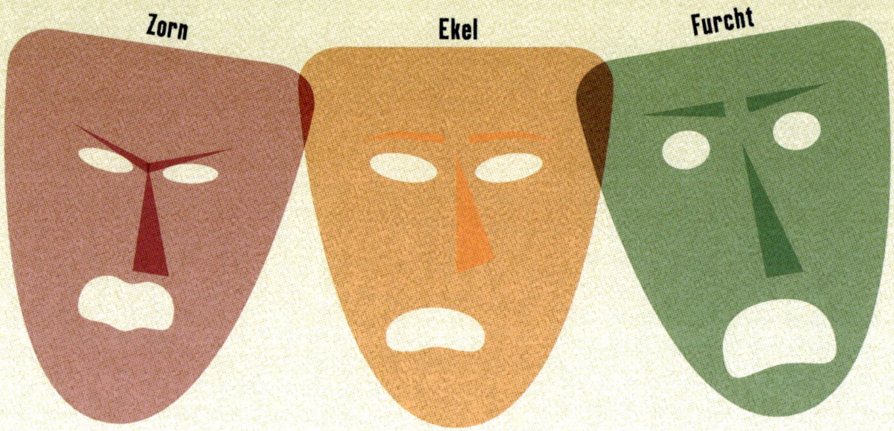


**Unsere Erlebnisse führen dazu, dass wir fröhlich, traurig, ängstlich oder ärgerlich sind. Gefühle beeinflussen unsere Art zu denken und lösen oft sogar körperliche Reaktionen aus. Wir können unsere Emotionen kaum bewusst steuern und oft sind sie so mächtig, dass es schwer fällt, sie zu verbergen oder unser Verhalten zu kontrollieren.**

Siehe auch: 46–47, 94–95

## Wozu brauchen wir Emotionen?

Früher glaubte man, dass Emotionen im Lauf der Kindheit gelernt werden und emotionale Reaktionen kulturell unterschiedlich sind. Charles Darwin stellte als einer der Ersten diese Idee infrage und behauptete, dass körperliche Reaktionen wie Mimik und Verhalten bei allen Völkern und Kulturen mit den gleichen Emotionen verbunden sind. Psychologen bestätigten diese Theorie später, fanden aber auch heraus, dass Emotionen unwillkürlich sind – wir können sie nicht bewusst kontrollieren. Der niederländische Psychologe Nico Frijda erläuterte, dass unsere Emotionen natürliche Prozesse sind, die uns darauf vorbereiten, mit unseren Erfahrungen im Leben umzugehen. Sie werden nicht nur innerlich empfunden, sondern gehen mit spontanen körperlichen Reaktionen einher, etwa Lachen, Weinen oder Erröten. Ebenso verhält es sich mit Gesichtsausdrücken, an denen andere unsere Emotionen erkennen. Frijda sprach jedoch auch von bewussten Gefühlen, die entstehen, wenn wir über unsere Emotionen nachdenken. Anders als unsere Emotionen können wir diese Gefühle kontrollieren und vor anderen verbergen.

**EMOTIONEN SIND IM KERN UNBEWUSSTE PROZESSE.**

NICO FRIJDA

## Überwältigende Gefühle

Der Psychologe Paul Ekman erforschte emotionale Gesichtsausdrücke in mehreren Kulturen. Dabei stieß er auf sechs Basisemotionen: Wut, Ekel, Furcht, Freude, Traurigkeit und Überraschung. Wie Frijda stellte er fest, dass uns diese nicht bewusst sind,

# so **launisch?**

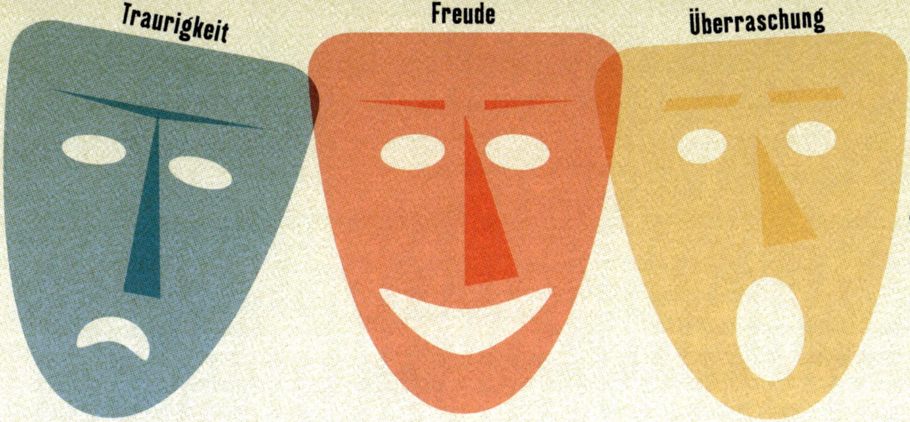


**WIR HABEN SECHS BASISEMOTIONEN.**

**Gefühle verbergen**
Paul Ekman identifizierte sechs Basisemotionen, die in allen Kulturen gleich sind. Er fand heraus, dass sie so stark sind, dass sie immer im Gesicht zu erkennen sind.

**EMOTIONEN SIND FAST UNKONTROLLIERBAR.**

PAUL EKMAN

sondern auftauchen, bevor wir es merken, und dass sie sich nur schwer kontrollieren lassen. Sie können so stark sein, dass sie grundlegende Triebe außer Kraft setzen. Selbst wenn wir Hunger haben, hält uns etwas Ekeliges vom Essen ab, Traurigkeit kann sogar unseren Lebenswillen zerstören. Ekman erkannte auch, dass es sehr schwierig ist, Emotionen zu verbergen. Selbst wenn wir versuchen, ein ausdrucksloses Gesicht zu machen, können verräterische Anzeichen – Mikroexpressionen – unsere wahren Gefühle verraten. Das sind die *tells*, nach denen erfahrene Pokerspieler bei ihren Gegnern Ausschau halten.

## Was kommt zuerst?

Die meisten Psychologen sind sich einig, dass Emotionen unwillkürlich sind, doch diskutiert wird, wie sie mit körperlichen Reaktionen, bewussten Gedanken und dem Verhalten zusammenhängen. Man möchte meinen, dass ein Gefühl wie Furcht vor den körperlichen Phänomenen wie Schwitzen, Zittern und beschleunigtem Herzschlag oder vor dem Fluchtverhalten vorhanden sein muss, doch William James und Carl Lange meinten, dass es sich andersrum verhält: Wenn wir etwas Beängstigendes sehen, schwitzen und zittern wir. Diese körperlichen Reaktionen lösen Furcht aus. Richard Lazarus wandte ein, dass irgendein gedanklicher Prozess die Situation vor der emotionalen Reaktion bewerten muss, während Robert Zajonc meinte, dass Emotionen und Gedanken völlig voneinander getrennt sind und Emotionen zuerst auftreten.

**Frauen können bei anderen Menschen Emotionen schneller und genauer bestimmen als Männer.**

### IMMER SCHÖN LÄCHELN

Einige Psychologen glauben, dass unsere Mimik unsere Gefühle beeinflusst. Probanden wurden gebeten, beim Lesen eines Comics entweder zu lächeln oder die Stirn zu runzeln. Man sagte ihnen, sie nähmen an einer Studie über die Gesichtsmuskulatur teil. Später fanden diejenigen, die gelächelt hatten, die Comics lustiger als diejenigen, die die Stirn gerunzelt hatten.

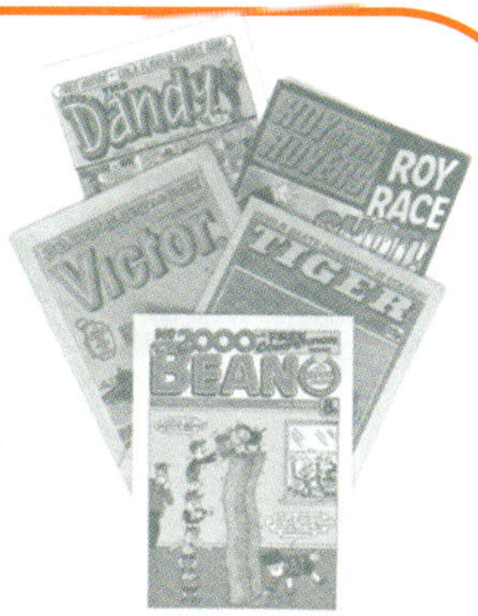

# Was **motiviert** uns?

**Es gibt viele Gründe für unser Verhalten. So steht hinter jeder Handlungen ein Zweck, den wir erreichen wollen. Oft sind Bedürfnisse eindeutig – wir essen, weil wir Hunger haben – und manchmal tun wir Dinge, weil wir etwas dafür bekommen. Doch welche Bedürfnisse und Belohnungen uns motivieren, ist nicht immer offensichtlich.**

**Willenskraft aufzubringen ist mühsam. Darum geben wir Versuchungen leicht nach, wenn wir müde sind.**

Siehe auch: 26–27, 102–103

## Triebbefriedigung

Viele Dinge müssen wir tun, um zu überleben, z.B. atmen, essen, trinken und uns vor Gefahren schützen. Darüber hinaus steht das eigene Wohlergehen im Vordergrund und wir haben körperliche Bedürfnisse, die viele unserer Handlungen begründen. Wir erleben diese Bedürfnisse als Drang oder als „Trieb", etwas zu tun – der Hungertrieb z.B. motiviert uns Nahrung zu suchen. Dem Psychologen Clark Hull zufolge resultiert unser gesamtes Verhalten aus dem Versuch die Triebe Hunger und Durst, das Bedürfnis nach Ruhe und Aktivität sowie den Drang nach Fortpflanzung zu befriedigen. Andere Psychologen meinen, dass wir auch Triebe haben, die über das körperliche Wohlbefinden hinausgehen, und damit weitere Bedürfnisse, die uns zu Handlungen motivieren. Tatsächlich müssen wir auch das Bedürfnis nach seelischer Gesundheit befriedigen sowie die Sehnsucht nach Respekt, Gemeinschaft und Liebe von anderen. Psychologen unterscheiden zwischen körperlichen Bedürfnissen und den seelischen Trieben, die unser Verhalten beeinflussen.

**WAS EIN MENSCH SEIN KANN, MUSS ER SEIN.**

ABRAHAM MASLOW

## Die Jagd nach Belohnung

Der Einfluss unserer Triebe auf das tägliche Verhalten ist allgemein anerkannt, manche Psychologen wiesen jedoch darauf hin, dass wir auch Hedonisten sind. Wir streben nach Lust und wollen Schmerz vermeiden. Dies ist ein zentraler Aspekt bei Freuds Psychoanalyse, doch auch Verhaltensforscher, besonders B. F. Skinner, glaubten, dass unser Handeln durch das Streben nach Belohnung oder das Vermeiden von Unbehagen bestimmt wird. Wir essen nicht nur, um unseren Hunger zu stillen, sondern auch, weil Essen Spaß macht und sich Hunger unangenehm anfühlt. Das Belohnungskonzept hilft uns zu verstehen, was uns zu Handlungen motiviert, die nicht unserem körperlichen Wohlbefinden dienen. Zwar lernen Kinder beispielsweise durch das Spiel, doch es ist nicht das Lernen, das sie motiviert. Sie tun es, weil sie Spaß dabei

### SPIEL UND SPASS

Nicht immer erhöht eine in Aussicht gestellte Belohnung die Motivation. In einer Studie erhielten Kinder, die gern malten, eine Belohnung für ihre Bilder. Danach malten sie weniger als jene, die nichts bekommen hatten. Sie hatten zunächst aus Freude gemalt – ein Lohn von innen –, nicht wegen einer externen Anerkennung in Form von Geld oder Lob. Die Belohnung verwandelte das erfreuliche Spiel in Arbeit.

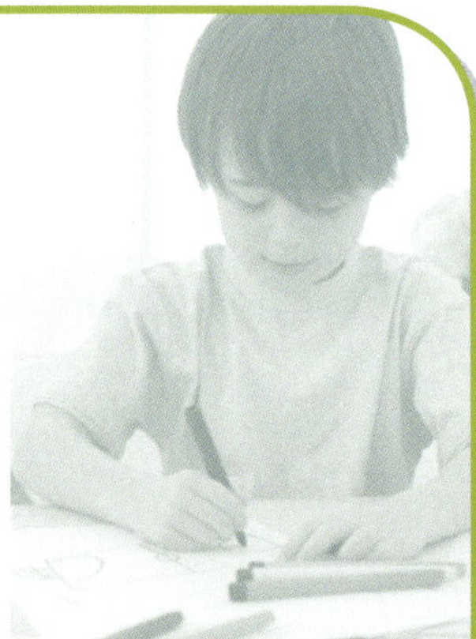

haben. Auch Erwachsene machen Sachen, die keinen offensichtlichen Nutzen haben, z.B. Hobbys oder Sport. Manches – Extremsport oder Alkoholkonsum – kann ihnen sogar körperlich schaden, doch sie tun es, weil es ihnen Genuss verschafft. Und sogar bei der Arbeit mag die Hauptmotivation scheinbar das Geld sein, mit dem man Essen und Rechnungen bezahlt, doch man kann an seiner Arbeit auch Freude haben, weil sie das Bedürfnis nach Leistung, Anerkennung oder Macht erfüllt.

## Bedürfnishierarchie

Natürlich sind körperliche Bedürfnisse wie Nahrung, Wasser und Luft wichtiger als das seelische Bedürfnis, ein Problem zu lösen, oder das soziale Bedürfnis nach Gemeinschaft. Abraham Maslow ordnet alle unsere Bedürfnisse nach Dringlichkeit. Seine „Bedürfnishierarchie" wird oft als pyramidenförmiges Diagramm dargestellt. Dabei bilden die körperlichen Grundbedürfnisse die Basis. Darüber finden sich verschiedene Ebenen mit den Bedürfnissen nach Sicherheit, Liebe und Selbstachtung, an der Spitze stehen die augenscheinlich nicht essenziellen Bedürfnisse nach Selbstverwirklichung (das eigene volle Potenzial erreichen) und nach Selbst-Transzendenz (Dinge für einen höheren Zweck tun, also nicht allein für sich selbst). Maslow glaubte, dass wir unsere Bedürfnisse auf allen Ebenen befriedigen müssen, um unser Leben als erfüllt wahrzunehmen.

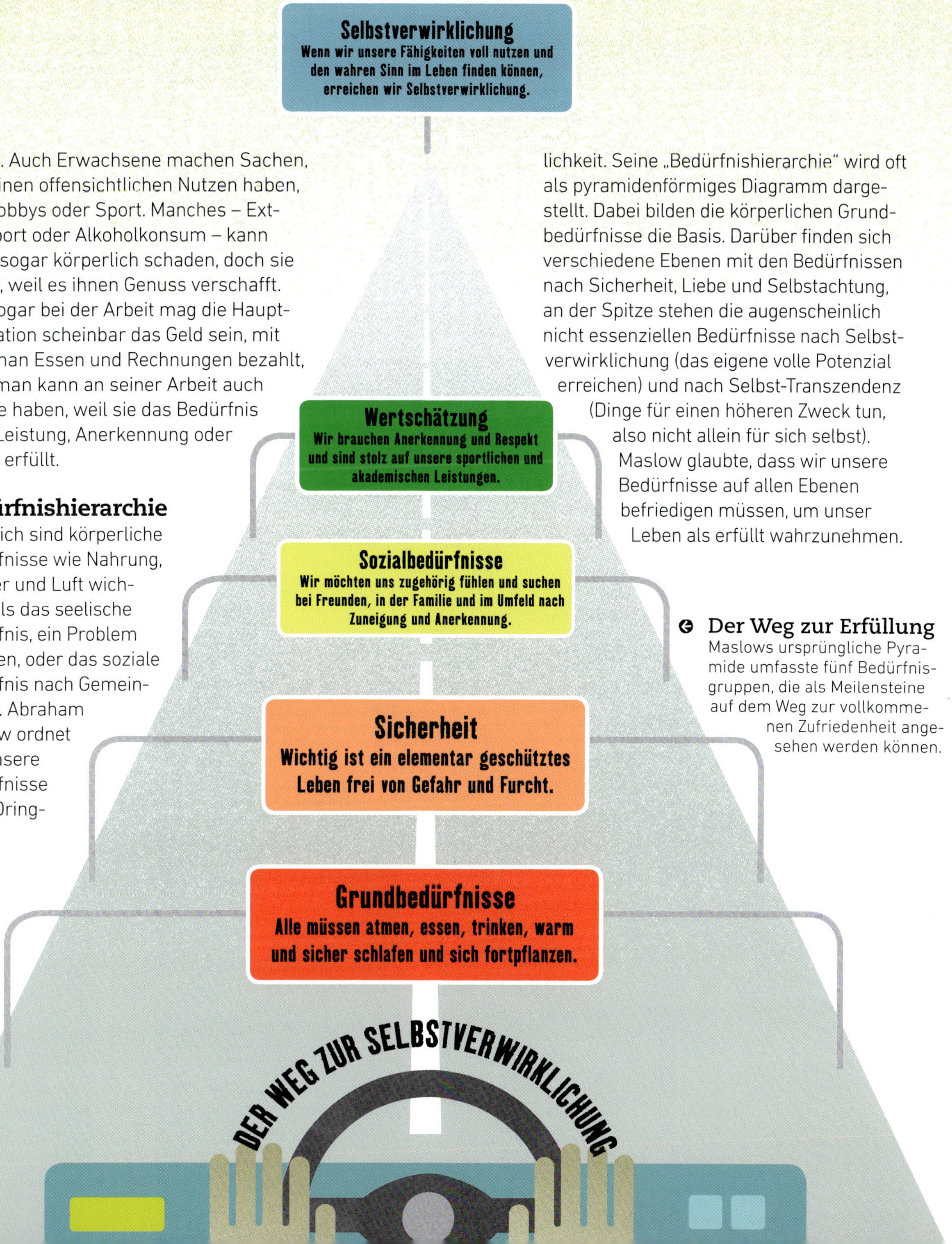


**Der Weg zur Erfüllung**
Maslows ursprüngliche Pyramide umfasste fünf Bedürfnisgruppen, die als Meilensteine auf dem Weg zur vollkommenen Zufriedenheit angesehen werden können.

# Verändert sich die

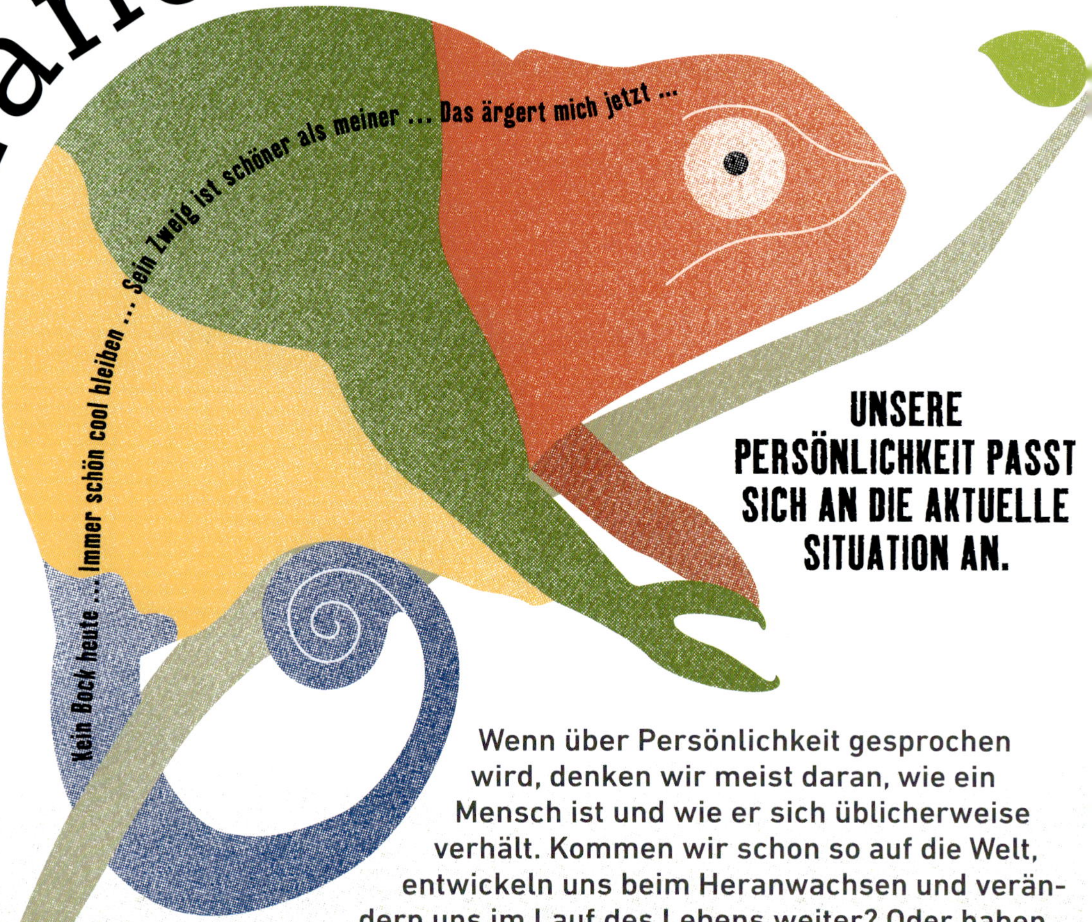
Kein Bock heute ... Immer schön cool bleiben ... Sein Zweig ist schöner als meiner ... Das ärgert mich jetzt ...

**UNSERE PERSÖNLICHKEIT PASST SICH AN DIE AKTUELLE SITUATION AN.**

**Wenn über Persönlichkeit gesprochen wird, denken wir meist daran, wie ein Mensch ist und wie er sich üblicherweise verhält. Kommen wir schon so auf die Welt, entwickeln uns beim Heranwachsen und verändern uns im Lauf des Lebens weiter? Oder haben wir je nach Situation unterschiedliche Persönlichkeiten?**

Siehe auch: 86–87, 94–95

## Persönlichkeitsentwicklung

Die zwei wichtigsten Persönlichkeitstheorien, Eysencks Typen-Theorie und Allports Merkmals-Theorie, basieren auf unterschiedlichen Vorstellungen, wie viel Persönlichkeit uns mitgegeben und wie viel durch die Umwelt beeinflusst wird. Eysencks Theorie geht davon aus, dass die Persönlichkeit in erster Linie genetisch determiniert – also angeboren – und daher größtenteils unveränderlich ist. Allports Theorie hingegen besagt, dass Persönlichkeiten sich mit der Zeit und je nach den Umständen verändern können. Carl Rogers und Abraham Maslow gingen noch weiter und behaupteten, dass wir unsere Persönlichkeit entwickeln können, um unser Potenzial für persönliches Wachstum auszuschöpfen. Heute ist man sich weitgehend einig, dass sowohl die Gene als auch die Umwelt die Persönlichkeit beeinflussen und sie sich in den unterschiedlichen Lebensstadien verändert.

# Persönlichkeit?

## Unterschiedliche Situationen

Die Theorien betrachten die Persönlichkeit und ihre Entwicklung auf unterschiedliche Art. Dennoch stimmen sie darin überein, dass Menschen dazu neigen, sich situationsunabhängig auf bestimmte Weise zu verhalten. Der amerikanische Psychologe Walter Mischel jedoch bezweifelte das. Er stellte fest, dass sich das Verhalten anhand von Persönlichkeitsmerkmalen schlecht vorhersagen lässt und das Handeln von Menschen unter verschiedenen Umständen wenig einheitlich ist. Er nahm an, dass wir die Persönlichkeit eines Menschen nicht mithilfe bestimmter Merkmale einschätzen, sondern daran, wie er sich in verschiedenen Situationen verhält. Immerhin schließen die meisten von uns aus den Handlungen einer Person auf ihren Charakter und nicht aus den Eigenschaften, die sie zu haben behauptet. Dieser Ansatz ist als Situationismus bekannt. So kann z. B. ein Mann von allen (einschließlich sich selbst) für ruhig und sanftmütig gehalten werden und diese Eigenschaften in schwierigen Situationen wie Prüfungen in der Regel auch zeigen. Wenn er jedoch vor Publikum sprechen soll, wird er sehr nervös, und wenn er sich in einem sportlichen Wettkampf befindet, verhält er sich aggressiv. All diese Merkmale gehören zu seiner Persönlichkeit, doch sie treten nur in bestimmten Situationen zutage. Wie die Lebensumstände ändert sich auch unser Verhalten und es werden unterschiedliche Aspekte unserer Persönlichkeit sichtbar. Und auch die Merkmale, die sich am häufigsten und deutlichsten zeigen, wandeln sich mit den Umständen. Das lässt sich als Persönlichkeitsveränderung wahrnehmen.

**VERHALTEN OHNE KORREKTIV DER UMGEBUNG WÄRE WOHL ZIEMLICH CHAOTISCH.**

WALTER MISCHEL

**WER PERSÖNLICHKEIT FÜR ETWAS STABILES, GEFESTIGTES ODER UNVERÄNDLERLICHES HÄLT, IRRT.**

GORDON ALLPORT

## Aufschlussreiches Verhalten

Mischels Abkehr von den traditionellen Persönlichkeitstheorien hin zum Situationismus ist nicht allgemein anerkannt. Dennoch lieferte er Hinweise darauf, dass es Wechselwirkungen zwischen dem Verhalten in unterschiedlichen Situationen und der Persönlichkeit gibt. Die Persönlichkeitsforschung widmet sich nicht mehr nur der Frage, wie sich anhand der Persönlichkeit das Verhalten vorhersagen lässt, sondern untersucht auch, welche Rückschlüsse sich aus dem Verhalten auf die Persönlichkeit ziehen lassen.

**Unser Gehirn braucht weniger als eine Sekunde, um die Attraktivität, Kompetenz und Aggressivität einer Person einzuschätzen.**

### DREI GESICHTER

In einem berühmten Fall, der unter dem Titel *The Three Faces of Eve* verfilmt wurde, geht es um eine Frau mit zwei Persönlichkeiten: die eine gepflegt und sittsam, die andere wild und verantwortungslos. Scheinbar führen sie getrennte Leben. Nach einer Therapie bildet sich eine dritte Persönlichkeit aus, die die Extreme ausgleichen kann.

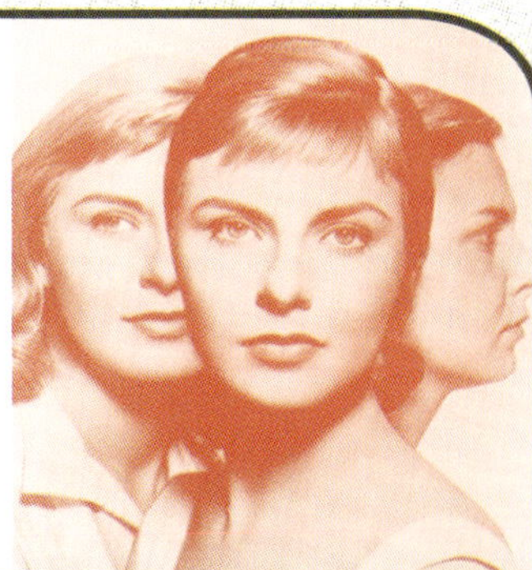

# **Schlecht** drauf?

**Jeder ist hin und wieder unglücklich. Gründe dafür sind meistens Lebensereignisse, ein schmerzlicher Verlust oder auch eine Enttäuschung, und in der Regel kommen wir mit der Zeit darüber hinweg. Manchmal wird die Traurigkeit jedoch übermächtig. Aber gibt es wirklich einen Unterschied zwischen Unglücklichsein und Depression?**

## Traurigkeit und Depression

Es ist ganz natürlich, dass wir traurig sind, wenn uns etwas Schlimmes passiert. Doch wenn die Traurigkeit ungleich tiefer geht, als die Ursache vermuten lässt, und die negative Stimmung anhält, empfinden wir das als eine Störung, als Depression. Sie wird weniger durch äußere Ereignisse als vielmehr durch innere Vorgänge ausgelöst, genauer durch neurologische oder seelische Probleme. Die Grenze zwischen Traurigkeit und Depression ist unscharf. Der Psychologe Aaron Beck erstellte einen Multiple-Choice-Fragebogen, das Beck-Depressions-Inventar, welches die unglücklichen und negativen Gefühle einer Person anhand einer Punkteskala zwischen Traurigkeit und schwerer Depression einordnet. Auch andere Psychiater haben eine Reihe von Kriterien festgelegt, um festzustellen, ob jemand an einer schweren depressiven Störung leidet, die u.a. mit permanent trauriger Stimmung und dem Verlust von Interesse und Freude an alltäglichen Aktivitäten einhergeht.

> **NICHT ANDERE UND UNSER HANDELN ZIEHEN UNS RUNTER. DAS TUN WIR SELBST, WENN WIR GLAUBEN, DASS SIE ES TUN.**
>
> ALBERT ELLIS

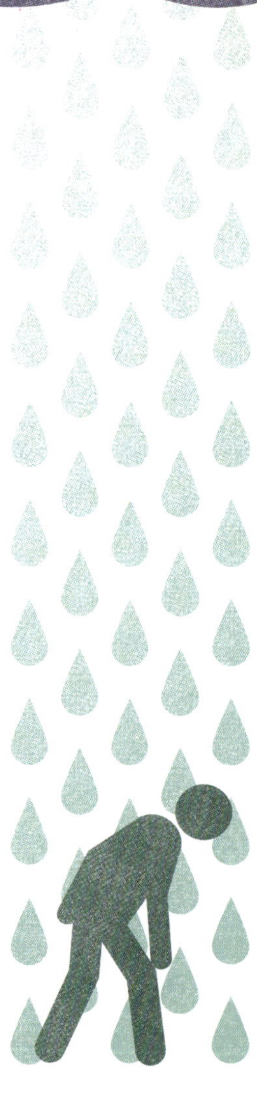

## Unnütze Selbstvorwürfe

Psychiater bewerten die Depression meist als eine durch Gehirnveränderungen verursachte Störung, die mit Antidepressiva medikamentös behandelt werden kann. Psychologen hingegen vermuten eher seelische als biologische Gründe. Als einer der Ersten vertrat Mitte des 20. Jh. Albert Ellis die Ansicht, dass eine irrationale Reaktion

**In gedrückter Stimmung einkaufen zu gehen, kann uns dazu verleiten, mehr Geld auszugeben – wir kaufen etwas, um uns besser zu fühlen.**

auf negative Ereignisse – und nicht die Ereignisse selbst – unsere Traurigkeit zu einer Depression werden lassen. Aaron Beck nahm diese Vorstellung auf und beschrieb die Depression als Folge einer unrealistisch negativen Weltsicht. Martin Seligman erläuterte später, dass diese Haltung einer „gelernten Hilflosigkeit" entspricht – negative Ereignisse vermitteln uns das Gefühl, dass wir keine Kontrolle darüber haben, was mit uns geschieht. Er erklärte, dass die Art, wie wir negative Ereignisse interpretieren – indem wir z. B. sagen „Ich bin dumm", „Ich kann das sowieso nicht" oder „Ich mache alles falsch" – zu Mutlosigkeit und Depression führt. Auch Selbstbeschuldigungen spielen eine Rolle: Der australischen Psychologin Dorothy Rowe zufolge wird Traurigkeit zur Depression, wenn sich Menschen selbst die Schuld für alles Negative geben, was ihnen im Leben passiert, und für das Unglücklichsein, das daraus entsteht.

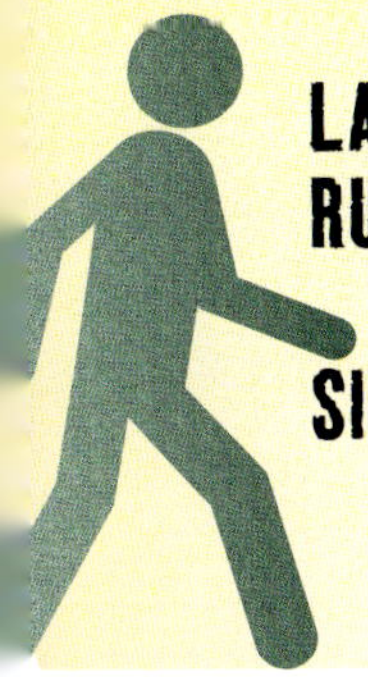

**LASS DICH NICHT RUNTERZIEHEN …**

**SIEH DIE DINGE POSITIV.**

## Traurigkeit ist normal

Eine extremere Meinung über Depression besagt, dass sie gar keine Störung ist, sondern lediglich eine sehr schwere Form des Unglücklichseins. Rollo May etwa glaubte, dass Leid und Traurigkeit untrennbar zum Leben gehören – sie sind zutiefst menschlich. Daher sollten wir unsere negativen Gefühle nicht als Störungen oder Krankheiten betrachten, die man behandeln muss, sondern als normal und natürlich akzeptieren. Im Grunde, so May, tragen sie zum seelischen Wachstum bei. Andere Psychologen wiesen darauf hin, dass die Depression nur in westlichen Gesellschaften auftritt, möglicherweise wegen der hier verbreiteten Vorstellung, dass Glücklichsein normal ist. Sind wir nicht glücklich, fühlen wir uns verunsichert und schuldbewusst, was letzten Endes zu dem führt, was wir Depression nennen.

Siehe auch: 110–111, 112–113

> **TRAURIGKEIT KANN SICH ZU EINER DEPRESSION ENTWICKELN, WENN QUÄLENDE SELBSTVORWÜRFE HINZUKOMMEN.**
>
> DOROTHY ROWE

### GESPÜR FÜR EMOTIONEN

Möglicherweise sind depressive Menschen besser darin, Gefühle wahrzunehmen. Studenten der kanadischen Queen's University wurden gebeten, sich Fotos von den Augen anderer Menschen anzusehen und zu versuchen, deren Gefühle zu beschreiben. Diejenigen Studenten, die als depressiv galten, erkannten sowohl die positiven als auch die negativen Gefühle genauer.

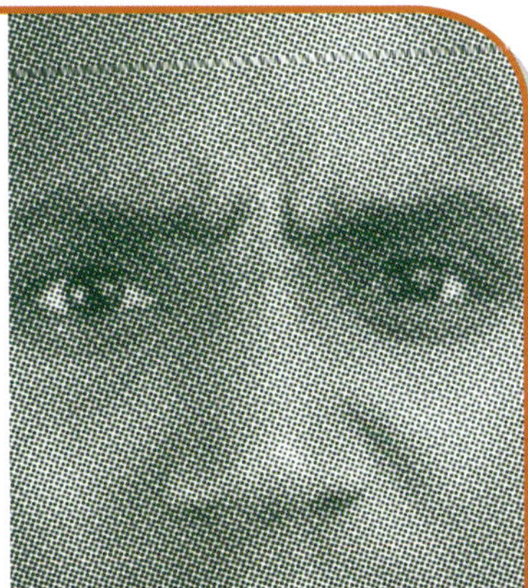

# Warum wird man **süchtig?**

**Es gibt viele Drogen, die unsere Gehirnfunktionen beeinflussen. Diese psychoaktiven Substanzen werden oft für medizinische Zwecke verwendet, viele jedoch als reines Genussmittel konsumiert. Die meisten Menschen nehmen Freizeitdrogen wie Koffein gelegentlich zu sich, doch manche verabreichen sie sich regelmäßig und kommen nicht mehr ohne aus.**

**Du hast, ein Problem, wenn …**

**… du deine Pflichten in der Schule oder Arbeit nicht mehr erfüllst: Du bringst schlechte Leistungen oder fehlst.**

**… du auch in Situationen, die gefährlich werden können, Drogen nimmst, z. B. beim Autofahren.**

**Sucht verursacht mehr Kosten als Herzkrankheiten, Diabetes und Krebs zusammen.**

## Bewusstseinsveränderung

Psychoaktive Drogen und Genussmittel sind Substanzen, die unser Bewusstsein beeinflussen, da sie auf die Signalübertragung in Gehirn und Nervensystem einwirken. Sie können unsere Stimmung und die Wahrnehmung verändern, das sind die Hauptgründe für den Konsum der meisten Freizeitdrogen. Psychoaktive Substanzen beeinflussen das Bewusstsein auf unterschiedlicher Art. Stimulanzien wie Kokain erhöhen Aufmerksamkeit und Selbstvertrauen des Konsumenten. Sedativa wie Alkohol hingegen verlangsamen Geist und Körper und vermitteln ein Gefühl innerer Ruhe. Opiate wie Heroin und Morphium erzeugen ebenfalls ein Gefühl von Ruhe und Wohlbefinden, während Halluzinogene wie LSD das Bewusstsein verändern, sodass sich die Wahrnehmung und die Gedankenprozesse verzerren.

**SUCHT IST EIN STIGMATISIERENDER BEGRIFF, DER KULTURELL GEPRÄGT IST.**

THOMAS SZASZ

## Substanzmissbrauch

Viele psychoaktive Drogen sind illegal, doch einige, z. B. Koffein, Nikotin und Alkohol, sind nicht nur fast überall erlaubt, sondern auch gesellschaftsfähig. Lediglich die öffentliche Meinung zu bestimmten Drogen entscheidet darüber, was wir als Sucht betrachten. Der Psychologe Thomas Szasz wies darauf hin, dass der Begriff „süchtig" oft nur ein Negativetikett für Konsumenten gesellschaftlich nicht akzeptierter Drogen ist. Mit ihm umschreibt man auch „süchtiges Verhalten" in Bezug auf andere Dinge wie das Internet oder die Arbeit. Jemanden als süchtig zu bezeichnen, impliziert, dass Sucht eine Krankheit ist, und spricht ihn von der Verantwortung für sein Konsumverhalten frei. Daher bevorzugen viele Psychologen die Bezeichnung Abhängigkeit oder „Substanzmissbrauch". Der Begriff ist schwer zu definieren, doch generell spricht man von Missbrauch, wenn der Konsum einer Substanz zum Risiko wird (nicht nur für den Konsumenten) – obgleich jede Droge ein Risiko birgt, auch wenn sie nur einmal genommen wird.

## Abhängigkeit

Suchtverhalten – die Unfähigkeit, den Konsum einer Substanz zu beenden – wird auch als Abhängigkeit bezeichnet, die körperlich oder psychisch sein kann. Wer bestimmte Drogen wie Nikotin regelmäßig konsumiert, wird davon physisch abhängig und leidet bei Verzicht an unangenehmen körperlichen

**WER SICH MIT DROGEN WEGSCHIESST, SCHIESST SEINEN VERSTAND WEG.**

SUSAN GREENFIELD

Entzugserscheinungen, etwa schlimmen Kopfschmerzen und Übelkeit. Andere Drogen führen nicht zu körperlicher Sucht, sondern die Gewohnheitsnutzer entwickeln eine psychische Abhängigkeit. Sie benötigen immer mehr von der Substanz, um die positive Wirkung zu spüren, nach der sie sich sehnen. Studien sahen die Sucht zunächst als Krankheit, doch bald wurde deutlich, dass bei Drogenabhängigkeit zusätzlich soziale und psychologische Faktoren wie Freunde und der familiäre Hintergrund eine Rolle spielen.

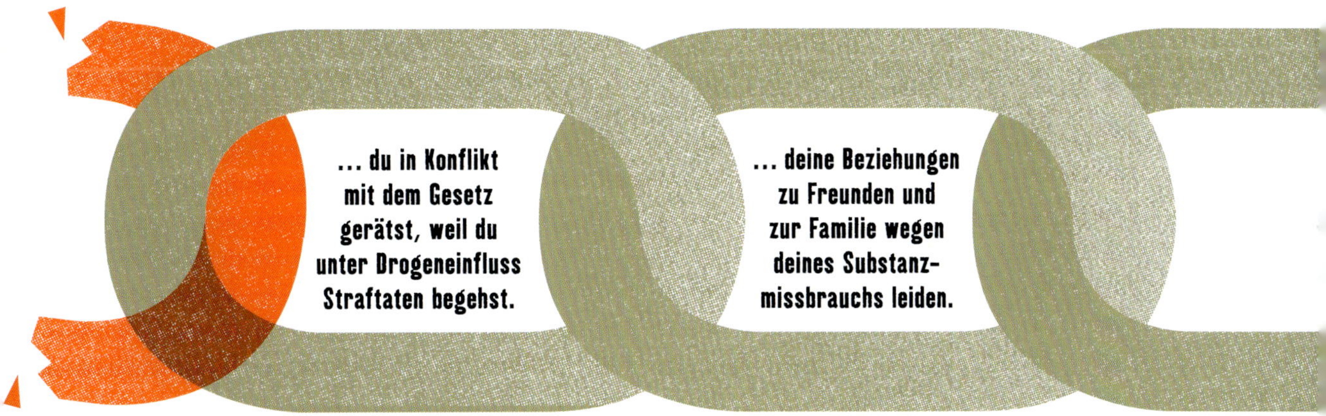
... du in Konflikt mit dem Gesetz gerätst, weil du unter Drogeneinfluss Straftaten begehst.
... deine Beziehungen zu Freunden und zur Familie wegen deines Substanzmissbrauchs leiden.

### BELOHNENDER ERSATZ

Bis vor Kurzem dachte man, dass Drogenabhängige ihr Suchtmittel dem Essen vorziehen. Doch eine Studie an heroinabhängigen Ratten zeigte, dass die Tiere, wenn sie Heroin und Nahrung zugleich angeboten bekamen, die Nahrung wählten. Dies lässt hoffen, dass es möglich sein könnte, auch für körperlich abhängige Drogenkonsumenten einen Ersatz zu finden.

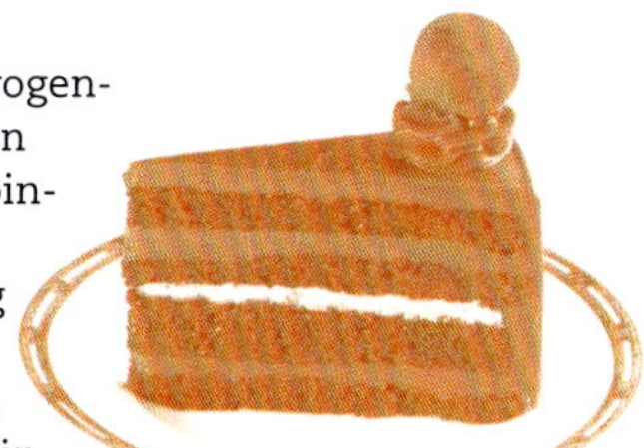

# SIGMUND FREUD

## 1856–1939

Sigmund Freud wurde in Freiberg in Mähren (heute Teil der Tschechischen Republik) geboren. Als Vierjähriger zog er mit seiner Familie nach Wien (Österreich), wo er fast sein ganzes Leben verbrachte. Er studierte Medizin und Philosophie und entwickelte später die Psychoanalyse zur Behandlung psychischer Erkrankungen wie Depression und Angststörungen. Seine Arbeit beeinflusste die Psychotherapie sehr, auch wenn viele seiner Theorien mittlerweile infrage gestellt werden.

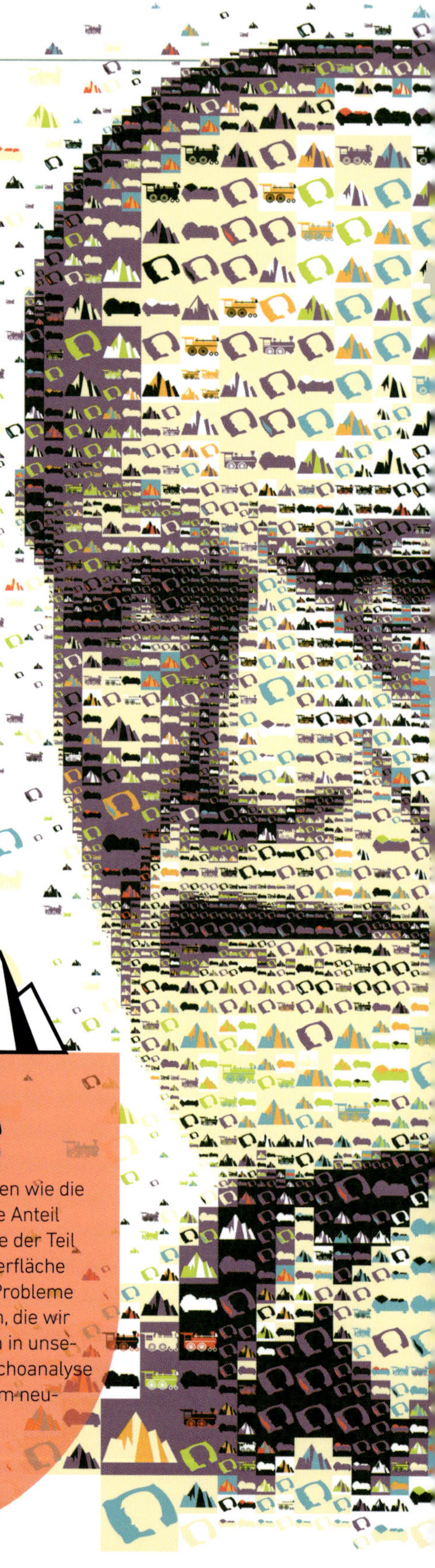

### HYPNOSE UND DIE „SPRECHKUR"

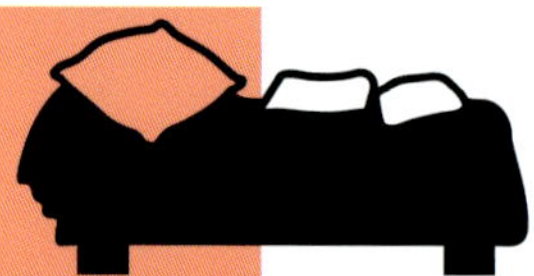

Nachdem er als Psychiater gearbeitet hatte, studierte Freud in Paris (Frankreich) bei dem Neurologen Jean-Martin Charcot, der mithilfe von Hypnose die Hysterie erforschte. Zurück in Wien eröffnete Freud mit seinem Freund Josef Breuer eine Privatpraxis. Sie baten Patienten unter Hypnose über ihre Probleme zu sprechen und stellten fest, dass sich dadurch deren Symptome verbesserten. Später entwickelte Freud die Technik weiter, sodass die Patienten ohne Hypnose offen reden konnten. Diesen Prozess nannte er Psychoanalyse.

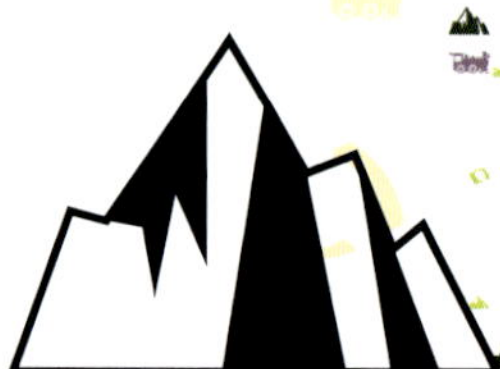

### DIE SPITZE DES EISBERGS

Nach Freud ist unser bewusstes Denken wie die Spitze eines Eisbergs. Der unbewusste Anteil ist viel größer und bleibt verborgen wie der Teil des Eisbergs, der unter der Wasseroberfläche liegt. Er glaubte, dass viele seelische Probleme durch Erfahrungen verursacht werden, die wir verdrängt haben, die aber immer noch in unserem Unbewussten lauern. Mit der Psychoanalyse wollte er den Zugang dazu eröffnen, um neurotische Störungen zu behandeln.

Freud war eines von sieben Kindern, aber er war der Liebling seiner Mutter. Sie nannte ihn ihren „goldenen Sigi".

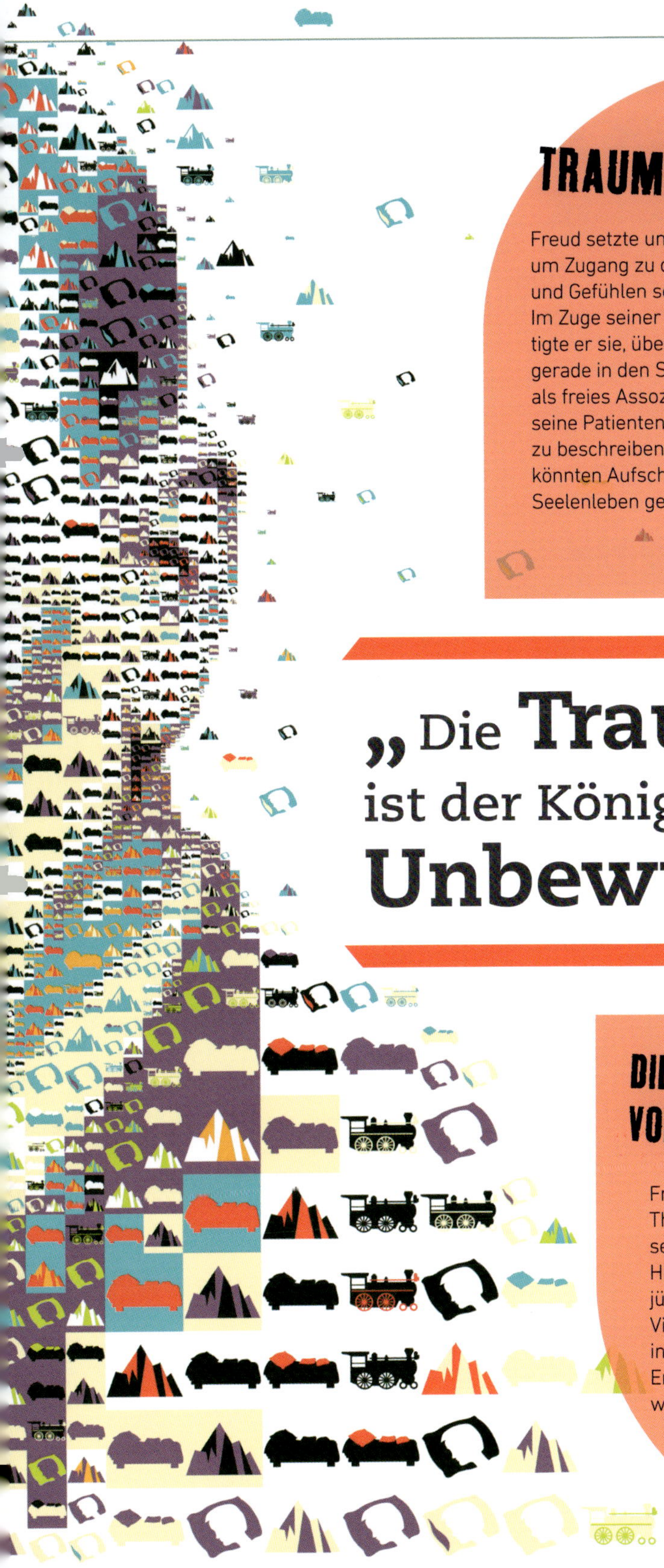

## TRAUMDEUTUNG

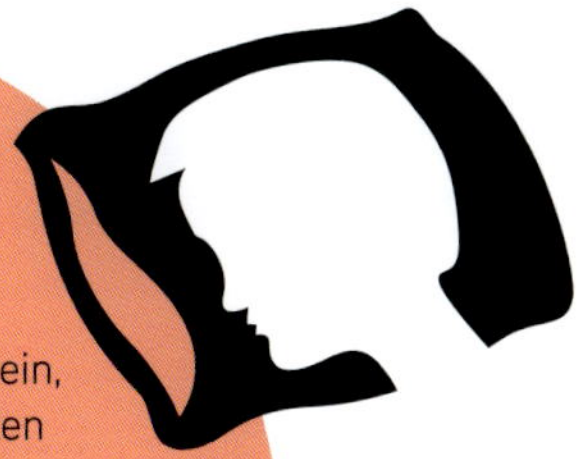

Freud setzte unterschiedliche Methoden ein, um Zugang zu den unbewussten Gedanken und Gefühlen seiner Patienten zu bekommen. Im Zuge seiner Gesprächstherapie ermutigte er sie, über alles zu reden, was ihnen gerade in den Sinn kam – ein Prozess, der als freies Assoziieren bekannt ist. Er forderte seine Patienten auch dazu auf, ihre Träume zu beschreiben, da er überzeugt war, diese könnten Aufschluss über das unbewusste Seelenleben geben.

**„Die Traumdeutung ist der Königsweg zum Unbewussten.“**

## DIE FLUCHT VOR DEN NAZIS

Freud reiste viel und hielt Vorlesungen über seine Theorie der Psychoanalyse, doch Wien blieb stets seine Heimat. Nach der Machtergreifung durch Adolf Hitler in den 1930er-Jahren drohte ihm wegen seiner jüdischen Vorfahren die Verfolgung durch die Nazis. Viele Juden flohen damals nach Großbritannien und in die USA, doch Freud wollte Wien nicht verlassen. Erst 1938 erkannte er, dass es dort zu unsicher war, und floh im Orientexpress nach London.

# Was ist **normal?**

**Jeder Mensch ist einzigartig. Außer durch unsere körperlichen Merkmale zeichnen wir uns durch individuelle seelische Eigenschaften wie Persönlichkeit und Intelligenz aus, die uns eindeutig voneinander unterscheiden. Doch es gibt einige Dinge, die wir fast alle gemeinsam haben – Dinge die wir daher für „normal" halten.**

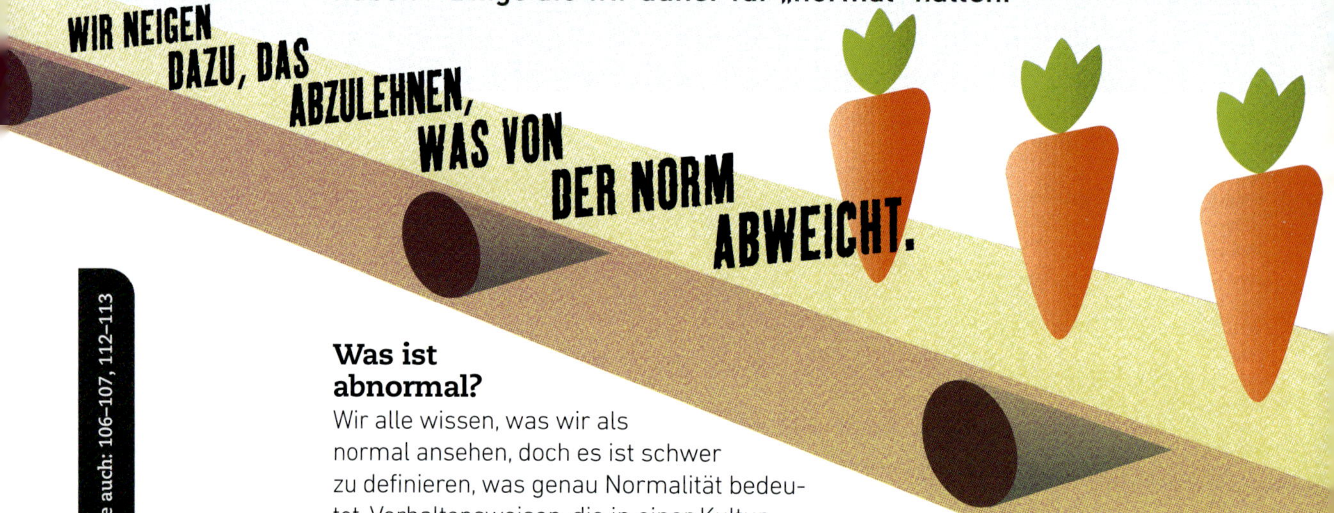
WIR NEIGEN DAZU, DAS ABZULEHNEN, WAS VON DER NORM ABWEICHT.

Siehe auch: 106–107, 112–113

## Was ist abnormal?

Wir alle wissen, was wir als normal ansehen, doch es ist schwer zu definieren, was genau Normalität bedeutet. Verhaltensweisen, die in einer Kultur als normal gelten, erscheinen anderswo vielleicht seltsam, und für jeden kann etwas anderes „normal" sein. Zur Klärung werfen wir einen Blick auf das, was wir abnormal finden. Das kann im Grunde jedes abweichende Verhalten sein. Zusätzlich schwingt beim Wort „abnormal" mit, dass etwas unerwünscht oder unannehmbar ist. Menschen mit besonderen Begabungen werden ja nicht als abnormal, sondern als außergewöhnlich wahrgenommen. Wenn wir jemanden als abnormal bezeichnen, drücken wir damit aus, dass er nicht so ist, wie er unserer Ansicht nach sein sollte. So, wie wir eine Vorstellung von körperlicher Gesundheit haben, messen wir Menschen auch an unserem Maßstab, wenn es um die geistige Gesundheit geht. Alle, die davon abweichen, bezeichnen wir als geistig gestört oder krank. Und weil wir diese Menschen als anders wahrnehmen, gelten psychische Erkrankungen oft als Makel.

**ES IST DIE PFLICHT EINES ARZTES, DAS WESEN DES IRRESEINS ZU VERSTEHEN.**

EMIL KRAEPELIN

## Arten von psychischen Störungen

Im Mittelalter führte man abnormales Verhalten auf Hexerei zurück. Durch die wissenschaftlichen Erkenntnisse änderte sich diese Sichtweise und man betrachtete solche Probleme als eine Art Krankheit. Im 19. Jh. etablierte sich die Psychiatrie als

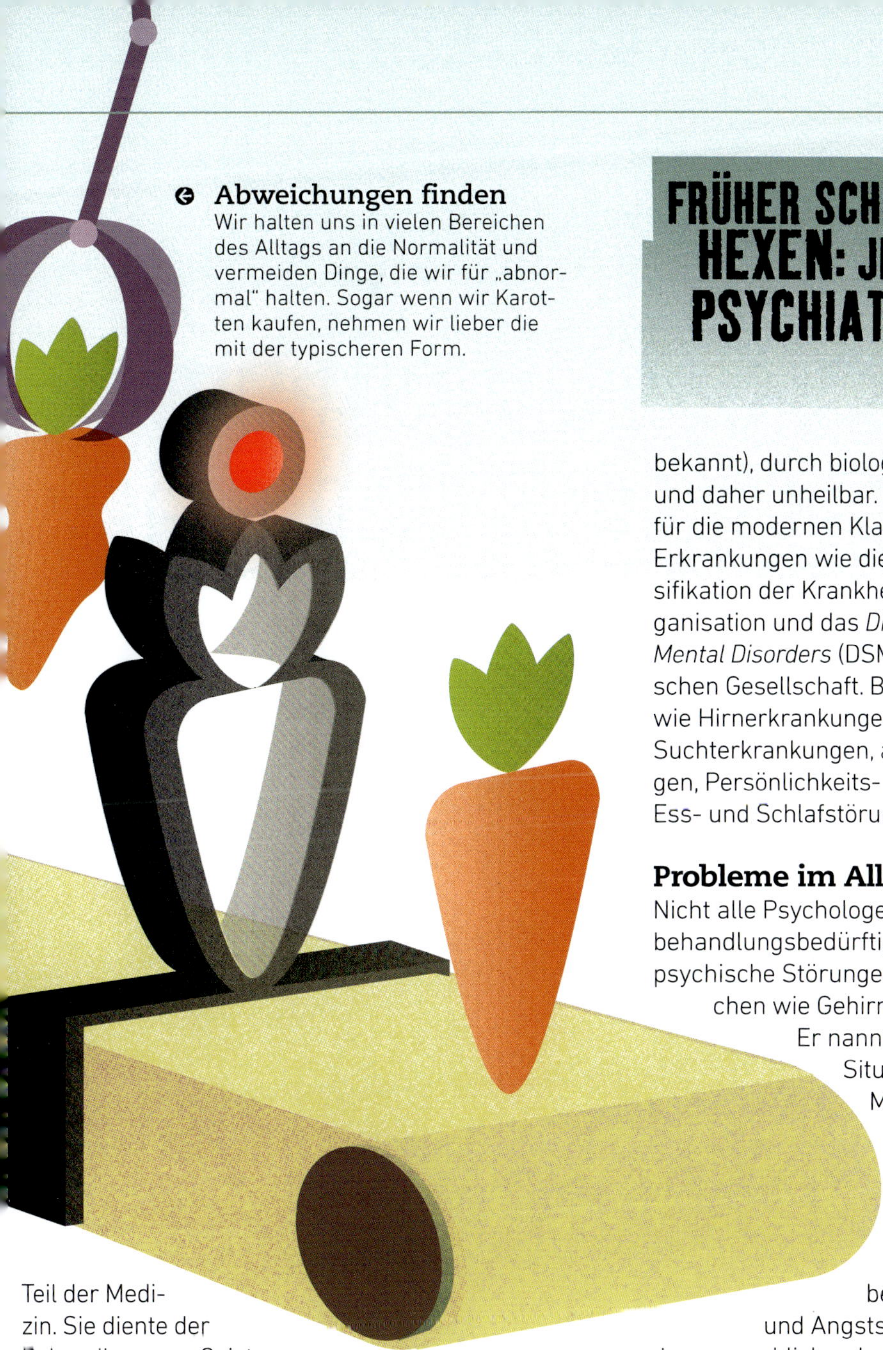

**Abweichungen finden**
Wir halten uns in vielen Bereichen des Alltags an die Normalität und vermeiden Dinge, die wir für „abnormal" halten. Sogar wenn wir Karotten kaufen, nehmen wir lieber die mit der typischeren Form.

> **FRÜHER SCHUFEN DIE MENSCHEN HEXEN: JETZT SCHAFFEN SIE PSYCHIATRIE-PATIENTEN.**
>
> THOMAS SZASZ

Teil der Medizin. Sie diente der Behandlung von Geisteskrankheiten (moderne Psychologen ziehen den Begriff psychische Störung dem der Krankheit vor). Einer der ersten Psychiater, Emil Kraepelin, glaubte, dass psychische Störungen wie alle anderen Erkrankungen auch physische Ursachen haben. Er beschrieb zwei Arten von Geisteskrankheiten: Die manisch-depressive Psychose (heute als affektive Störung bezeichnet), durch äußere Bedingungen verursacht und daher heilbar, und die Dementia praecox (heute als Schizophrenie bekannt), durch biologische Probleme im Gehirn bedingt und daher unheilbar. Diese Einteilung bildet die Basis für die modernen Klassifikationssysteme psychischer Erkrankungen wie die Internationale statistische Klassifikation der Krankheiten (ICD) der Weltgesundheitsorganisation und das *Diagnostic and Statistical Manual of Mental Disorders* (DSM) der amerikanischen psychiatrischen Gesellschaft. Beide verzeichnen Störungsbilder wie Hirnerkrankungen und -schäden, Schizophrenie, Suchterkrankungen, affektive Störungen, Angststörungen, Persönlichkeits- und Verhaltensstörungen sowie Ess- und Schlafstörungen.

## Probleme im Alltag

Nicht alle Psychologen finden „abnormales" Verhalten behandlungsbedürftig. So glaubte Thomas Szasz, dass psychische Störungen, außer bei körperlichen Ursachen wie Gehirnschäden, keine Krankheiten sind. Er nannte sie „Lebensprobleme", die in Situationen entstehen, in die normale Menschen nun mal geraten, z. B. am Ende einer Beziehung oder beim Tod eines Verwandten. Nach seiner Ansicht ist vieles von dem, was Psychiater als psychische Störungen beschreiben, einschließlich Depression und Angststörungen, ein normaler Aspekt des menschlichen Lebens. Obwohl dies eine extreme Sichtweise ist, erkennen die meisten Psychiater und Psychologen an, dass es einen Unterschied zwischen organisch bedingten psychischen und funktionellen Störungen gibt – also jenen, die Szasz als „Lebensprobleme" bezeichnete.

**Im Mittelalter glaubte man, Menschen, die sich ungewöhnlich verhielten, seien von Dämonen besessen.**

# Bist du **verrückt?**

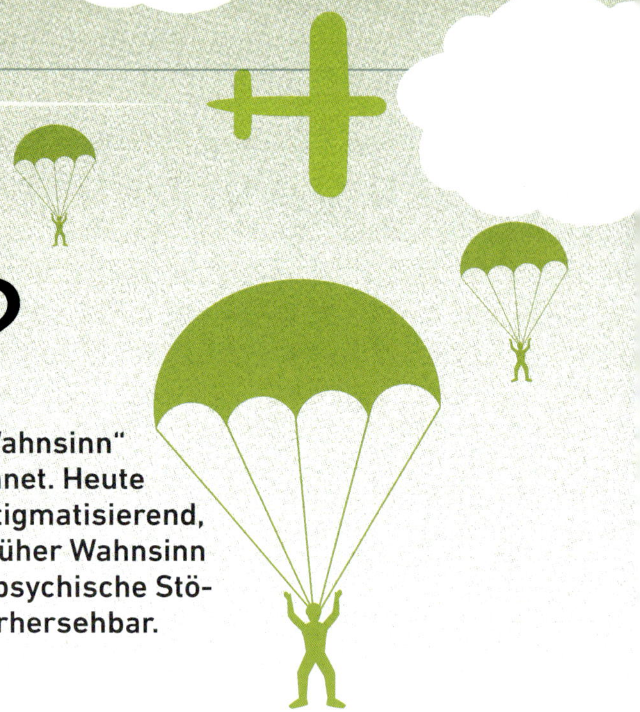

**Mit den Begriffen „Geisteskrankheit“ oder „Wahnsinn“ wurde vormals verrücktes Verhalten bezeichnet. Heute gelten sie nicht nur als wenig hilfreich und stigmatisierend, sondern auch als unwissenschaftlich. Was früher Wahnsinn hieß, unterteilt man nun in unterschiedliche psychische Störungen oder versteht das Verhalten als unvorhersehbar.**

## Wahnsinn oder Krankheit?

Lange Zeit wurden Menschen, die sich stark abnormal verhielten, als „verrückt“ oder „irre“ bezeichnet, anders als „normale“ Leute. Im 19. Jh. änderte sich diese Sichtweise jedoch und die neu aufkommende Psychiatrie begriff das „verrückte“ Verhalten als Zeichen psychischer Erkrankungen. Psychiater erkannten zudem, dass es nicht nur eine Art von Wahnsinn gibt, sondern eine Reihe psychischer Störungen mit unterschiedlichen Symptomen und verschiedenen Schweregraden. Unvorhersehbares oder unerwartetes Verhalten wurde als Psychose klassifiziert, eine geistige Anomalie, die in ihrer schwersten Form heute als Schizophrenie bekannt ist. Die ersten Psychiater glaubten, dass diese Störung durch biologische Probleme im Gehirn verursacht würde und daher eine unheilbare Krankheit mit typischen Sym-

### Leben am Limit

Wir alle tun Dinge, die andere vielleicht für verrückt halten. Doch Menschen, die gern Fallschirm springen, sind nicht irre – sie tun nur etwas, was ein wenig von der Norm abweicht.

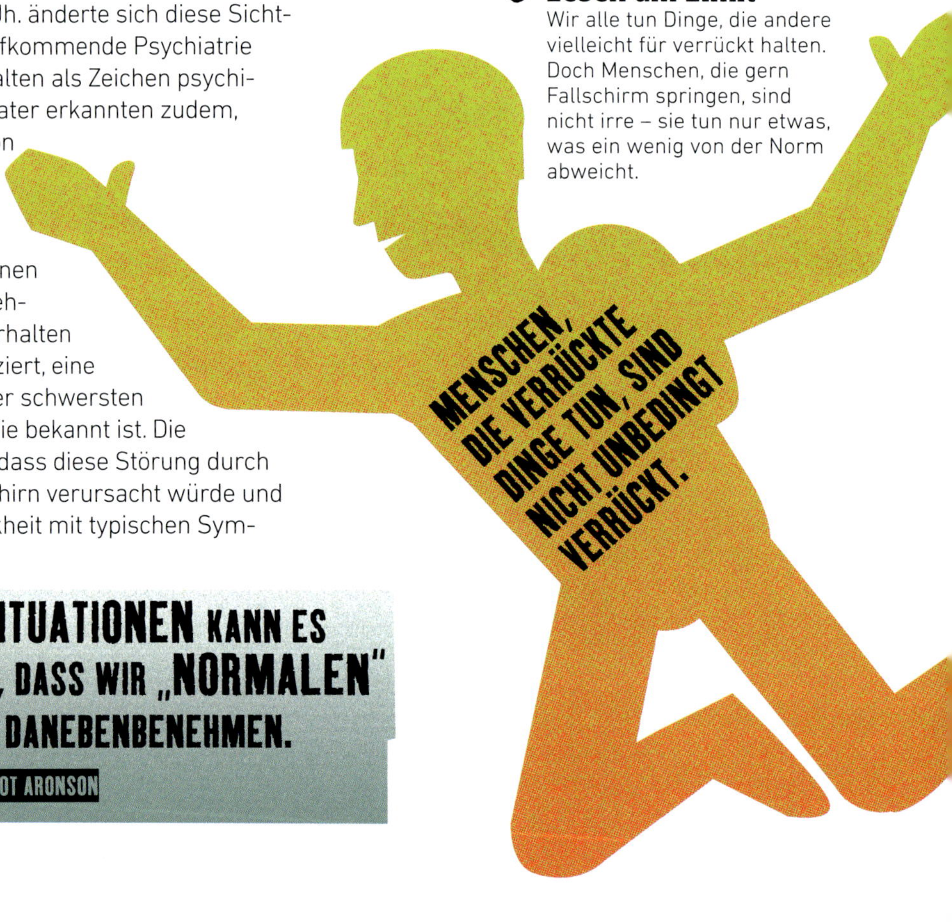


**IN BESTIMMTEN SITUATIONEN KANN ES DURCHAUS PASSIEREN, DASS WIR „NORMALEN“ UNS SCHWER DANEBENBENEHMEN.**

ELLIOT ARONSON

ptomen sei, darunter Verfolgungswahn, Halluzinationen, Wahnvorstellungen sowie Verwirrtheit in Verhalten und Sprache.

## Verrücktes Verhalten

Natürlich ist nicht jedes abnormale Verhalten ein Zeichen für Schizophrenie. Es gibt zahlreiche andere psychische Auffälligkeiten, z.B. affektive Störungen wie die Depression, Persönlichkeitsstörungen sowie Angststörungen und Phobien. Die Erforschung dieser unterschiedlichen Erkrankungen brachte einen Perspektivenwechsel mit sich: Man betrachtete Menschen, die man zuvor als irre angesehen hatte, nun als seelisch krank. Elliot Aronson ging noch einen Schritt weiter und erklärte, dass Menschen, die verrückte Dinge tun, nicht unbedingt verrückt sind. Scheinbar abnormales Verhalten, so argumentierte er, ist oftmals nicht auf irgendeine psychische Störung zurückzuführen, sondern es ergibt sich aus Umständen, die uns in einer von der Norm abweichenden Weise reagieren lassen. In Extremsituationen, etwa bei einem tragischen Unfall oder einem Verbrechen, ist es normal, sich scheinbar verrückt zu verhalten. Daher, so Aronson, ist es wichtig, dass wir, bevor wir jemanden als „irre" oder „geisteskrank" bezeichnen, die Gründe für sein Verhalten verstehen.

**Im 18. Jh. galten kalte Bäder als Heilmittel gegen Geisteskrankheit und Trunkenheit.**

## „Verrückt" gibt es nicht

Aronson zeigte, dass seltsames Verhalten nicht immer der Beweis für eine psychische Erkrankung ist. Manche Psychologen gingen noch weiter und lehnten das Konzept geistiger Erkrankungen grundsätzlich ab. Thomas Szasz glaubte, psychische Auffälligkeiten ohne körperliche Ursache seien nichts als unangemessene Reaktionen auf alltägliche Probleme wie Todesfälle. Manche forderten sogar, psychische Störungen überhaupt nicht als behandlungsbedürftige Krankheiten anzusehen. An der Spitze der Anti-Psychiatrie-Bewegung stand Ronald D. Laing, der nicht einmal Störungen wie die Schizophrenie als Krankheit sah. Er wertete sie als gesellschaftliches Etikett für Menschen, deren Verhalten nicht der Norm entsprach. Für Laing gab es weder psychische Krankheiten noch den Unterschied zwischen Wahnsinn und geistiger Gesundheit. Diese Sichtweise ist extrem, dennoch beeinflusste Laing Psychologen wie Richard Bentall, der darauf hinwies, dass die Grenze zwischen psychischer Krankheit und Gesundheit nicht klar zu ziehen ist und sogar manche Formen von Schizophrenie eher als seelische Störungen und nicht als rein körperlich bedingte Erkrankungen aufgefasst werden sollten.

**DIE GESELLSCHAFT SCHÄTZT NORMALE MENSCHEN ... NORMALE MENSCHEN HABEN IN DEN LETZTEN 50 JAHREN ETWA 100 000 000 IHRER MITMENSCHEN GETÖTET.**

RONALD D. LAING

Siehe auch: 104–105, 112–113

### IRRE GLÜCKLICH

1992 stellte Richard Bentall fest, dass Glücklichsein als psychiatrische Störung gelten sollte. Auch wenn die Aussage ironisch gemeint war, beinhaltet sie doch eine ernsthafte Botschaft: Es ist statistisch gesehen nicht normal, glücklich zu sein, und Glücksgefühle führen eindeutig zu abnormalem Verhalten wie Sorglosigkeit und Impulsivität – genau wie andere psychische Störungen.

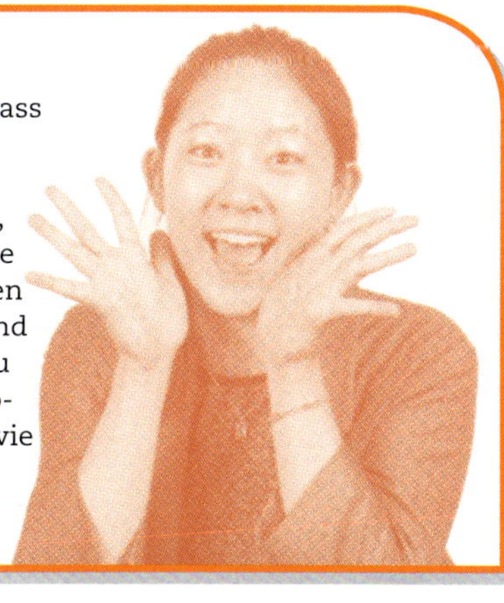

# Sind Menschen

**Manchmal tun wir etwas, obwohl wir wissen, dass es falsch ist. Doch manche Menschen neigen eher dazu als andere. Einige sind gewohnheitsmäßige Kleinkriminelle, andere begehen regelmäßig grausame Gewaltverbrechen. Diese Vergehen werden oft als „böse" bezeichnet und die Täter als böse Menschen oder Psychopathen.**

> **PSYCHOPATHEN MACHEN SICH AUFFÄLLIG WENIG GEDANKEN ÜBER DIE AUSWIRKUNGEN IHRER TATEN AUF ANDERE, EGAL WIE VERHEEREND SIE SEIN MÖGEN.**
>
> ROBERT D. HARE

Siehe auch: 112–113, 122–123

## Böse Taten

Wegen welcher Taten gilt ein Mensch als „böse"? Die Gesellschaft entscheidet darüber, was „schlecht" ist, und nennt die entsprechenden Handlungen Verbrechen, darunter auch Vergehen wie Diebstahl, die wir nicht als „böse" bezeichnen würden. Böse Taten sind für uns meist die schweren Verbrechen wie Mord, Vergewaltigung und Körperverletzung. Doch ist es richtig, die Schuldigen als „böse" einzustufen? Auch gute Menschen fügen anderen in Extremsituationen Schaden zu – z. B. bei der Abwehr eines Angriffs. Doch einige Menschen begehen regelmäßig grausame Gewaltverbrechen. Manche Psychologen fragen sich, ob sich diese Menschen dafür entschieden haben, sich so zu verhalten, oder ob ihre Persönlichkeit oder eine Krankheit die Ursache ihres Tuns ist. Jemanden einfach als „böse" zu bezeichnen genügt ihnen nicht.

**Ein schlechtes Gewissen bewirkt, dass man seinen Körper reinigen möchten. Dieses Phänomen ist als Lady-Macbeth-Effekt bekannt.**

## Persönlichkeitsstörung

Anhand von Kriminalstatistiken zu Alter, Geschlecht, Intelligenz und sozialer Herkunft von Tätern versuchen Psychologen Rückschlüsse auf die Faktoren zu ziehen, die bei gewohnheitsmäßigem kriminellen Verhalten eine Rolle spielen. Dabei haben sie insbesondere schwere Verbrechen im Blick. Obwohl die Herkunft wichtig ist, halten viele die Persönlichkeit für entscheidender. Robert D. Hare kam zu dem Ergebnis, dass schwere Gewaltverbrechen Folge einer Persönlichkeitsstörung sind. Er bezeichnete diese als antisoziale Persönlichkeitsstörung (APS). Heute ist auch der Begriff „Psychopathie" verbreitet. Hare stieß auf eine Reihe von Merkmalen, die typisch für eine APS sind, und entwickelte eine Psychopathie-Checkliste, um die Störung

### TÄTERPROFILE

Ein neuer Fachbereich der Psychologie, die Kriminalpsychologie, liefert Informationen für die polizeiliche Ermittlungsarbeit. Eine wichtige Rolle spielt dabei das Profiling, bei dem anhand von Beweismitteln an Tatorten ein Profil zur Persönlichkeit und Motivation des Täters erstellt wird, um die Zahl der Verdächtigen einzugrenzen.

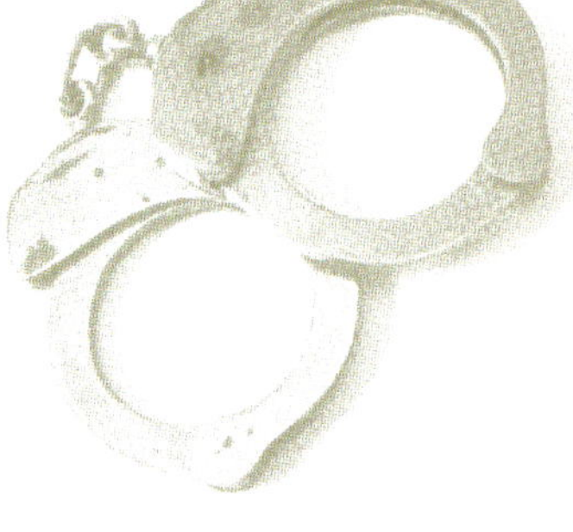

# wirklich **böse?**

**Die dunkle Seite** ➲
Manche Psychologen glauben, dass Menschen, die Böses tun, eine angeborene Persönlichkeitsstörung namens Psychopathie haben. Sie haben kein Mitgefühl, daher lässt es sie kalt, wenn sie anderen wehtun.

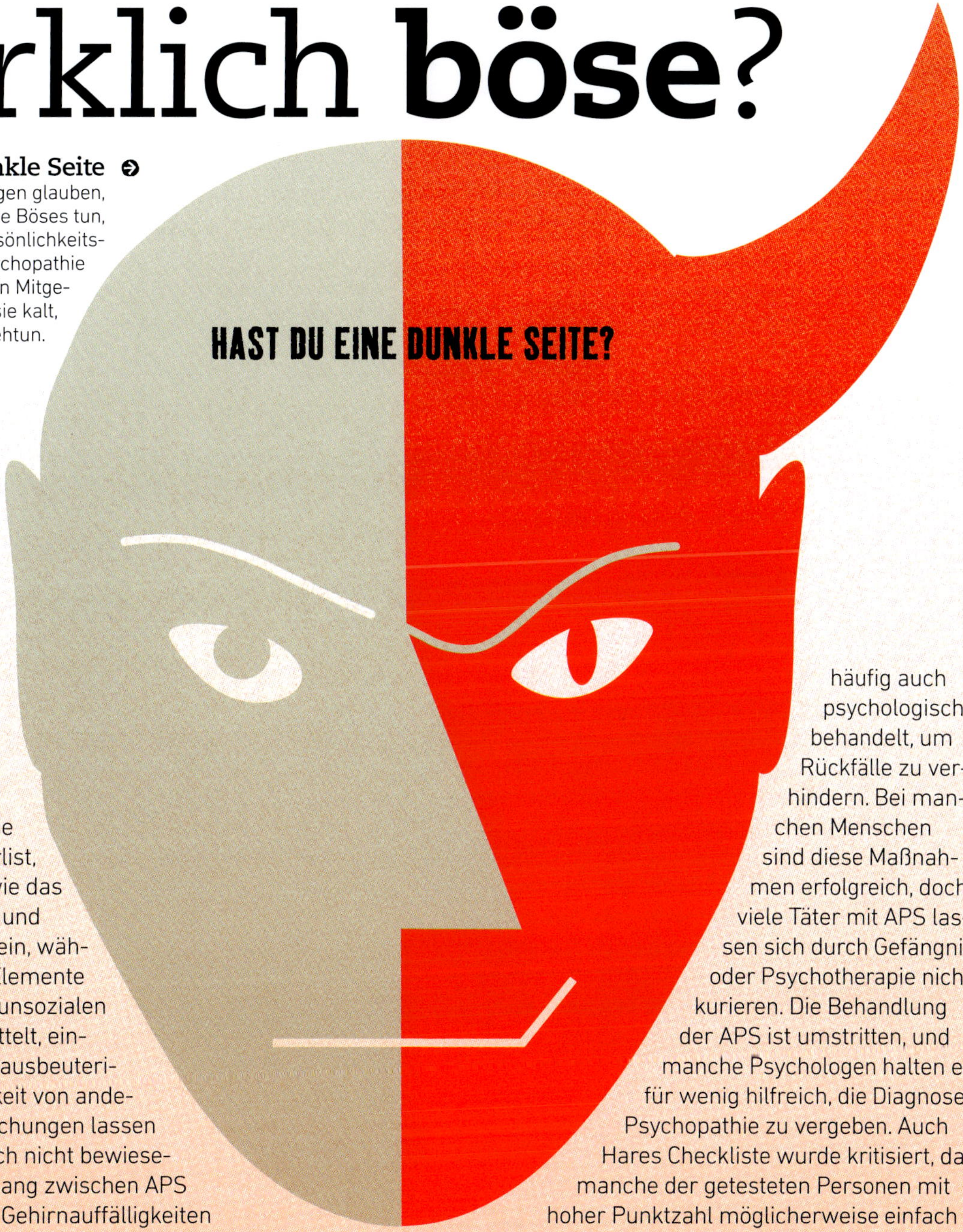


zu diagnostizieren. In der Liste finden sich zwei Hauptkategorien: Die erste befasst sich mit Eigenschaften wie Egoismus, Hinterlist, Gefühlskälte sowie das Fehlen von Reue und Schuldbewusstsein, während die zweite Elemente eines instabilen, unsozialen Lebensstils ermittelt, einschließlich einer ausbeuterischen Abhängigkeit von anderen. Neuere Forschungen lassen einen bislang noch nicht bewiesenen Zusammenhang zwischen APS und bestimmten Gehirnauffälligkeiten vermuten. Zudem spielen bei der Entstehung der Störung Umweltfaktoren eine Rolle.

## Behandlung und Strafe

In der Regel bestraft die Gesellschaft Verbrechen, meist wird eine Gefängnisstrafe verhängt. Die Täter werden häufig auch psychologisch behandelt, um Rückfälle zu verhindern. Bei manchen Menschen sind diese Maßnahmen erfolgreich, doch viele Täter mit APS lassen sich durch Gefängnis oder Psychotherapie nicht kurieren. Die Behandlung der APS ist umstritten, und manche Psychologen halten es für wenig hilfreich, die Diagnose Psychopathie zu vergeben. Auch Hares Checkliste wurde kritisiert, da manche der getesteten Personen mit hoher Punktzahl möglicherweise einfach verantwortungslos, impulsiv oder wenig emotional sind, aber nicht unbedingt Schwerverbrecher. Wieder andere, die an einer bestimmten Form der APS leiden, begehen keine Verbrechen, die Störung zeigt sich, indem sie herrische Chefs, tyrannische Diktatoren oder militärische Befehlshaber werden.

# Reden tut gut

**Schon immer haben Menschen nach Wegen gesucht, um mit quälenden Problemen wie Angst und Depression zurechtzukommen. Im 19. Jh. wurden diese dann als psychische Krankheiten anerkannt. Damals trug die Idee, ein besseres Verständnis der Ursachen könnte zur Linderung dieser Störungen beitragen, zur Entstehung der Psychotherapie bei.**

> **MAN SOLLTE NICHT VERSUCHEN, SEINE KOMPLEXE ABZULEGEN, SONDERN SICH GUT MIT IHNEN ARRANGIEREN.**
>
> SIGMUND FREUD

## Eine Sprechkur

Sigmund Freud war der Erste, der diese Therapieform anwendete – damit wollte er den Ursachen der Störungen auf den Grund gehen. Er hatte mit dem Neurologen Jean-Martin Charcot zusammengearbeitet, der Patienten mit „Hysterie" – meist Frauen – mit Hypnose behandelte. Diese zeigten Anzeichen großer seelischer Not. Freud kooperierte später mit dem Arzt Josef Breuer, der seine Patienten bat unter Hypnose über ihre Symptome zu sprechen. Vor allem der Fall der Patientin Anna O. stach dabei heraus. Breuer erkannte, dass es ihr besser ging, wenn sie sich an traumatische Ereignisse aus ihrer Vergangenheit erinnerte. Die „Sprechkur" brachte die beiden Männer zu der Überzeugung, dass die Symptome von Angst und Depression – neurotisches Verhalten – gelindert werden können, wenn man die Patienten offen über ihre Gedanken, Erinnerungen und Träume sprechen lässt. Daraus leitete Freud die Vorstellung ab, dass wir oft versuchen unangenehme und traumatische Erinnerungen zu vergessen. Das gelingt uns jedoch nicht, sondern wir verdrängen sie in unser Unbewusstes. Weiterhin nahm er an, dass es in uns einen Widerstreit gibt zwischen dem, was wir bewusst denken (diesen Teil des Verstandes nannte er das Ich), unseren instinktiven Trieben und körperlichen Bedürfnissen (dem unbewussten Es) und unserem „Gewissen" oder dem, was man uns als richtig oder falsch beigebracht hat (diesen Teil des Unbewussten bezeichnete er als das Über-Ich).

Siehe auch: 102–103

## Psychoanalyse

Nach Freud bekommen Patienten durch die Analyse der verdrängten Erinnerungen und unbewussten Konflikte Einsicht in ihre psychischen Probleme und können sie so überwinden. Seine Technik, die „Psychoanalyse", wurde bald eine

**Auch Sigmund Freuds jüngste Tochter Anna war eine berühmte Psychoanalytikerin. Sie erweiterte seine Theorie des Unbewussten.**

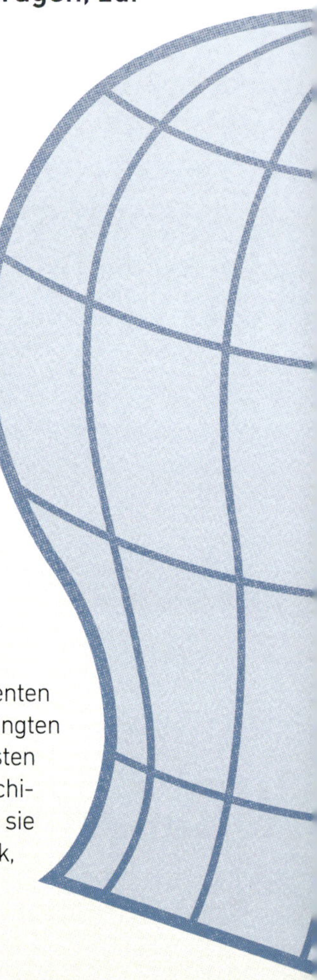

**Befreiung des Unbewussten**
Freud glaubte, dass Reden die beste Therapie für psychische Störungen ist. Indem Patienten ihre verborgenen Gedanken und Träume einem Therapeuten anvertrauen, können sie verdrängte Erinnerungen befreien und so ihre seelische Not lindern.

gängige Behandlungsmethode bei Angststörungen und Depression. Viele Kollegen griffen Freuds Ansatz auf und entwickelten seine Theorie des Unbewussten weiter.

Alfred Adler betonte etwa die Auswirkungen von Unterlegenheitsgefühlen (die er „Minderwertigkeitskomplex" nannte) auf die geistige Gesundheit eines Menschen. Carl Gustav Jung befasste sich mit der Deutung von Träumen und Symbolen und postulierte, dass es neben unserem „persönlichen Unbewussten", in dem unsere individuellen Erfahrungen gespeichert sind, ein „kollektives Unbewusstes" gibt, das Vorstellungen enthält, die wir alle gemeinsam haben.

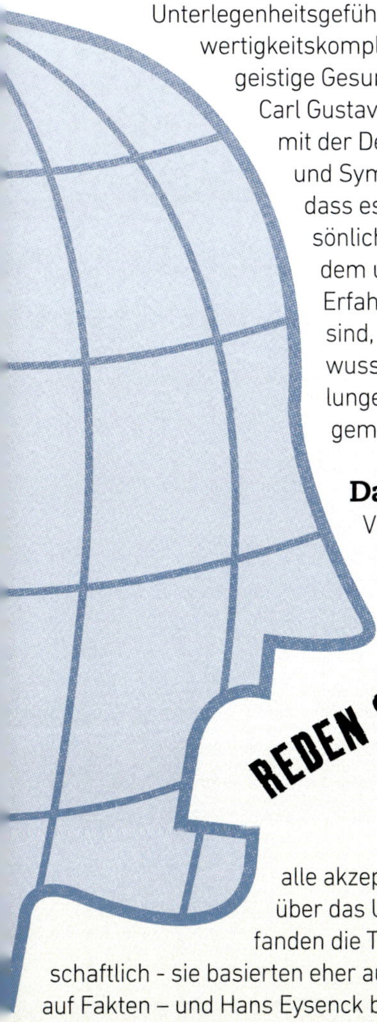

## Das Leben ändern

Viele Psychotherapeuten übernahmen Freuds Methoden, aber nicht alle akzeptierten seine Theorien über das Unbewusste. Einige fanden die Theorien zu unwissenschaftlich - sie basierten eher auf Spekulationen als auf Fakten – und Hans Eysenck bezweifelte sogar die Wirksamkeit der Psychoanalyse. Andere glaubten zwar an den Nutzen der Sprechkur, meinten aber, es sei für die Patienten hilfreicher, über alle Aspekte ihres Lebens zu sprechen, statt nur ihr Unbewusstes zu analysieren. Eine solche alternative Therapieform, die Gestalttherapie, wurde in den 1940er- und 1950er-Jahren von Fritz und Laura Perls sowie Paul Goodman entwickelt. Diese Therapie legte mehr Gewicht auf die Gegenwart als auf die Vergangenheit und es ging um eine gute Beziehung zwischen Patient und Therapeut, um zu besprechen, wie sich das Leben weniger belastend gestalten lässt. Obgleich sich die moderne Psychotherapie von Freuds Psychoanalyse fortbewegt hat, entwickelt sich neben anderen Behandlungsformen die Grundidee weiter, bei häufig vorkommenden psychischen Störungen die Probleme durch Reden anzugehen.

**DIE WAHRHEIT KANN NUR AKZEPTIEREN, WER SIE SELBST HERAUSFINDET.**

FRITZ PERLS

**REDEN SETZT UNBEWUSSTE GEDANKEN FREI.**

### VERSPRECHER

Es ist schwer, das ins Unbewusste Verdrängte völlig zu verbergen, und manchmal tauchen belastende Dinge unerwartet auf, ohne dass wir es bemerken. Wenn wir reden, zeigen sich unsere wahren Gefühle oft in der Körpersprache, oder das falsche Wort für etwas rutscht uns heraus – ein Fehler, der als Freudscher Versprecher bekannt ist – und zeigt, was wir wirklich gerade denken.

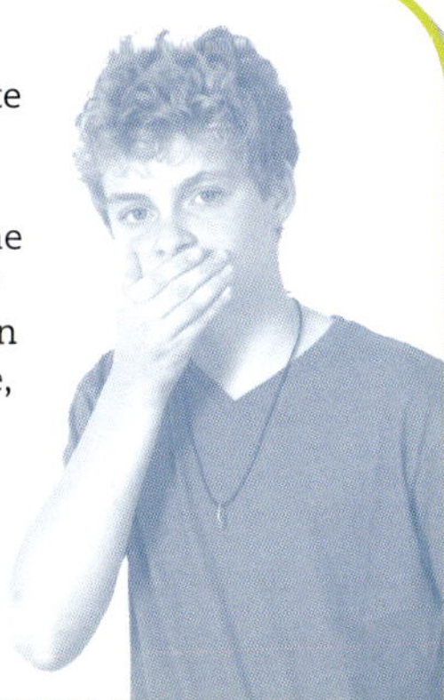

# Hilft **Therapie?**

**Die Psychologie erforscht nicht nur unser Denken und unser Verhalten, sondern sucht auch Wege, um Menschen mit psychischen Störungen das Leben zu erleichtern. Die klinische Psychologie befasst sich mit der psychischen Gesundheit und kennt inzwischen viele unterschiedliche Behandlungsmethoden, die unter dem Begriff „Psychotherapie" zusammengefasst werden.**

**WENN EIN PROBLEM ZU GROSS IST, UM DAMIT UMZUGEHEN, KANN MAN ES IN KLEINE STÜCKE ZERLEGEN.**

## Ein Löffel Medizin

Psychische Erkrankungen galten als unheilbar, bevor die Psychiatrie sich als neue medizinische Fachrichtung etablierte und nach Behandlungsmöglichkeiten forschte. Fortschritte in den Neurowissenschaften führten zu neuen Erkenntnissen über Gehirn und Nervensystem und die Ärzte entwickelten Therapien, die sich ganz unterschiedlich auf die Gehirnfunktionen auswirken. Dazu zählen z.B. operative Eingriffe, bei denen Teile des Gehirns entfernt oder isoliert werden, die Elektrokrampftherapie (EKT), bei der Strom durch das Gehirn geleitet wird, und Medikamente, die chemische Vorgänge im Gehirn verändern. Diese Methoden wurden zur Behandlung von Störungen mit körperlichen Ursachen wie Hirnschäden eingesetzt. Dabei fand man heraus, dass sie auch die Symptome von anderen psychischen Erkrankungen lindern. Heute gelten chirurgische Eingriffe und EKT als sehr invasiv und man setzt sie nur noch dann ein, wenn alle anderen Behandlungsmethoden versagen. Medikamente wie Antidepressiva oder Neuroleptika werden hingegen regelmäßig bei vielen psychischen Störungen verordnet. Die moderne Psychiatrie beschränkt sich jedoch nicht auf die rein körperliche Behandlung. Die meisten Patienten werden mit Medikamenten und einer Psychotherapie behandelt.

**Patienten in den traditionellen „Irrenanstalten" litten unter den furchtbaren Bedingungen dort.**

**ICH ERKANNTE, DASS DIE PSYCHOANALYSE AUF ANNAHMEN BERUHT.**

**AARON BECK**

## Psychologischer Ansatz

Die Psychotherapie entstand aus der Idee, dass nicht alle psychischen Störungen eine körperliche Ursache haben. Häufig liegen seelische Probleme vor, die eben auch einer seelischen Behandlung bedürfen. Sigmund Freud war der Erste, der sogenannte Neurosen wie Angststörungen und Depression, die nicht durch Gehirnschäden oder körperliche Leiden verursacht werden, therapeutisch behandelte. Die Psychoanalyse, die auf Freuds Theorie des Unbewussten beruhte, war eine anerkannte Behandlungsmethode, bis andere Psychologen ihre Wirksamkeit infrage stellten, darunter Joseph Wolpe. Er stellte fest, dass die Psychoanalyse für Soldaten, die an einer posttraumatischen Belastungsstörung litten, wenig hilfreich war. Inspiriert von der Idee der Konditionierung aus der Verhaltensforschung – das Erlernen einer bestimmten

Reaktion auf einen bestimmten Reiz –, entwickelte Wolpe die Verhaltenstherapie, die darauf abzielt, bestimmte Reaktionen zu verändern. In der Verhaltenstherapie spielt der Therapeut eine aktivere Rolle und verwendet Techniken wie die systematische Desensibilisierung (schrittweise Konfrontation des Patienten mit den Auslösern seiner Ängste unter entspannten Bedingungen) und die Aversionstherapie (Konditionieren des Patienten, um unerwünschtes Verhalten mit etwas Unangenehmem zu verbinden). Wolpe ging davon aus, dass sich negative Gedanken und Gefühle verringern, wenn ein Patient sein Verhalten ändert.

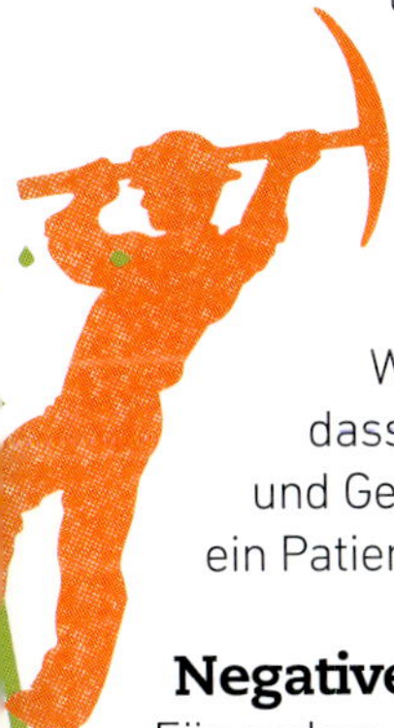

## Negative Gedanken

Für andere Psychologen war auch die Verhaltenstherapie keine Lösung. Beeinflusst von der kognitiven Psychologie, die sich mit der Funktionsweise unseres Verstandes befasst, folgerten sie, dass sich das Verhalten eines Menschen von allein normalisiert, wenn die negativen Gedanken und Gefühle erfolgreich behandelt werden. Aaron Beck, der von der Psychoanalyse enttäuscht war, entwickelte eine kognitive Therapie, die den Patienten half, ihre Probleme anders zu bewerten. So konnten sie ihre Tendenz überwinden, in allem nur das Negative zu sehen. Er ermutigte sie ihre Gedanken und Gefühle zu analysieren anstatt Opfer ihrer negativen „automatischen" Gedanken zu bleiben. Zeitgleich entwickelte Albert Ellis die Rational-Emotive Verhaltenstherapie (REVT), die Patienten dazu anregt, angesichts schwieriger Situationen rational zu denken und sich nicht von irrationalen negativen Gedanken überwältigen zu lassen. Sowohl Ellis als auch Beck verbanden kognitive und verhaltenspsychologische Ideen in der kognitiven Verhaltenstherapie, was sich als hilfreich bei der Behandlung zahlreicher psychischer Störungen erwies. Diese Form der Behandlung basiert auf der Idee, dass Probleme nicht von Ereignissen selbst verursacht werden, sondern von der Art und Weise, wie wir diese Ereignisse interpretieren und wie wir infolgedessen fühlen und handeln.

**In der Steinzeit war Trepanation bei Geisteskrankheit das Mittel der Wahl: Man bohrte ein Loch in den Schädel des Kranken, um böse Geister freizulassen.**

Siehe auch: 98–99, 110–111

**Das Leben wird besser**
Die kognitive Verhaltenstherapie befasst sich mit der Gegenwart, nicht mit der Vergangenheit. Patienten lernen mit ihren Problemen umzugehen, indem sie sie analysieren und in kleinere, leichter zu bewältigende Schritte aufteilen.

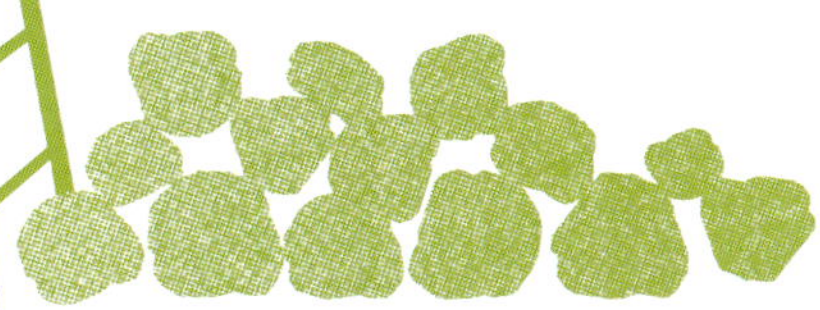

### VIRTUELLE REALITÄT

Die kognitive Verhaltenstherapie ist besonders erfolgreich bei der Behandlung von Angststörungen, z. B. bei Spinnenphobie oder Flugangst. Die Therapeuten bringen ihre Patienten dazu, Dinge, vor denen sie Angst haben, anders zu bewerten, indem sie sie langsam daran gewöhnen. Die moderne Computertechnologie ermöglicht es den Patienten, ihren Angstobjekten zunächst virtuell zu begegnen.

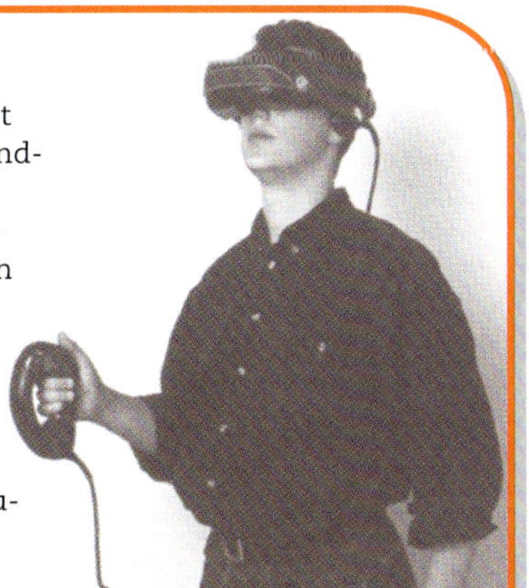

# Wie finden wir

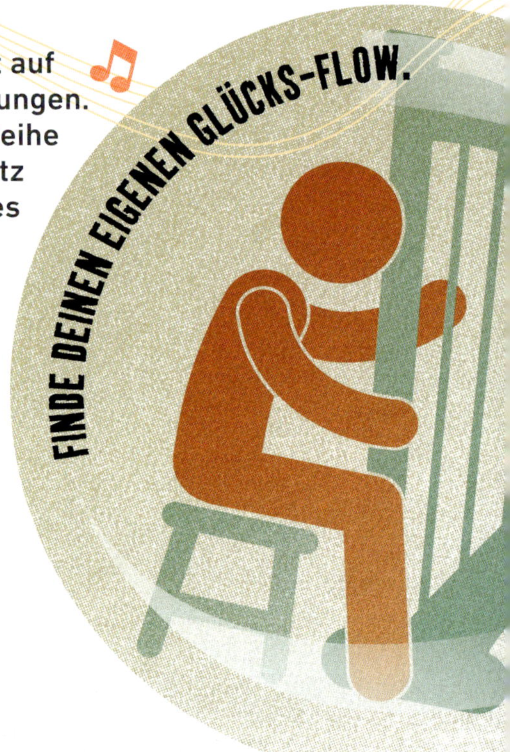


**Die Psychologie konzentrierte sich lange Zeit auf Verhaltensauffälligkeiten und seelische Störungen. Doch am Ende des 20. Jh. wandte sich eine Reihe von Psychologen mit einem positiveren Ansatz der Frage zu, wie wir ein glückliches, erfülltes Leben führen können.**

**Glück erfordert Aufwand. Es geht nicht allein darum, unangenehme Aufgaben zu vermeiden, sondern sich aktiv angenehme zu suchen.**

Siehe auch: 98–99, 112–113

## Das gute Leben

Die Abkehr von der Konzentration auf die negativen Aspekte der Psyche erfolgte zunächst in der Psychotherapie. Einige Therapeuten, die mit Freuds Psychoanalyse arbeiteten, zweifelten, ob es hilfreich war, sich ausschließlich mit behandlungsbedürftigen Störungen zu befassen. Sie empfahlen, stattdessen die psychische Gesundheit und die Wege dorthin in den Fokus zu rücken. Abraham Maslow, der als einer der Ersten diese Sichtweise vertrat, war der Meinung, dass man Menschen nicht mehr als „Symptombündel" ansehen, sondern auch ihre positiven Eigenschaften betrachten sollte. Erich Fromm glaubte ebenfalls, dass sich viele psychische Probleme lösen lassen, indem Patienten sich ihrer individuellen Vorstellungen und Fähigkeiten bewusst werden und lernen ein erfülltes Leben zu führen. Dem einflussreichen Psychotherapeuten Carl Rogers zufolge sollte sich jede Therapie ganz auf die individuelle Person ausrichten und ihr helfen, das sogenannte gute Leben zu führen – nicht nur glücklich, sondern auch erfüllt. Psychische Gesundheit ist nach Rogers kein Zustand, sondern etwas, das wir durch einen Erkenntnis- und Wachstumsprozess erreichen können, indem wir Verantwortung für uns selbst übernehmen und intensiv leben.

**DAS GUTE LEBEN IST EIN PROZESS, KEIN DASEINS-ZUSTAND.**

CARL ROGERS

## Die Suche nach dem Glück

Diese Neuausrichtung weg von der Behandlung psychischer Störungen hin zur Unterstützung bei der Gestaltung eines

# unser **Glück?**

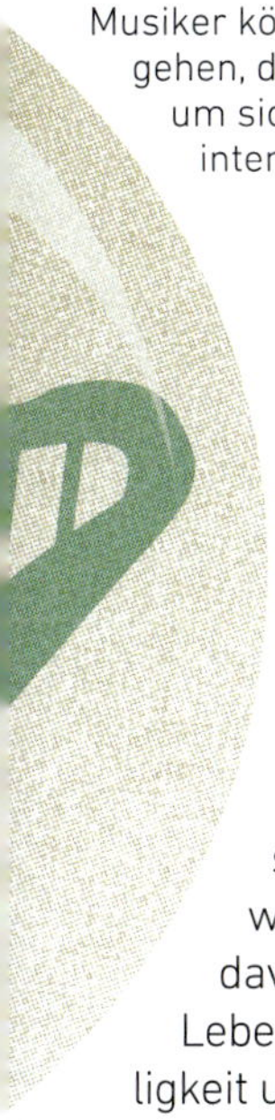

**In ihrer eigenen Welt**
Musiker können so sehr in ihrer Musik aufgehen, dass sie sich völlig von der Welt um sich herum lösen und dabei ein intensives Glücksgefühl erleben.

guten Lebens inspirierte die sogenannte positive Psychologie. Einer ihrer wichtigsten Vertreter ist Martin Seligman. Laut ihm müssen wir wissen, was uns glücklich macht, um ein glückliches Leben zu führen. Er analysierte das Leben glücklicher Menschen und identifizierte drei wesentliche Elemente. Eines davon nannte er „das angenehme Leben", das Vergnügen und Geselligkeit umfasst. Dies assoziieren wir üblicherweise mit Glücklichsein. Allerdings garantiert es kein dauerhaftes Glück, obwohl es wesentlich zu einem glücklichen Leben beiträgt. Wir brauchen zusätzlich Anerkennung und Erfüllung aus dem, was er wie Rogers „das gute Leben" nennt – persönliches Wachstum durch Dinge, die wir tun wollen, so gut wir können – und aus dem „sinnvollen Leben", bei dem wir Dinge nicht für uns, sondern für andere Menschen und für einen höheren Zweck tun.

## Erfüllung im „Flow"

Der ungarische Psychologe Mihály Csíkszentmihályi befragte ebenfalls Menschen, die ihr Leben als glücklich und erfüllt ansahen. Dabei stellte er fest: Sie alle erfüllte etwas anderes, doch sie beschrieben ein ähnliches Gefühl, wenn sie völlig in dem aufgingen, was sie gerade taten. Sie vergaßen die Zeit, fühlten sich ruhig und konzentriert und waren sich ihrer selbst und der Welt um sich herum nicht bewusst. Dieses Gefühl des „Flow", wie Csíkszentmihályi es nannte, ist mit dem tranceähnlichen Zustand verwandt, den Musiker beim Spielen ihres Instruments erleben. „Flow" kann auch bei nicht kreativen Tätigkeiten auftreten, solange diese uns nicht überfordern, aber eine gewisse Herausforderung darstellen.

**EKSTASE IST EIN SCHRITT IN EINE ALTERNATIVE REALITÄT.**

MIHÁLY CSÍKSZENTMIHÁLYI

### TATEN ZUM WOHLFÜHLEN

Eine Studie von 2005 zeigt, dass wir uns besser fühlen, wenn wir nett zu anderen sind. Studenten wurden gebeten über sechs Wochen fünf gute Taten pro Woche zu vollbringen: entweder täglich eine oder alle fünf an einem Tag. Das Wohlbefinden derjenigen mit einer täglichen guten Tat stieg leicht an, doch bei denjenigen, die alle fünf an einem Tag vollbrachten, verbesserte sich das Befinden um 40 Prozent.

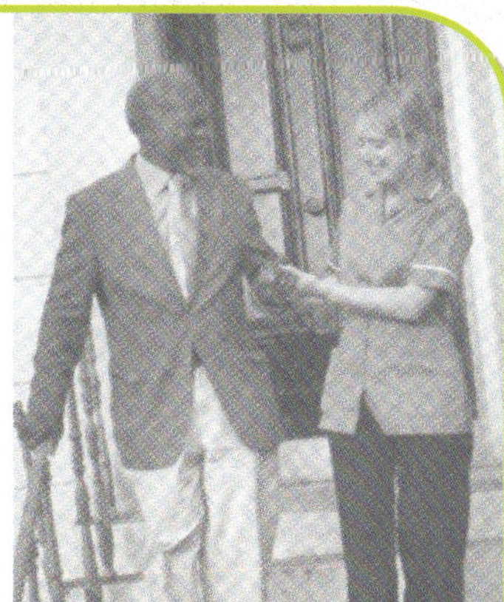

Differentielle Psychologie

# IM ALLTAG

## HEITERE STIMMUNG

Psychologen haben herausgefunden, dass sowohl Sonnen- als auch künstliches Licht die Symptome der Winterdepression lindern kann, darunter Müdigkeit, Stress und eine allgemeine Traurigkeit. Man geht davon aus, dass ein Mangel an Sonnenlicht während der Wintermonate hinter diesem Phänomen steckt.

## SCHULDBEWUSSTE GESICHTER

Kleine, unbewusste Regungen in unserem Gesicht, die auch „Mikro-Expressionen" genannt werden, können unsere wahren Gefühle verraten. Experten konzentrieren sich besonders darauf, um zu erkennen, ob eine Person lügt, z.B. Sicherheitsbeamte, die nach Terroristen suchen.

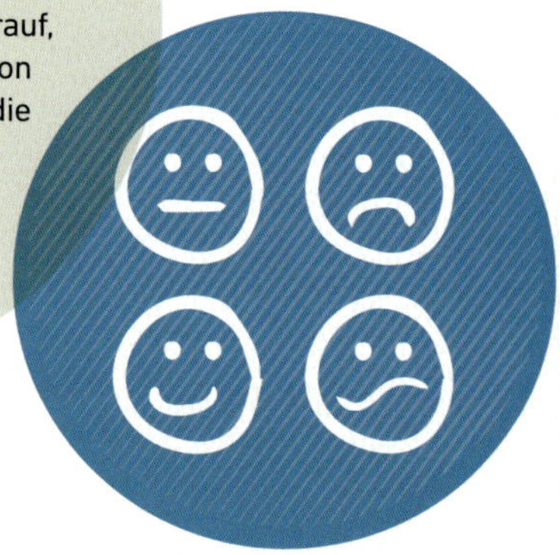

## DEN BLUES VERTREIBEN

Studien zeigen, dass Antidepressiva besser wirken können, wenn die Patienten regelmäßig Sport treiben. Körperliche Aktivität setzt Endorphine frei – natürliche Stimmungsaufheller. Sport kann unsere Sorgen vertreiben und das auf sinnvollere Art als ungesunde Angewohnheiten wie Alkoholkonsum.

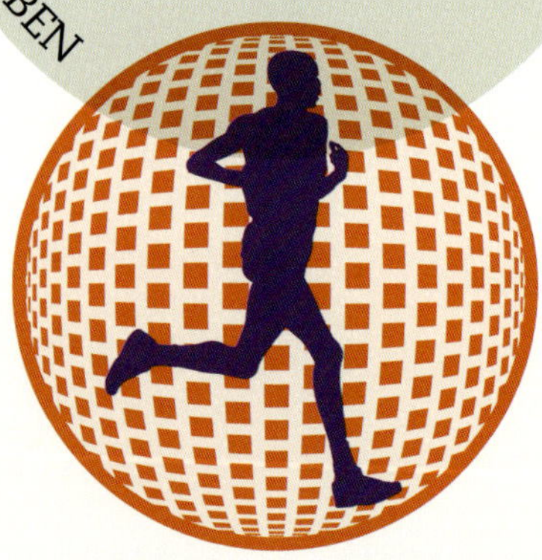

## AUFGESCHLOSSEN SEIN

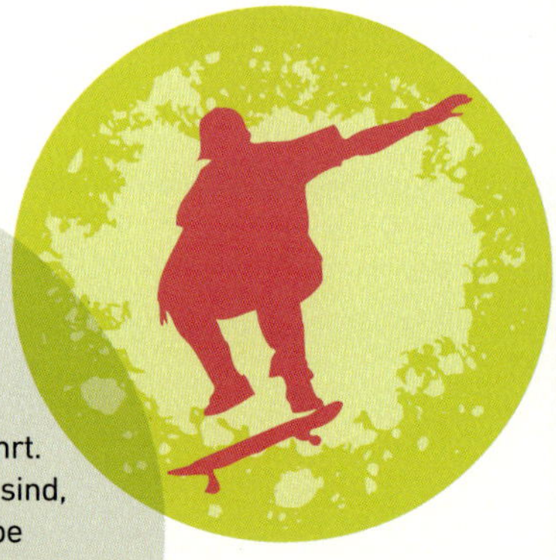

Psychologen haben herausgefunden, dass Aufgeschlossenheit an sich das Glück mehrt. Flexible Menschen, die bereit sind, Chancen im Leben, in der Liebe und im Beruf zu nutzen – selbst wenn sie Risiken bergen –, fühlen sich generell erfüllter und positiver als vorsichtigere Menschen.

Wir alle haben unterschiedliche Eigenschaften und Fähigkeiten. Manche leiden an psychischen Störungen wie Depression oder Schizophrenie. Durch ein besseres Verständnis der individuellen Unterschiede bei uns Menschen können Psychologen Probleme behandeln und uns allen helfen ein glückliches und erfülltes Leben zu führen.

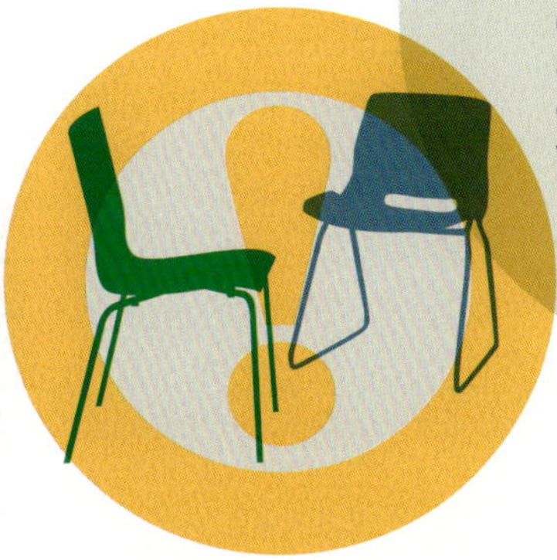

## PASSENDE **KANDIDATEN**

Persönlichkeitstests, die von Psychologen erarbeitet wurden, können Schülern bei der Berufswahl helfen. Auch in Bewerbungsgesprächen werden solche Tests verwendet. Arbeitgeber können mit diesem Instrument die Kandidaten auswählen, deren Persönlichkeit gut mit der zu leistenden Arbeit vereinbar ist.

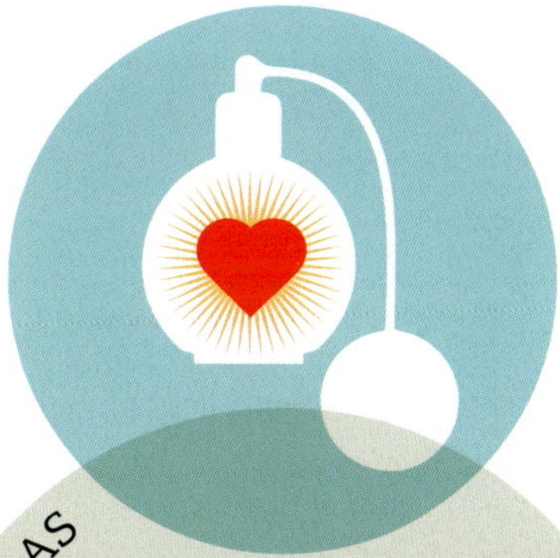

## DU **BRAUCHST** DAS

Mit Werbung versuchen Unternehmen ihre Produkte zu verkaufen, indem sie diese mit Bedürfnissen wie Liebe und Sicherheit verbinden. So suggeriert z.B. Parfümwerbung oft, dass uns ein bestimmtes Produkt für das andere Geschlecht attraktiver macht. Versicherungsgesellschaften hingegen versprechen Schutz für Familien.

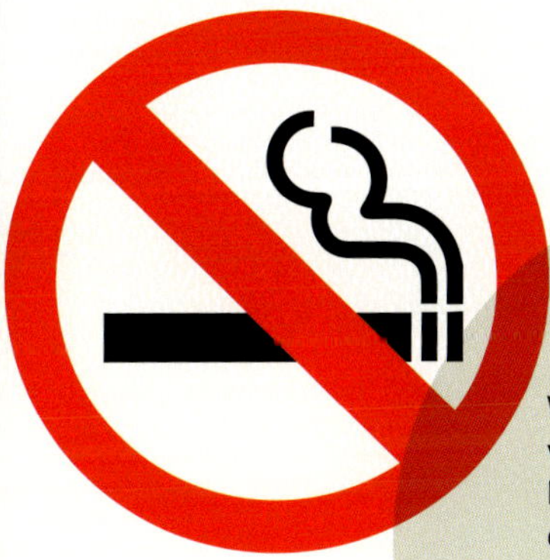

## **GEWOHNHEITEN** AUFGEBEN

Warum sind manche Menschen vom Rauchen abhängig? Studien haben gezeigt, dass es vielen Rauchern nicht gelingt aufzuhören, weil sie bestimmte Situationen, wie z.B. unter Leuten sein oder Stress, mit dieser Angewohnheit verbinden. Wenn sie diese Situationen anders gestalten, fällt das Aufhören leichter.

## **BEGABUNGS**SPEKTRUM

Psychologen konnten zeigen, dass es entgegen der landläufigen Meinung unterschiedliche Arten von Intelligenz gibt. Manche Menschen schneiden in Prüfungen schlecht ab, haben jedoch in anderen Bereichen bemerkenswerte Fähigkeiten. So brechen z.B. Buchmacher oft die Schule ab, können aber komplizierte Berechnungen im Kopf anstellen.

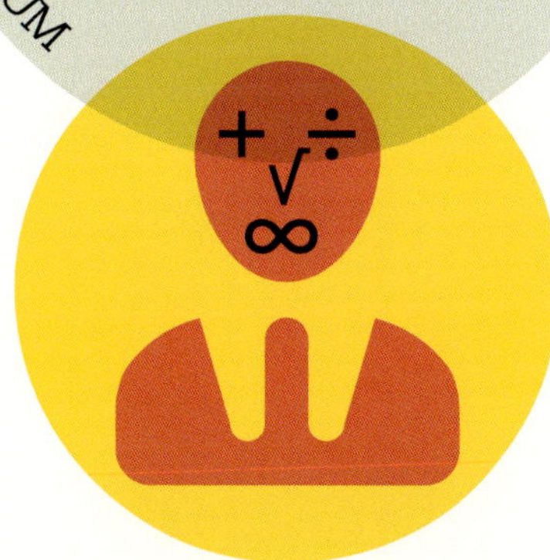

# Gehöre ich **dazu**?

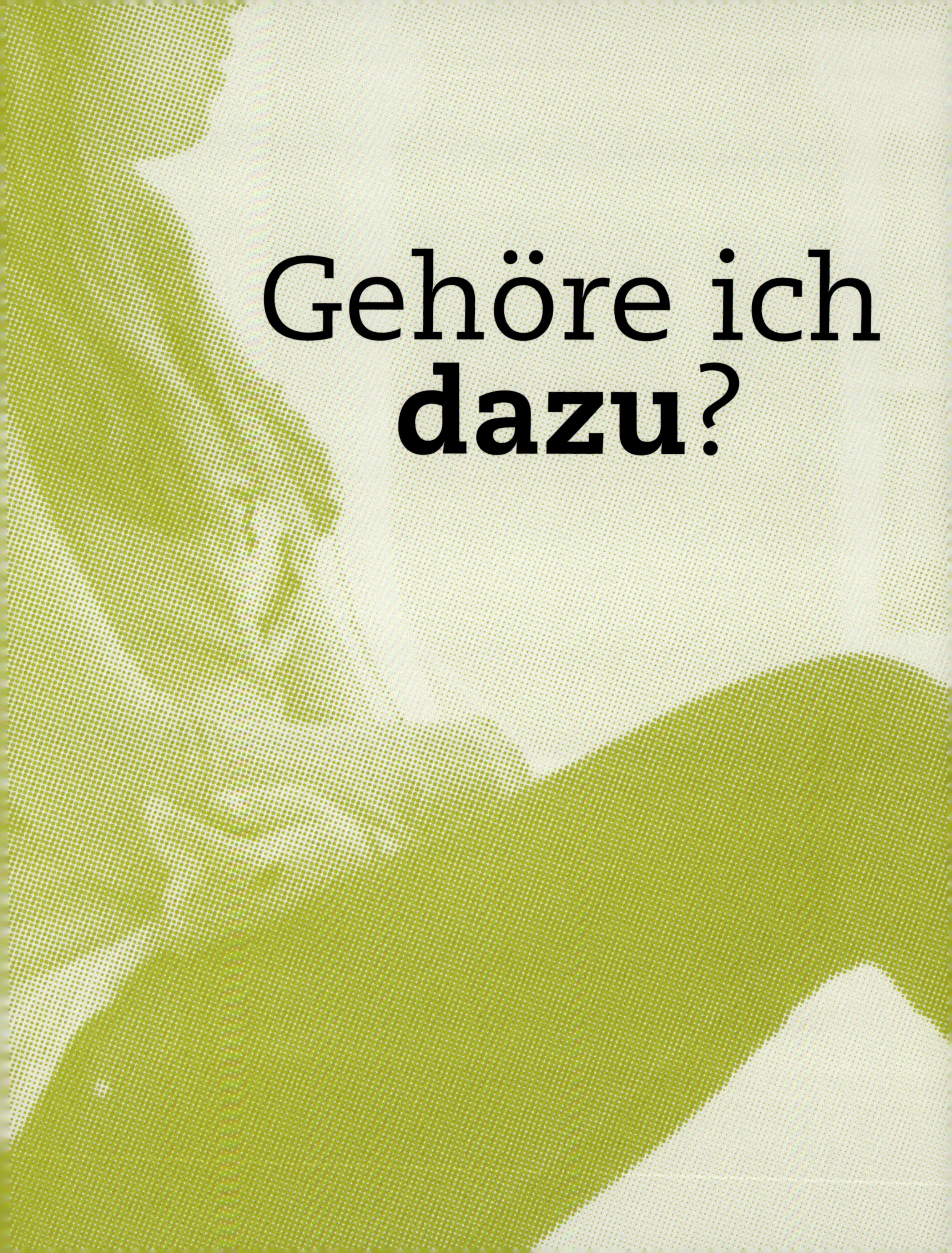

Die Sozialpsychologie untersucht, wie wir mit anderen Menschen interagieren, wie wir uns als Teil einer Gruppe verhalten und welchen Einfluss andere auf uns haben. Darüber hinaus erforscht sie, wie gut wir mit anderen bei der Arbeit, im Spiel und in unserem Privatleben zurechtkommen und wie unsere Einstellungen und unser Verhalten durch die Gesellschaft bestimmt werden.

# TUST du das, was ALLE tun?

Warum GUTE Menschen SCHLECHTES tun

Sei nicht so EGOISTISCH!

Eine Frage der EINSTELLUNG

# Die Kraft der MANIPULATION

Was macht uns WÜTEND?

# Mit oder gegen den STROM?

Was macht ein GUTES TEAM aus?

Was SCHAFFEN wir unter DRUCK?

# SIND Jungen WIE Mädchen?

# Was bedeutet LIEBE für uns?

# **Tust** du das, was

**Unser Verhalten wird stark von den Menschen um uns herum beeinflusst. Wir gehören verschiedenen gesellschaftlichen Gruppen an, etwa dem Freundes- und Familienkreis, sind aber auch Teil der weiter gefassten „Gesellschaft“. Obgleich wir uns gern als unabhängige Individuen sehen, verspüren wir bisweilen einen Meinungsdruck durch diese Gruppen.**

> **DAS MITGLIED EINES KANNIBALENSTAMMES SIEHT KANNIBALISMUS ALS ETWAS GANZ NORMALES AN.**
>
> SOLOMON ASCH

## Der Wunsch nach Zugehörigkeit

Ein wichtiges Thema der Sozialpsychologie ist die Analyse, wie unser Denken und Verhalten durch unsere sozialen Gruppen beeinflusst werden. Eine Reihe von Studien belegte den natürlichen Wunsch des Einzelnen dem beizupflichten, was die Gruppe als Ganzes „denkt“. Eines der ersten Experimente dazu führte Arthur Jenness 1932 durch: Die teilnehmenden Studenten sollten raten, wie viele Bohnen sich in einer Flasche befanden. Bevor jeder einzeln seine Antwort gab, sollten sie miteinander diskutieren. Jenness stellte fest, dass alle Teilnehmer ihre ursprüngliche Schätzung an die der Gruppe anpassten. Solomon Asch platzierte in einem späteren Versuch ahnungslose Probanden in Gruppen von Eingeweihten (die den Ahnungslosen als normale Teilnehmer vorgestellt wurden). Dann befragte er alle zu der Länge von Linien auf einem Bild. Zunächst gaben die Eingeweihten richtige Antworten, dann nur noch falsche. Selbst bei offensichtlich Fehlern schlossen sich die Ahnungslosen bei etwa 30 Prozent der gestellten Fragen der Mehrheitsmeinung an. Drei Viertel der Teilnehmer gaben insgesamt mindestens eine falsche Antwort.

**Konformität kann positiv sein – beispielsweise fällt es Rauchern in einer Gruppe leichter ihre schädliche Gewohnheit abzulegen.**

## Unter Druck

Nach dem Experiment wurden Aschs ahnungslose Teilnehmer befragt. Sie gaben an, sie hätten sich schüchtern und ängstlich gefühlt und befürchtet von der Gruppe

**Angepasst** ➲
In Aschs Experiment fragte man die Teilnehmer, welche Linie – A, B oder C – die gleiche Länge hat wie die links auf der Tafel. Viele gaben einfach die gleiche Antwort wie alle anderen, obwohl sie wussten, dass sie falsch war.

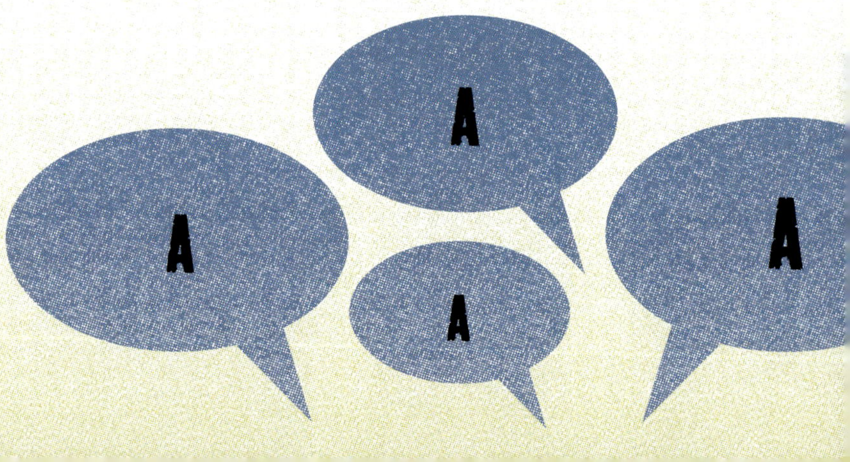

# alle tun?

nicht anerkannt zu werden. Die meisten berichteten, sie seien zu einem anderen Resultat gekommen als die übrigen. Manche schlossen sich der Mehrheit an, obwohl sie wussten, dass die falsch lag, nur um sich nicht offen zu ihrer Meinung bekennen zu müssen. Andere meinten, sie hätten am Ende selbst geglaubt, die Gruppe habe die richtige Lösung. Solche Experimente zeigen, dass wir uns in einer Gruppe unter Druck fühlen. Wir brauchen die Anerkennung von anderen. Auch wenn wir nicht mit ihnen übereinstimmen, geben wir nach, um uns anzupassen. Außerdem möchten wir unsere Meinung absichern und suchen bei anderen Bestätigung oder Führung, was Selbstzweifel wecken und zu einer Meinungsänderung führen kann.

## Standfest bleiben

Nicht jeder ist bereit echtem oder vermeintlichem Gruppendruck nachzugeben. In Aschs Experimenten gab es durchaus Abweichler und in ähnlichen Studien hielten viele – wenn sie gebeten wurden, ihre Antworten niederzuschreiben oder sie im Privaten abzugeben – an ihrer eigenen Meinung fest. Wenn auch ein „Komplize" mit der falschen Antwort nicht einverstanden war, gaben noch weniger Teilnehmer nach. Das Experiment von Asch wurde in verschiedenen Teilen der Welt wiederholt. Dabei zeigte sich, dass in unterschiedlichen Kulturen nicht der gleiche Konformitätsdruck herrscht. In den kollektivistischen Gesellschaften Asiens und Afrikas, wo die Bedürfnisse der Gruppe vor denen des Individuums rangieren, passten sich mehr Teilnehmer an als im individualistischen Westen, wo die persönliche Meinung mehr Wert hat.

### KETTENREAKTION

Die Dynamik bei einem Applaus zeigt unser Bedürfnis nach Anpassung. Schwedische Wissenschaftler fanden heraus, dass ein oder zwei Menschen den Beifall beginnen oder stoppen können, weil die anderen dem Gruppendruck nachgeben. Diese Neigung, dem Trend zu folgen, erklärt auch, warum Menschen sich für Klatschgeschichten interessieren oder sich Facebook- und Twitter-Gruppen anschließen.

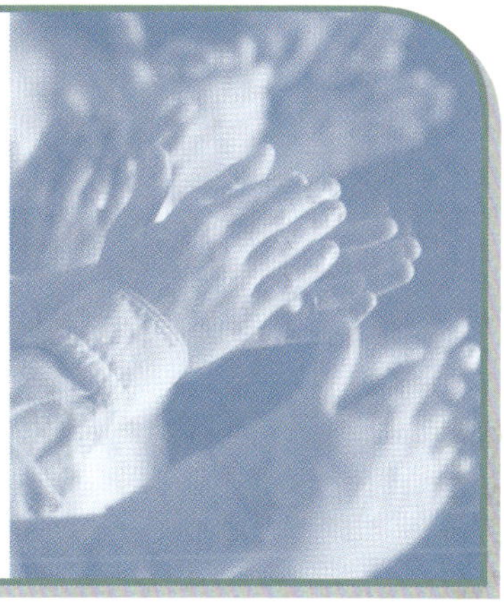

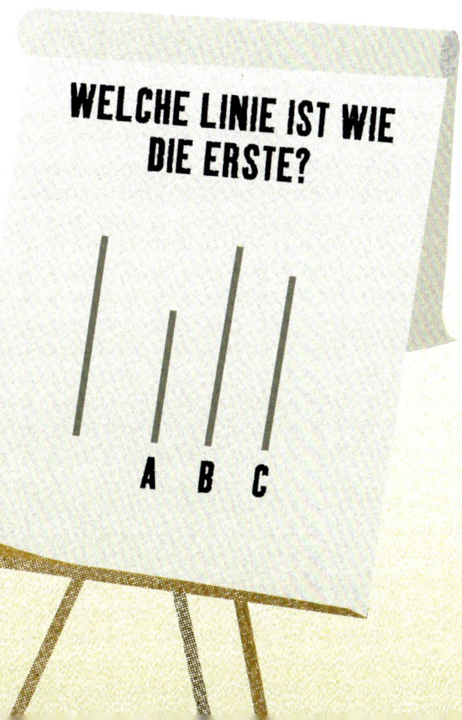


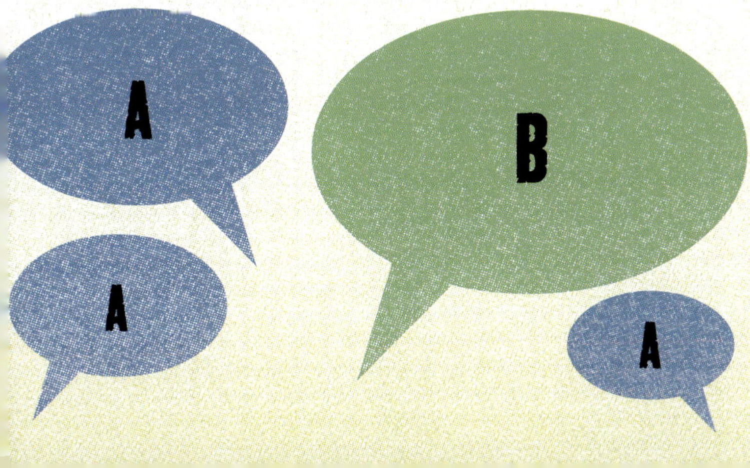

# Warum **gute** Menschen

**Menschen sind zu schrecklicher Gewalt und Grausamkeit fähig – selbst wenn sie ansonsten ein gutes Leben führen. Oft machen sie dann die Umstände für ihre Taten verantwortlich oder behaupten, sie hätten Anweisungen befolgt. Psychologen suchen nach Gründen, warum Menschen so handeln.**

## Ein schockierendes Experiment

Angesichts der Gräueltaten der Nazis im Zweiten Weltkrieg fragten sich Psychologen, ob nur bestimmte Menschen zu solchen entsetzlichen Taten fähig sind oder ob unter ähnlichen Umständen die meisten von uns so handeln würden. Zwei berühmte (und gegensätzliche) Experimente kamen zu unbequemen Schlussfolgerungen. Im ersten untersuchte Stanley Milgram, wie autoritätshörig wir sind. Er zahlte Männern 4,50 US-Dollar dafür, dass sie an einer Studie teilnahmen. Jedem der Teilnehmer wurde „Mr. Wallace" vorgestellt, der sich als Teilnehmer mit Herzproblemen vorstellte. Dann entschied das Los, wer „Lehrer" und „Schüler" sein sollte (tatsächlich waren die echten Teilnehmer immer Lehrer). Der Lehrer musste dann Mr. Wallace, dem Schüler, eine Reihe von Fragen stellen. Vom „Versuchsleiter" wurde er angewiesen, dem Schüler für jede falsche Antwort einen Elektroschock zunehmender Stärke zu verpassen (real gab es keinen elektrischen Schlag). Wenn der Lehrer zögerte, wurde er vom Versuchsleiter aufgefordert, fortzufahren. Bei den ersten Elektroschocks stöhnte Mr. Wallace. Mit zunehmender Intensität jammerte er und bei 315 Volt schrie er laut. Bei mehr als 330 Volt trat Stille ein.

**Wir gehorchen einer Autoritätsperson eher, wenn sie eine Uniform trägt. Das gilt inbesondere für Polizeiuniformen.**

## Befehlen gehorchen?

Milgram stellte fest, dass alle Teilnehmer Schocks von bis zu 300 Volt gaben, etwa ein Drittel sogar 450 Volt und mehr. Sie zeigten sich besorgt, dachten aber, dass sie dem Versuchsleiter gehorchen mussten. Milgram folgerte, dass wir dazu erzogen werden, Autoritätspersonen zu respektieren und ihnen zu gehorchen. Wir können uns jedoch auch anders entscheiden, wenn wir gegen unser Gewissen handeln und unsere

**MENSCHEN TUN, WAS MAN IHNEN SAGT.**

STANLEY MILGRAM

# Schlechtes tun

persönliche Verantwortung abgeben müssten. Das blinde Befolgen von Befehlen kann dennoch dazu führen, dass ansonsten gute Menschen schreckliche Taten begehen.

## Eine Rolle spielen

Milgrams Experiment zeigte, dass Menschen dazu neigen, sich Autoritäten unterzuordnen. Philip Zimbardo hingegen untersuchte, wie soziale Umstände uns zu schlimmen Taten verleiten können. Er bildete für sein berühmtes Stanford-Gefängnis-Experiment an der Stanford University ein Gefängnis nach und 24 Studenten bekamen per Zufall die Rollen „Gefangener" oder „Wärter" zugeteilt. Das Erstaunliche an diesem Experiment war, wie rasch und umfassend sich die Teilnehmer in ihre Rollen hineinfanden – die Wärter wurden autoritär und aggressiv und die Gefangenen passiv. Bei der anschließenden Befragung gaben die Wärter an, sie hätten gespürt, dass ihre Rolle, verstärkt durch Uniform, Schlagstock und Handschellen, ihnen Macht verlieh. Die Gefangenen hingegen berichteten über Gefühle der Machtlosigkeit und Demütigung. Zimbardo folgerte, dass wir alle dazu neigen, uns der Rolle anzupassen, die die Gesellschaft uns überträgt, und dass soziale Kräfte die Macht haben, uns zu jemandem zu machen, der zu schlimmen Taten fähig ist.

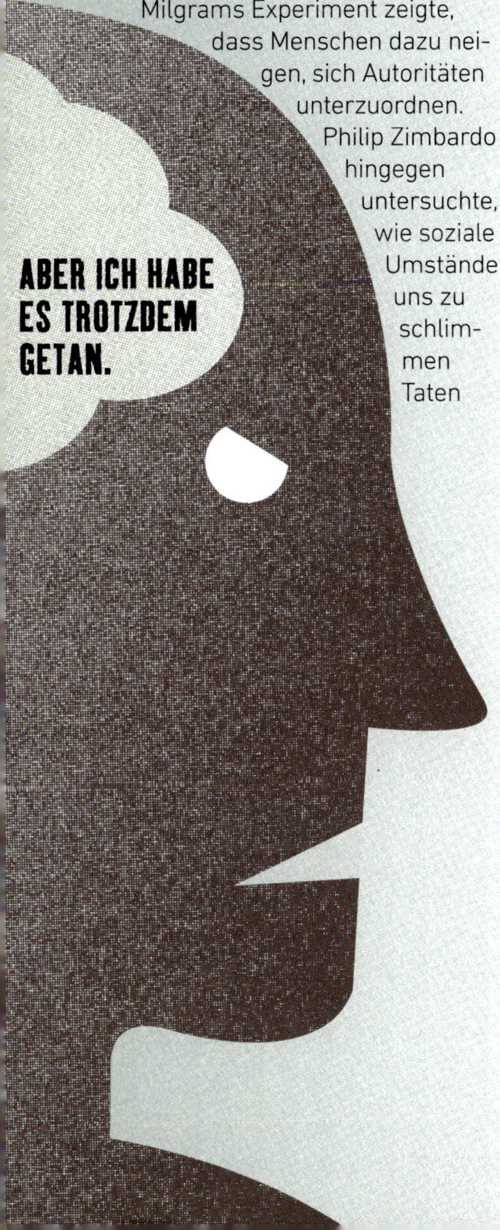


Siehe auch: 28–29, 108–109, 134–135

**VIELE MENSCHEN BEOBACHTETEN, WAS GESCHAH, UND SAGTEN NICHTS.**

PHILIP ZIMBARDO

### AUF ANWEISUNG DES ARZTES

Ein Versuchsleiter rief als Arzt 22 Krankenschwestern an. Er bat sie, einem Patienten 20 Milligramm eines Medikaments zu geben, das Rezept bekämen sie später. Diese Arznei war „rezeptpflichtig" (tatsächlich harmlos), die Höchstdosis lag bei zehn Milligramm, trotzdem erledigten 21 Schwestern den Auftrag. In einer Vergleichsgruppe, in der die Anweisung diskutiert wurde, hätten nach eigenen Angaben alle außer einer das Medikament nicht verabreicht.

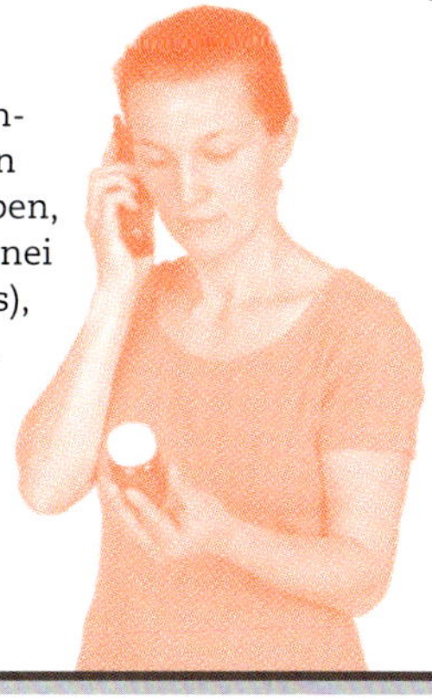

# Sei nicht so

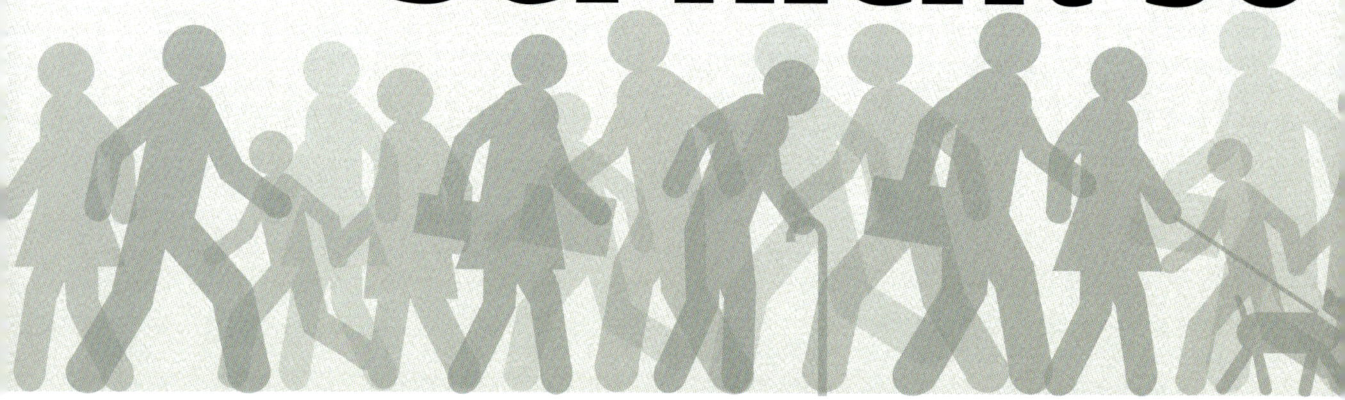

**Menschen helfen sich gegenseitig auf verschiedene Weise: Sie bieten jemandem ihren Sitzplatz an oder spenden für wohltätige Zwecke. Auch wenn es so wirkt, als wären wir freundlich zu anderen, geschieht das oft nicht ganz uneigennützig. Vielleicht gibt es wahren Altruismus – anderen ohne Eigennutz zu helfen – in Wirklichkeit gar nicht.**

## Was bringt es mir?

Psychologen sind sich uneins darüber, ob wir fähig zu echtem Altruismus sind oder nicht. Manche glauben, anderen zu helfen, vor allem Familienmitgliedern oder Menschen in unserer gesellschaftlichen Gruppe, hat in der Evolution dazu gedient, unsere eigene Art zu schützen. Andere meinen zu helfen sei tatsächlich egoistisch, da wir uns dabei gut fühlen und vor anderen gut dastehen. Oder unser Helfen könnte dazu dienen, den eigenen Stress zu lindern, der entsteht, weil wir jemanden in Not sehen. Daniel Batson meinte hingegen, dass jede Hilfe aus Eigennutz geschieht, und behauptete, dass wir mitfühlende Emotionen wie Mitleid und Zärtlichkeit haben, die zu dem aufrichten Wunsch führen, die Not eines Opfers zu verringern. Und da wir alle diese Empathie erfahren, sind wir fähig zu altruistischem Verhalten.

**Menschen helfen eher, wenn sie gute Laune haben – aber nicht, wenn ihnen das wahrscheinlich ihre Stimmung verdirbt.**

## Der Zuschauer-Effekt

Ein brutaler Mord lenkte das Interesse der Psychologen erstmals auf das Hilfsverhalten. Im Jahr 1964 wurden 38 Passanten Zeuge, wie Kitty Genoves in New York erstochen wurde. Keiner bot Hilfe an und nur einer rief nach dem Vorfall die Polizei. Die Öffentlichkeit war schockiert, weil niemand eingeschritten war, aber Psychologen, darunter Philip Zimbardo, erklärten, die Anwesenhei so vieler Zeugen sei exakt der Grund dafür. Das Phänomen nannte man „Zuschauer-Effekt" – je mehr Zeugen es gibt, desto weniger fühlt sich der Einzelne zuständig

**EMPATHIE FÜR EINE PERSON IN NOT ZU HABEN GIBT UNS MOTIVATION ZU HELFEN.**

**DANIEL BATSON**

dafür, etwas zu tun. Diese These überprüften John M. Darley und Bibb Latané in Experimenten, um zu sehen, ob die Gruppengröße die Bereitschaft beeinflusst, jemandem zu helfen, der scheinbar einen epileptischen Anfall erleidet, oder Rauchgeruch in einem Raum zu melden. Je größer eine Gruppe war, desto länger dauerte es, bis jemand handelte.

# egoistisch!

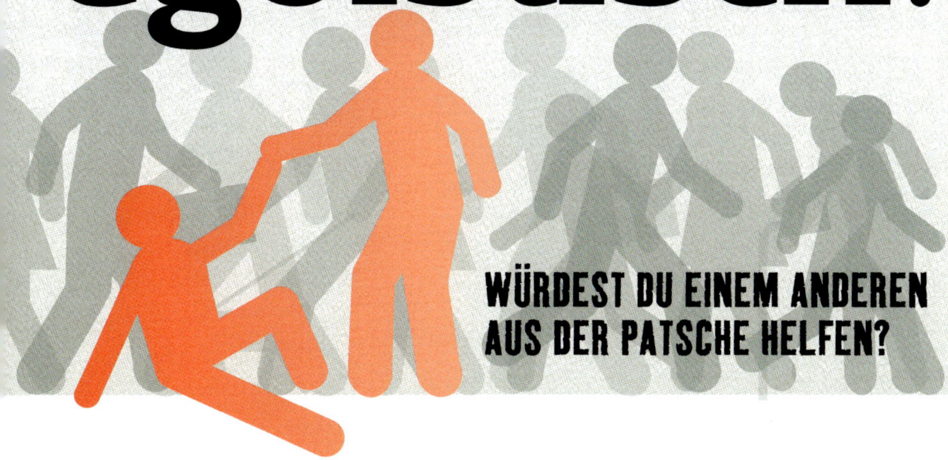

**WÜRDEST DU EINEM ANDEREN AUS DER PATSCHE HELFEN?**

**Im Schutz der Menge**
Studien zeigen, dass Menschen in großen Gruppen weniger hilfsbereit sind. Daniel Batson hält dagegen, dass die Fähigkeit, die Gefühle anderer zu verstehen und zu teilen – die Empathie – diesen Widerstand überwinden sollte.

> **WENN VIELE MENSCHEN EINEN NOTFALL SEHEN, VERMUTEN ALLE, DASS JEMAND ANDERES HELFEN WIRD.**
>
> PHILIP ZIMBARDO

## Pro und Kontra

Darley und Latané gaben zu bedenken, dass alle Zuschauer einen Entscheidungsprozess durchmachen, wenn jemand Hilfe braucht. Vor dem Eingreifen reagieren sie positiv in fünf Stufen: Sie müssen zunächst den Vorfall bemerken, ihn als Notfall interpretieren und als Nächstes Verantwortung empfinden. Dann müssen sie die passende Hilfe auswählen und diese zuletzt in die Tat umsetzen. Eine negative Reaktion auf einer der Stufen bedeutet, der Zuschauer hilft nicht. Das erklärt, warum die meisten nicht helfen, aber nicht, warum andere dies sehr wohl tun. Später kombinierten Darley und Latané ihre Theorie mit Batsons Vorstellungen von Empathie und mit der potenziellen Kosten-Nutzen-Abwägung für das Helfen. Sie beschrieben einen Entscheidungsprozess in zwei Stufen: Zunächst geht es um Aufmerksamkeit, das heißt um eine emotionale Reaktion auf die Not des Opfers, dann folgt die Kosten-Nutzen-Betrachtung, bei der der Zuschauer Pro und Kontra des Eingreifens abwägt. Oft entsteht dabei ein Dilemma wegen der Art der Hilfe und der Identität des Opfers. Diese These wurde durch Experimente unterstützt: Die Versuchsleiter gaben vor, in einer New Yorker U-Bahn zu kollabieren. Der eine trug eine Krücke, der andere eine Flasche in einer braunen Papiertüte. Dem „Behinderten" halfen 90 Prozent der Zeugen, dem „Betrunkenen" nur 20 Prozent. Vermutlich dachten die Zuschauer, der Betrunkene verdiene ihre Hilfe nicht und das Helfen würde mehr Ärger verursachen können, als es wert sei.

Siehe auch: 146–147

### DER GUTE SAMARITER

Man bat Studenten, ein Referat über den guten Samariter zu halten. Bei der Ankunft sagte man einigen, sie seien zu spät, manchen, sie seien pünktlich und anderen, sie seien zu früh dran. Auf dem Weg zum Vortragssaal gingen alle an einem Mann vorbei, der in Not war. Nur zehn Prozent der Studenten, die es sehr eilig hatten, boten Hilfe an, im Vergleich 45 Prozent derjenigen, die mäßig in Eile waren, und 63 Prozent derjenigen mit viel Zeit. Den Studenten in Eile war wohl das Risiko zu hoch, zu spät zu kommen.

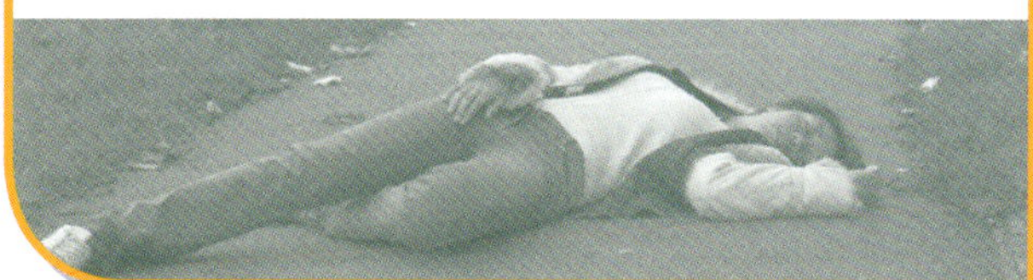

# SOLOMON ASCH

## 1907–1996

Solomon Asch und seine Familie zogen 1920 aus Warschau (Polen) nach New York (USA), er war damals 13 Jahre alt. Nach dem Studienabschluss in Naturwissenschaften machte er seinen Doktor in Psychologie beim Gestaltpsychologen Max Wertheimer. Asch führte die Arbeit seines Mentors fort, lehrte an mehreren Universitäten in den USA und wurde einer der Pioniere der Sozialpsychologie. Am bekanntesten ist seine Arbeit über Konformität.

### PROPAGANDA

Als der Zweite Weltkrieg vorbei war, nahm sich Asch die darin eingesetzte Kriegspropaganda vor. Viele Psychologen glaubten, die Überzeugungskraft hänge vor allem vom Prestige der Person ab, die eine Botschaft ausgibt. Asch dagegen meinte, Menschen würden nicht blind eine Botschaft akzeptieren, nur weil sie von einer bestimmten Person kommt, sondern Inhalt und Sinn abhängig davon hinterfragen, wer sie überbringt.

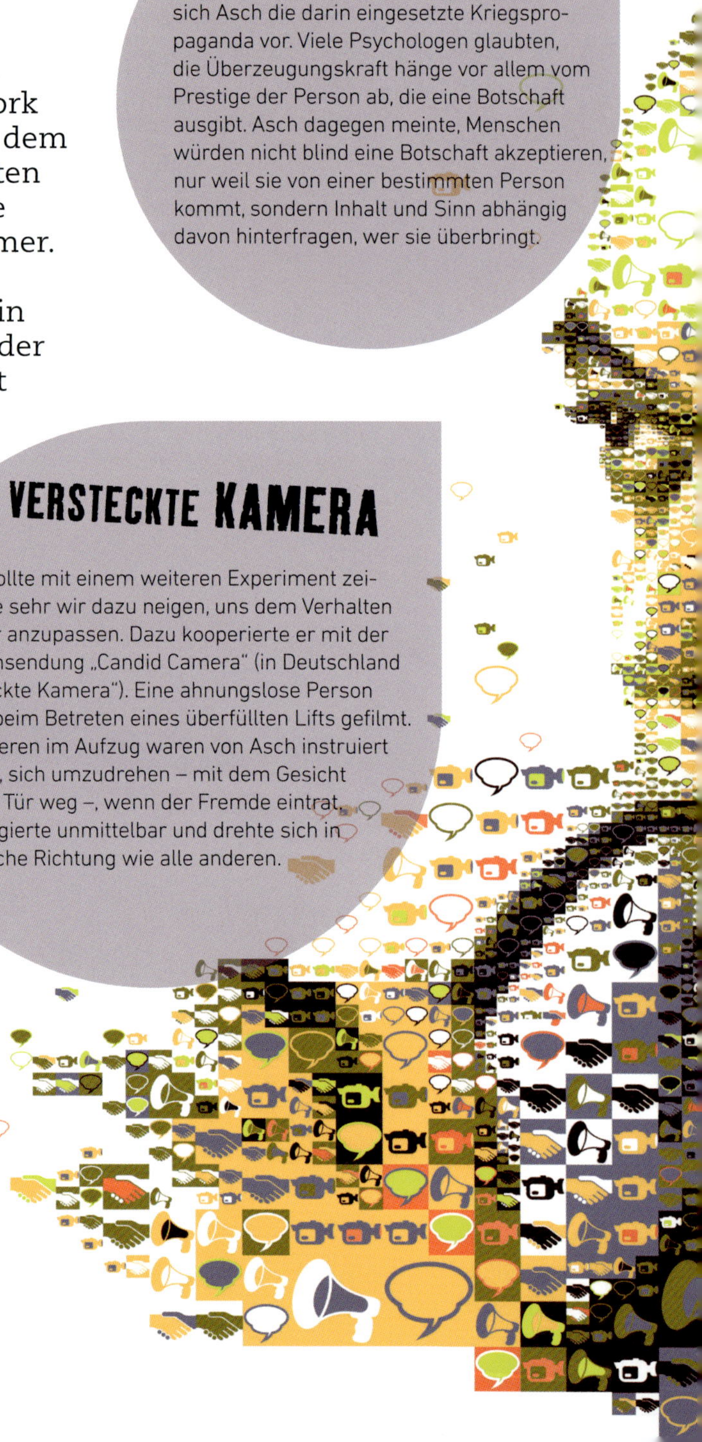

### VERSTECKTE KAMERA

Asch wollte mit einem weiteren Experiment zeigen, wie sehr wir dazu neigen, uns dem Verhalten anderer anzupassen. Dazu kooperierte er mit der Fernsehsendung „Candid Camera" (in Deutschland „Versteckte Kamera"). Eine ahnungslose Person wurde beim Betreten eines überfüllten Lifts gefilmt. Die anderen im Aufzug waren von Asch instruiert worden, sich umzudrehen – mit dem Gesicht von der Tür weg –, wenn der Fremde eintrat. Der reagierte unmittelbar und drehte sich in die gleiche Richtung wie alle anderen.

Asch sprach nicht gut Englisch, als er nach New York kam. Er brachte es sich selbst bei, indem er Charles Dickens las.

### EINDRUCK MACHEN

Asch interessierte auch, wie Menschen sich ein Bild von anderen machen. In einer Studie gab er Teilnehmern Listen mit Merkmalen erfundener Personen. Er stellte fest, dass einzelne kleine Änderungen – z.B. jemanden als „freundlich" statt „kalt" zu beschreiben, während alle anderen Eigenschaften gleich blieben – dazu führten, dass ganz andere Meinungen über die beschriebenen Personen entstanden.

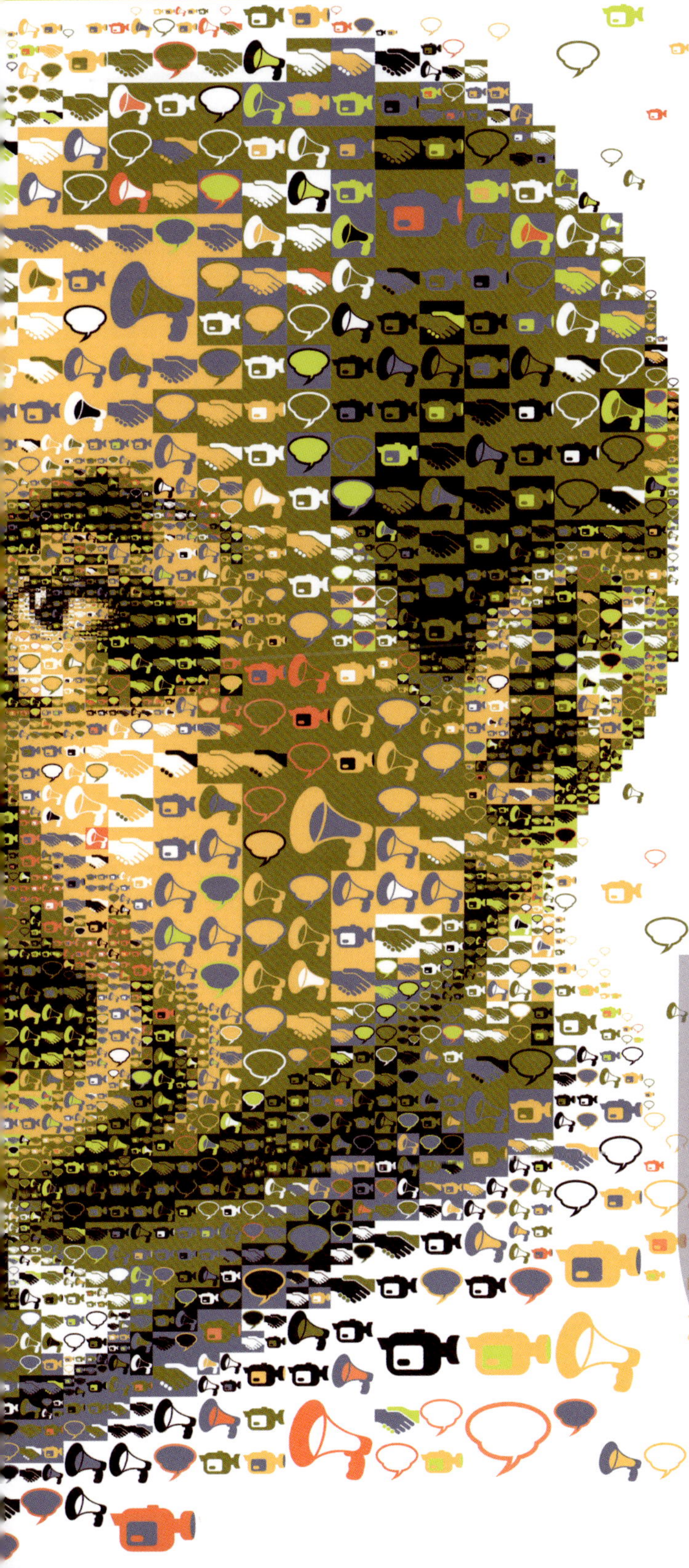

„Der menschliche **Geist** ist ein Organ zur Entdeckung der **Wahrheit,** nicht der **Unwahrheit.**“

## METAPHERN

Bei den Forschungen dazu, wie bei uns Eindrücke von anderen entstehen, fiel Asch vor allem die Sprache auf, die wir verwenden, um Eigenschaften zu beschreiben. Menschen verwenden z. B. die Begriffe „kalt“, „warm“, „süß“ oder „bitter“ nicht nur für physische Dinge, sondern auch, um Persönlichkeitsmerkmale zu beschreiben. Er untersuchte ähnliche Sprachbilder aus aller Welt, sowohl frühere als auch moderne, und erkannte, dass sie widerspiegeln, wie wir menschliche Eigenschaften wahrnehmen.

# Eine Frage der

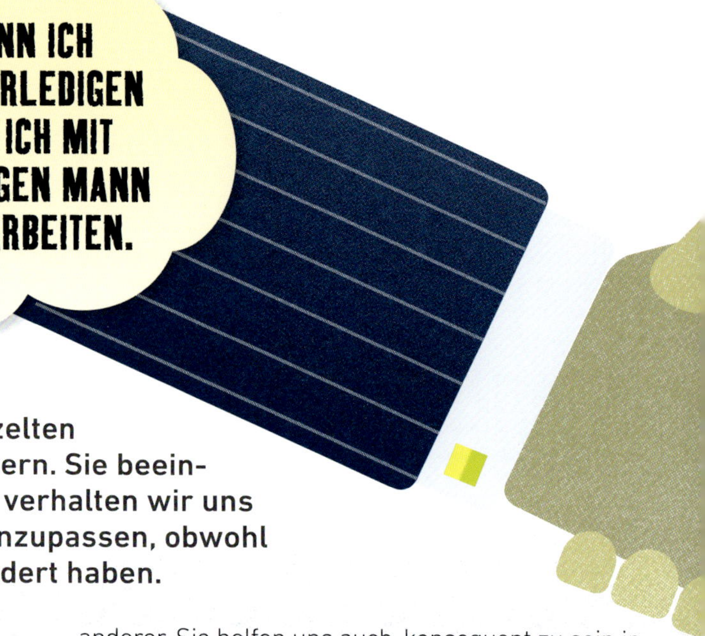
JUNGE LEUTE SIND UNZUVERLÄSSIG …
… ABER WENN ICH DIE ARBEIT ERLEDIGEN WILL, MUSS ICH MIT DIESEM JUNGEN MANN ZUSAMMENARBEITEN.

**Unsere Einstellungen, besonders die gegenüber anderen Menschen und Meinungen, beruhen oft auf tief verwurzelten Überzeugungen, die wir nur ungern ändern. Sie beeinflussen unser Verhalten stark. Dennoch verhalten wir uns manchmal auf bestimmte Art, um uns anzupassen, obwohl sich unsere Überzeugungen nicht verändert haben.**

## Was sind Einstellungen?

Einstellungen sind Meinungen, die wir uns über Dinge und andere Menschen mit ihren Überzeugungen bilden. Das bezieht sich nicht nur auf einen bestimmten Zeitpunkt, sondern gilt allgemein. Der Sozialpsychologe Daniel Katz meinte, unsere Einstellungen seien eine Kombination unserer Assoziationen zu einer Person oder zu einer Sache und wie positiv oder negativ wir sie betrachten. So glauben wir etwa, junge Menschen seien abenteuerlustig und ältere vorsichtig, aber unsere Einstellung hängt davon ab, ob wir diese Eigenschaften gut oder schlecht finden. Die Werte und Überzeugungen, die unsere Einstellungen ausmachen, werden durch unsere gesellschaftliche Situation beeinflusst. Wir imitieren die Normen der Kultur, in der wir aufgewachsen sind, und versuchen uns an die Gruppen, denen wir angehören, seien sie religiöser oder politischer Art, anzupassen. Sind unsere Einstellungen gesellschaftlich akzeptiert, bekommen wir dafür die Zustimmung anderer. Sie helfen uns auch, konsequent zu sein in unserem Urteil über Dinge, unsere Gedanken auszudrücken und uns gegen andere Meinungen zu verteidigen. Schüler, die schlecht sind im Sport, entwickeln z. B. oft eine negative Einstellung gegenüber allen Sportarten, um sich vor Demütigungen zu schützen.

> **Menschen mögen andere Menschen, Dinge und Meinungen eher, wenn sie während eines Essens mit ihnen konfrontiert werden.**

## Einstellungen und Handeln

Natürlich beeinflussen unsere Einstellungen unser Verhalten. Sie bestimmen z. B., wen wir wählen, welche Zeitung wir lesen und welche Freunde wir uns suchen. Zudem sind sie Grundlage dafür, wie wir mit Leuten umgehen, die andere Ansichten vertreten. Doch aus den Einstellungen einer Person können wir nicht immer ableiten, wie sie sich verhalten wird.

Manchmal handeln Menschen gegen ihre Überzeugungen, weil sie sich den Ansichten anderer anpassen oder einer Autoritätsperson folgen. Wenn unsere Meinung im persönlichen Umfeld nicht akzeptiert wird, empfinden wir Druck, auf eine bestimmte Weise zu

# Einstellung

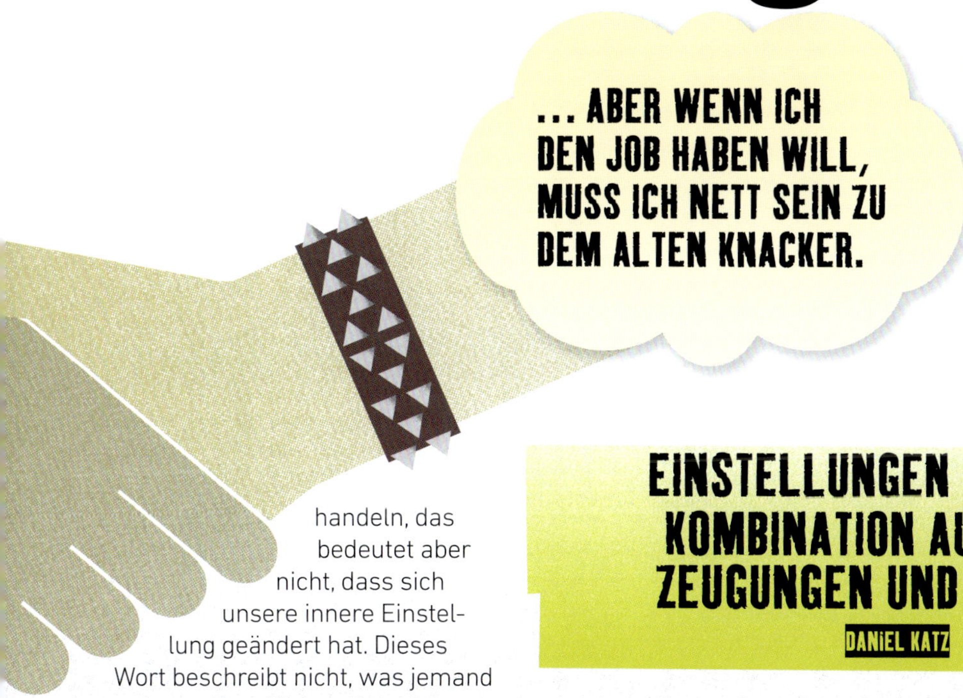
ALTE LEUTE SIND LANGWEILIG ...
... ABER WENN ICH DEN JOB HABEN WILL, MUSS ICH NETT SEIN ZU DEM ALTEN KNACKER.

**Innerer Konflikt**
Manchmal verhalten sich Menschen so, als würden sie miteinander auskommen und sich gegenseitig respektieren. Das bedeutet nicht, dass sie innerlich davon überzeugt sind.

handeln, das bedeutet aber nicht, dass sich unsere innere Einstellung geändert hat. Dieses Wort beschreibt nicht, was jemand tut, sondern wie er fühlt und denkt.

## Festgefahrene Meinungen?

Wir finden es leichter, unsere Meinungen anzupassen oder zu verbergen als unser Denken und Fühlen zu verändern. Dies beides beruht auf Überzeugungen und Werten, die sich über lange Zeit hinweg herausgebildet haben. Unsere Einstellungen sind also tief verankert. Manche lassen sich noch schwieriger abwandeln als andere, besonders wenn sie dabei helfen, sich gegen andere Ansichten zu verteidigen. Im Extremfall führt dies zur Diskriminierung von Menschen und Ideen und es können Überlegenheitsgefühle entstehen. Da Einstellungen auch von den Normen gesellschaftlicher Gruppen abhängen, ändern sie sich, wenn wir uns in anderen Kreisen bewegen oder sich im Lauf der Zeit die Einstellungen in unserer Gruppe ändern. Vor 200 Jahren etwa akzeptierten die meisten Menschen die Sklaverei – damals war dies eine akzeptierte gesellschaftliche Einstellung. Mit den sozialen Umwälzungen wandelten sich diese Einstellungen in der Gesellschaft und beim Einzelnen, heute stößt diese Idee wohl kaum noch auf Zustimmung.

> **EINSTELLUNGEN SIND EINE KOMBINATION AUS ÜBERZEUGUNGEN UND WERTEN.**
> DANIEL KATZ

### SCHWARZ UND WEISS

In den 1950er-Jahren waren Vorurteile gegen Schwarze in den Südstaaten der USA die gesellschaftliche Norm. In einer Studie über Bergarbeiter fanden Psychologen jedoch heraus, dass die Norm unter Tage sich davon unterschied. Unten im Schacht waren 80 Prozent der Weißen mit schwarzen Kollegen befreundet, über Tage waren es nur noch 20 Prozent. Die weißen Bergleute folgten unter und über Tage unterschiedlichen gesellschaftlichen Normen.

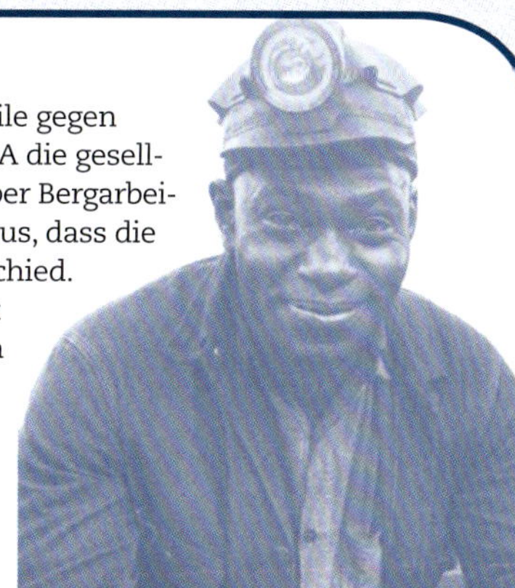

# Die Kraft der **Manipulation**

**Viele Menschen wollen unsere Meinungen ändern. Auf persönlicher Ebene möchten uns Freunde überzeugen etwas Bestimmtes zu tun oder zu denken, über die Werbung will man uns Produkte verkaufen, Politiker und Prediger hoffen unsere Überzeugung zu beeinflussen. Dazu werden unterschiedlichste Überzeugungsmethoden eingesetzt.**

Siehe auch: 74–75

## Die Botschaft rüberbringen

Versucht eine Person aus unserem persönlichen Umfeld uns umzustimmen, serviert sie uns logische Argumente für einen bestimmten Standpunkt. Das ist allerdings nicht das Einzige, was zählt – uns beeinflusst auch, ob wir den Menschen mögen oder nicht, ob andere diese Vorstellung teilen und was wir gewinnen, wenn wir unsere Einstellung ändern. Dies gilt auch für Werbung oder öffentliche Personen, die andere überzeugen wollen. Gute Argumente sind nur ein Teil des Ganzen. Eine Botschaft rüberzubringen erfordert emotionale und logische Zugkraft und sie muss aus einer zuverlässigen Quelle stammen. Die Angesprochenen müssen glauben, dass die Inhalte für sie relevant sind, sie müssen mit der neuen Idee vertraut gemacht werden – und sie darf nicht fest verankerten Überzeugungen widersprechen.

**Wenn wir unser Gegenüber im Gespräch mit seinem Namen ansprechen, wird die Person uns eher mögen und uns eher glauben.**

## Professionelle Tricks

Im 20. Jh. setzte man in der Werbung verstärkt auf psychologische Strategien für das Produktmarketing und nutzte das psychologische Fachwissen darüber, wie sich Einstellungen verändern lassen. Nach einem Skandal, der ihn seine Stellung an der Universität kostete, heuerte der Behaviorist John B. Watson bei einer Werbeagentur an, wo er psychologische Methoden zur Vermarktung unterschiedlicher Produkte einführte. Die Werbefachleute wussten schon lange, dass es nicht ausreicht, einfach ein gutes Produkt zu präsentieren, und Watson schlug neue Methoden vor, um die Kunden zu überzeugen. Wirksame Werbung muss Emotionen wie Liebe, Angst und Wut ansprechen – z. B. kann sie suggerieren, dass ein Produkt

### FURCHT VOR DEM UNBEKANNTEN

Menschen fühlen sich wohler mit dem, was sie kennen, und unwohl bei neuen Ideen, besonders wenn diese ihren eigenen widersprechen. Der Sozialpsychologe Robert Zajonc zeigte Menschen Bilder mit verschiedenen Symbolen und stellte Folgendes fest: Je öfter sie ein bestimmtes Symbol sahen, desto mehr mochten sie es. Etwas wiederholt zu sehen macht uns Dinge vertrauter, unsere Einstellung dazu verändert sich.

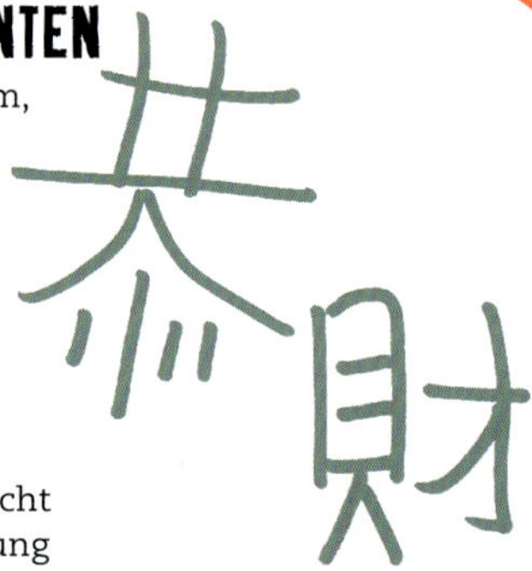

uns attraktiver für das andere Geschlecht macht oder dass Bioprodukte gesünder sind als stark verarbeitete Nahrungsmittel. Watson war auch ein Pionier der Produktempfehlung – er engagierte Ärzte und Prominente, um Botschaften zu untermauern – und nutzte die Marktforschung zur systematischen Analyse, wie empfänglich Menschen für ein neues Produkt sind.

**AUS ANGST, MIT IHRER MEINUNG ALLEIN DAZUSTEHEN, WOLLEN LEUTE IN DER BREITEN MASSE UNTERTAUCHEN.**

JAMES A. C. BROWN

## Manipulation pur

Andere nutzen diese Strategien, um Ideen statt Produkte zu verkaufen. Politische und religiöse Gruppen müssen Menschen von ihren Inhalten überzeugen, um Mitglieder zu gewinnen. Oft wird mit Ängsten gearbeitet, um Veränderungen zu bewirken, etwa bei Gesundheitskampagnen gegen das Rauchen. Doch Angst kann auch missbraucht werden, um extreme Ansichten zu verbreiten. In einer Studie zur Nazipropaganda der 1930er- und 1940er-Jahre zeigte James A. C. Brown, wie Ängste benutzt wurden, um das Denken der Menschen zu manipulieren.

Die Sorge aus der Menge herauszustechen schränkte die Wahlfreiheit ein, zudem ersetzte Propaganda logische Argumente durch einen Standpunkt, als wäre er eine unstrittige Tatsache. Sie erklärte einen „Feind" zum Sündenbock (in diesem Fall die „Juden"). Ein „Führer" wie Adolf Hitler wiederholte diese Idee als emotionalen Slogan und indoktrinierte wirksam durch „Gehirnwäsche". Die gleichen Methoden wendeten andere autoritäre Regime und religiöse Sekten an. Suggestion kann allerdings auch positiv wirken: In der kognitiven Verhaltenstherapie hilft sie ungesunde Einstellungen zu verändern.

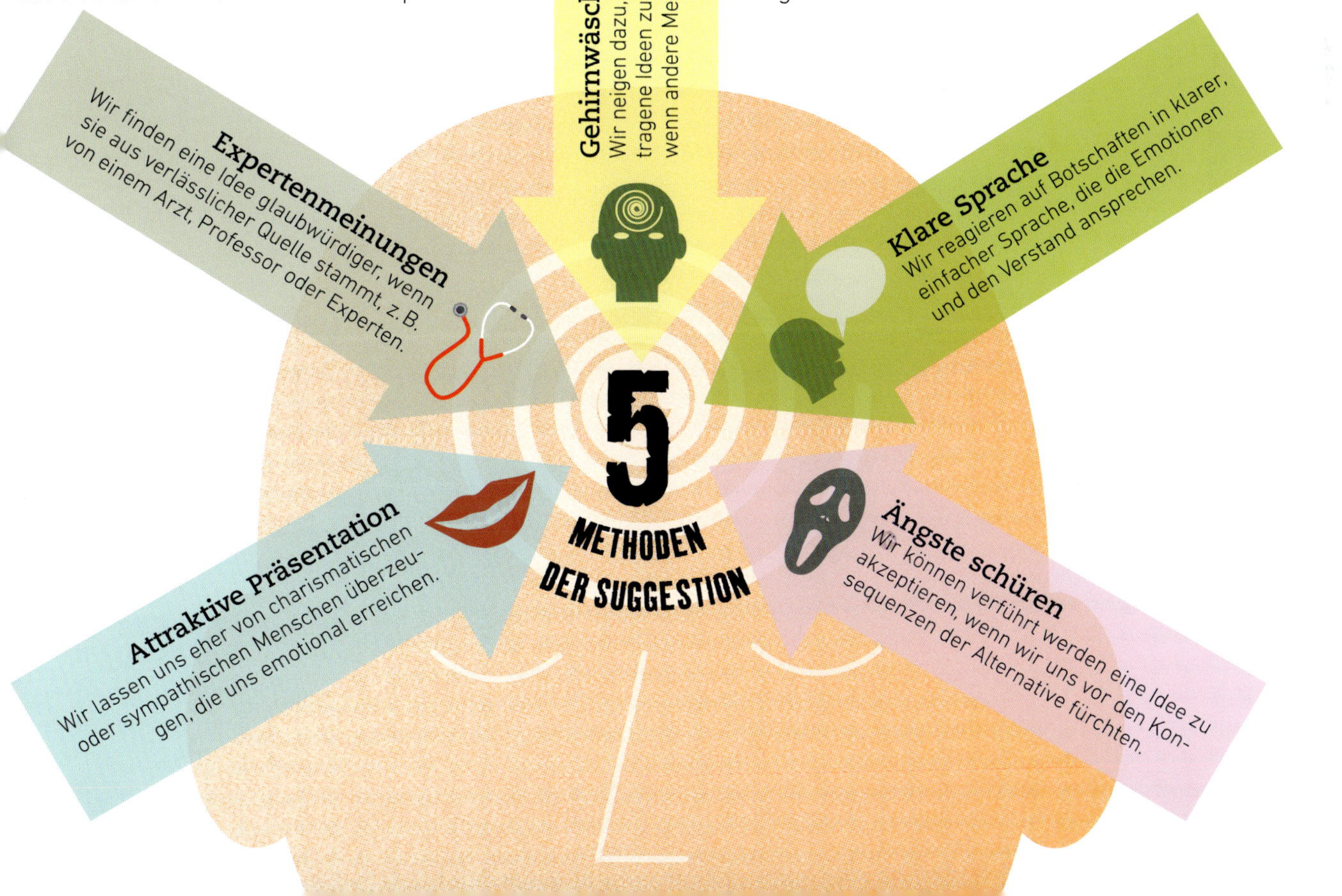

# Was macht uns

**Wut ist eine unserer grundlegenden Emotionen, und wir alle fühlen sie ab und zu. Sie kann, durch Frustration, aus unserem Inneren kommen oder von etwas in unserer Umgebung ausgelöst werden. Wie bei anderer Emotionen haben wir nur begrenzte Kontrolle darüber – Wut kann aus uns herausbrechen und sich in Aggression gegenüber anderen äußern.**

> **AGGRESSION IST IMMER EINE FOLGE VON FRUSTRATION … UND FRUSTRATION FÜHRT IMMER ZU AGGRESSION.**
>
> JOHN DOLLARD UND NEAL E. MILLER

Siehe auch: 26–27, 92–93

## Die Wut in uns

Wir Menschen haben gelernt unsere Wut und Aggression zu kontrollieren, aber viele Psychologen halten sie für einen Teil der menschlichen Natur. Einige Zyniker meinen, wir seien im Grunde egoistisch und bräuchten die Aggression, um uns Macht und Vorteile zu sichern. Konrad Lorenz verstand Aggression als einen Instinkt mit der entwicklungsgeschichtlichen Funktion Familie, Ressourcen und Lebensraum zu schützen. Sigmund Freud verknüpfte diesen Gedanken mit der Idee, dass mit der Wut ein Impuls zur Selbstzerstörung einhergeht. Zwar würden wir die innere Wut gegen uns selbst unterdrücken, aber wenn wir sie zu lange zurückhielten, führe sie zu einem Ausbruch aggressiven Verhaltens. Albert Bandura hingegen behauptete, obwohl Wut und Aggression angeboren seien, sei die Art, wie wir sie äußern – unser aggressives Verhalten – sozial erlernt. In seinem berühmten „Bobo-Puppen-Experiment" zeigte er, dass Kinder das aggressive Verhalten Erwachsener imitieren. Dies nährte Befürchtungen, dass Gewalt in Filmen oder Computerspielen Aggressionen fördert, vor allem bei jungen Menschen.

**Die Forschung zeigt, dass Sportteams, die Schwarz tragen, mehr Fouls begehen.**

## Wie frustrierend

Mit den Ursachen für aggressives Verhalten beschäftigten sich auch die US-Psychologen Neal E. Miller und John Dollard. Sie nahmen an, wir würden aggressiv, wenn wir daran gehindert werden, etwas zu erreichen. Bei Menschen entsteht Frust, wenn ihre Anstrengungen ins Leere laufen, und ihre Aggression zielt auf alles ab, was ihnen begegnet. Manchmal ist für den Frust aber niemand verantwortlich und wenn das eigene Unvermögen die Ursache ist, richtet sich die Aggression oft auf ein unschuldiges Ziel, den Sündenbock. Dollard und Miller glaubten, Frustration führe immer zu Aggression, verfeinerten später aber ihre Theorie durch die These,

### SYMBOLE DER GEWALT

In Leonard Berkowitz' Studie erhielt die eine Hälfte der Teilnehmer Elektroschocks. Dann waren sie an der Reihe selbst Elektroschocks zu verteilen. In dem Raum, in dem dies stattfand, lag entweder eine Pistole oder ein Badmintonschläger. Wer Elektroschocks erhalten hatte, teilte mehr aus, am meisten aber die Personen, die Elektroschocks erhalten hatten und zugleich die Waffe im Raum sahen.

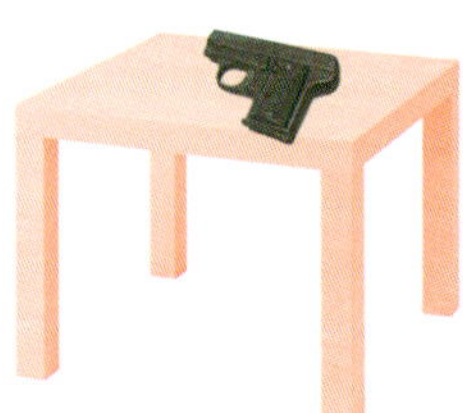

# wütend?

es gebe verschiedene Grade der Frustration: Tritt sie unerwartet ein, erzeugt sie eher Aggression, ebenso wenn es den Anschein hat, dass die Person, die für die Frustration verantwortlich ist, grundlos das Streben des anderen behindert.

## Gefährliche Auslöser

Leonard Berkowitz meinte hingegegen, Frustration erkläre aggressives Verhalten nicht vollständig. Seiner Ansicht nach erzeugt Frustration eher Wut als Aggression. Wut sei nur eine Form seelischen Schmerzes, der zu aggressivem Verhalten führt, und jede Form von Schmerz – körperlicher wie seelischer – könne Aggression provozieren. Es müsse aber noch ein äußerer Faktor, ein Auslöser, hinzukommen, damit sich jemand aggressiv verhält (siehe Symbole der Gewalt, links). Berkowitz meinte, wir assoziierten bestimmte Dinge mit Gewalt, z. B. Waffen. Wenn wir solche Auslöser in unserer Umgebung sehen, führe das zu aggressiven Gedanken und Gefühlen, die als Reaktion auf unser Unbehagen gewalttätiges oder aggressives Verhalten „triggern".

**DER FINGER DRÜCKT DEN ABZUG, ABER DER ABZUG KANN AUCH DEN FINGER ZIEHEN.**

**LEONARD BERKOWITZ**

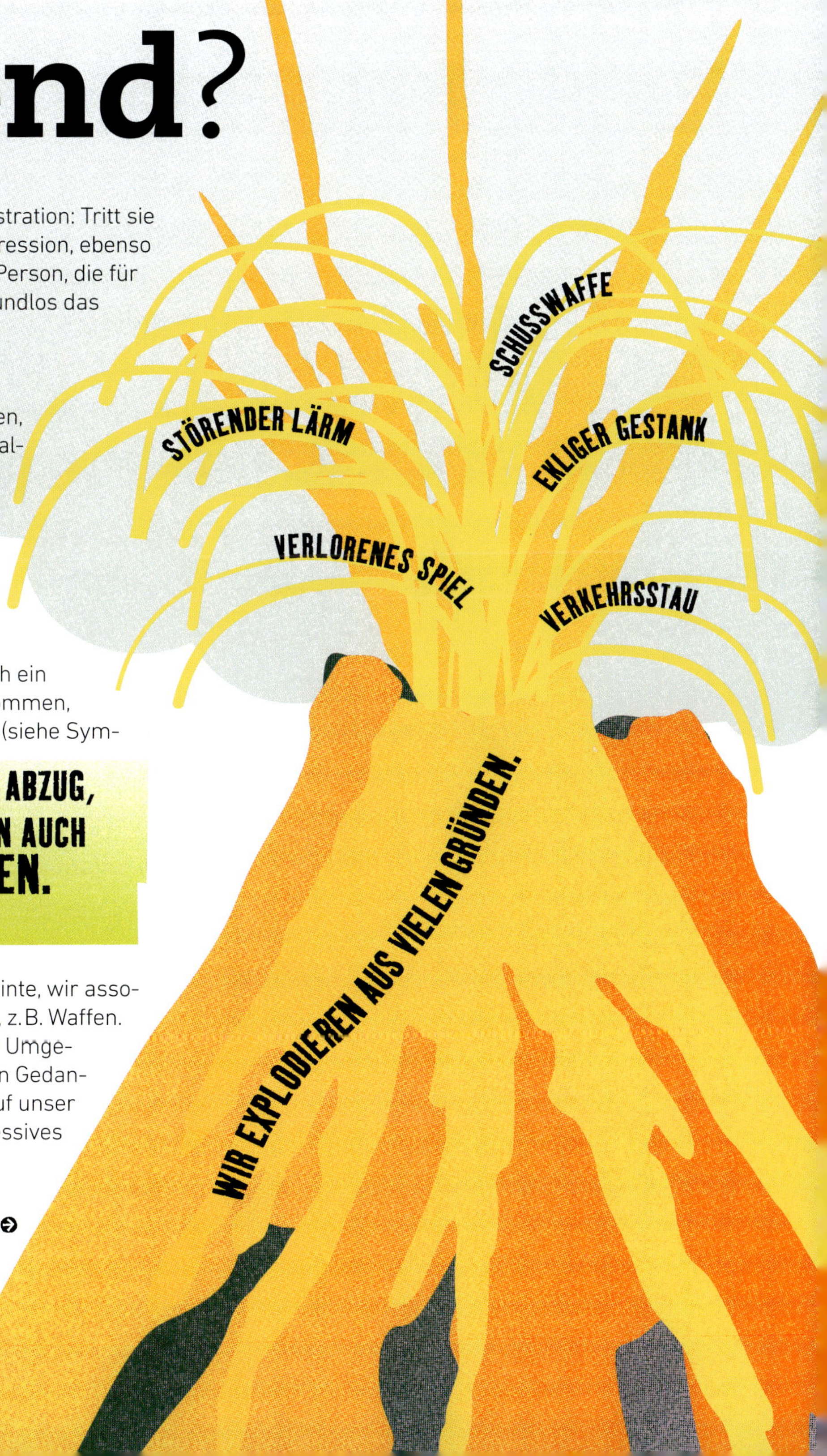


**Kurz vor dem Platzen** ➔
Wir werden wütend, wenn wir Frust schieben, aber auch, wenn wir bestimmten Auslösern ausgesetzt sind. Darunter fallen offensichtliche Dinge wie Waffen, ebenso Lärm, Gestank oder unangenehme Temperaturen.

# STANLEY MILGRAM

## 1933–1984

Stanley Milgram kam in New York (USA) als Sohn eines ungarisch-jüdischen Bäckers und seiner rumänischen Ehefrau zur Welt. Er war ein sehr guter Schüler und studierte Politikwissenschaften, bevor er in Harvard seinen Doktor in Sozialpsychologie machte. In den 1960er-Jahren war er als Dozent in Yale tätig und wurde für seine Experimente zum Gehorsam berühmt. Später arbeitete er als Professor in New York. Er starb an einem Herzanfall.

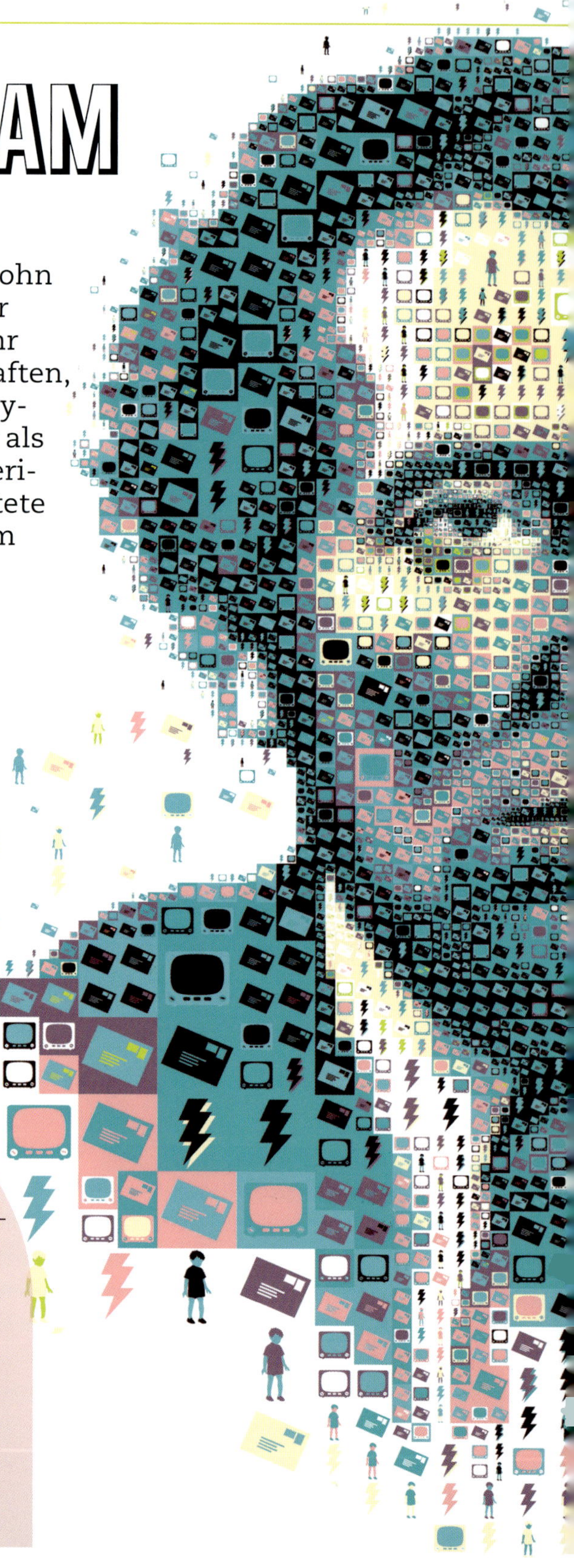

### UMSTRITTENER VERSUCH

In Milgrams berühmtestem Experiment befahl man Teilnehmern einem Lernenden, der Fragen falsch beantwortete, Stromschläge zu geben. Viele gehorchten und gaben immer stärkere Stromschläge, was zeigte, dass die meisten Menschen alles tun, was man ihnen abverlangt. Die Elektroschocks waren zwar nur vorgetäuscht, aber die Tatsache, dass die Teilnehmer glaubten, anderen wehzutun, löste Schuldgefühle und psychische Probleme aus und ließ das Experiment sehr fragwürdig erscheinen.

### VERLORENE BRIEFE

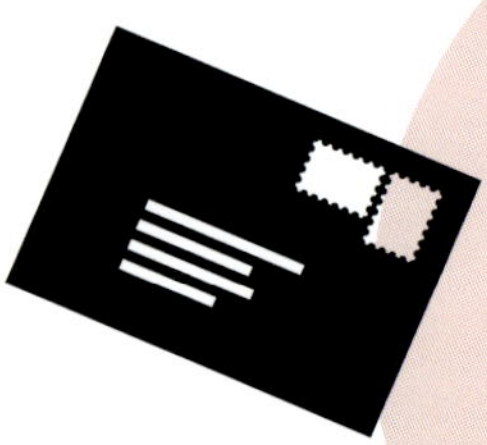

In einem Experiment zu den Einstellungen von Menschen ließen Milgram und seine Kollegen frankierte Briefe an öffentlichen Plätzen zurück, als hätte jemand sie vergessen. Die Briefe waren an verschiedene Organisationen addressiert, einige offensichtlich an „gute“, z.B. eine medizinische Forschungsgesellschaft, andere an „schlechte“ wie die „Freunde der Nazipartei“. Die Einstellung zu diesen Organisationen zeigte sich darin, ob die Finder die Briefe einwarfen oder nicht.

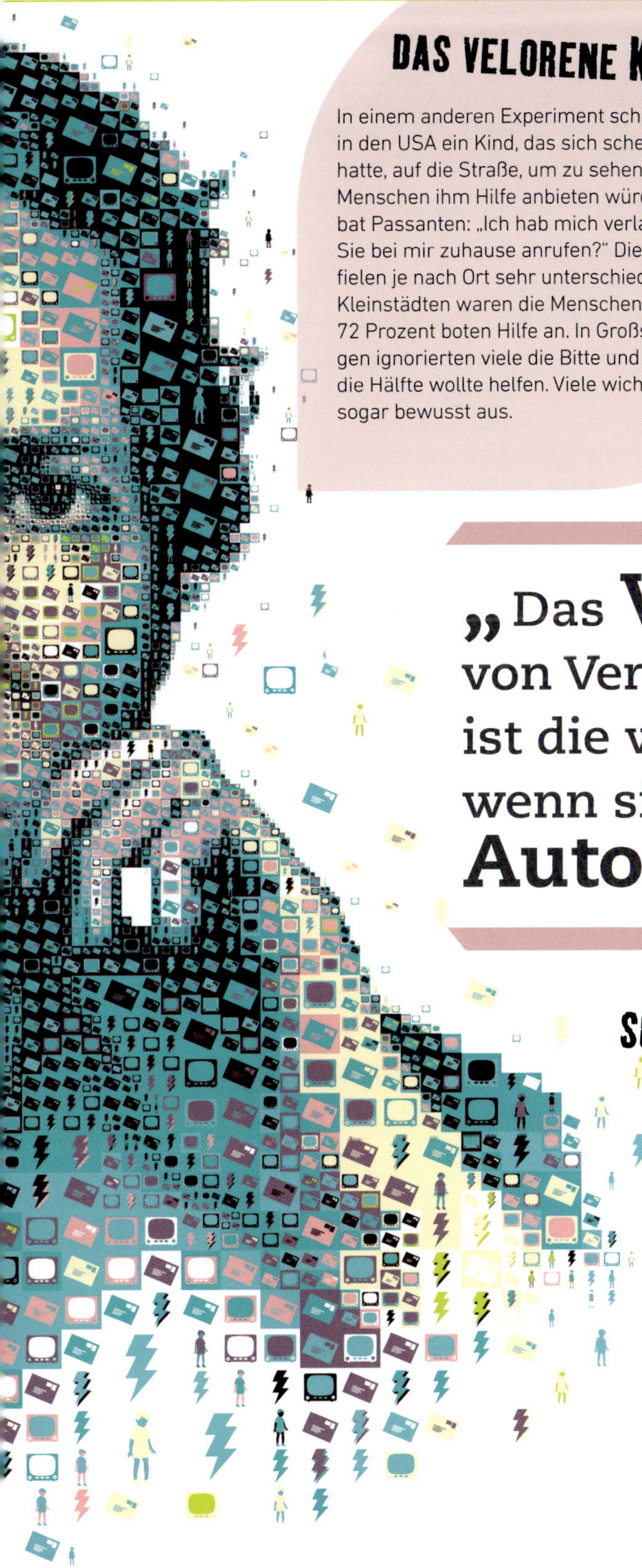

## DAS VELORENE KIND

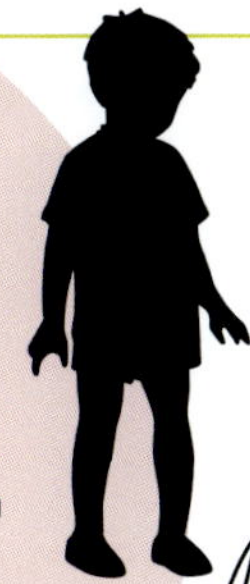

In einem anderen Experiment schickte Milgram in den USA ein Kind, das sich scheinbar verirrt hatte, auf die Straße, um zu sehen, wie viele Menschen ihm Hilfe anbieten würden. Das Kind bat Passanten: „Ich hab mich verlaufen. Können Sie bei mir zuhause anrufen?" Die Reaktionen fielen je nach Ort sehr unterschiedlich aus. In Kleinstädten waren die Menschen hilfsbereit, 72 Prozent boten Hilfe an. In Großstädten hingegen ignorierten viele die Bitte und weniger als die Hälfte wollte helfen. Viele wichen dem Kind sogar bewusst aus.

Einer von Milgrams Klassenkameraden an der High School war Philip Zimbardo, ein ebenfalls umstrittener Sozialpsychologe.

**„Das Verschwinden von Verantwortungsgefühl ist die weitreichendste Folge, wenn sich Menschen einer Autorität unterwerfen."**

## SCHLECHTER EINFLUSS?

In einer Studie über den Einfluss des Fernsehens auf das soziale Verhalten zeigte Milgram den Teilnehmern eine Episode aus einer Krankenhaus-Serie. Einige von ihnen sahen ein anderes Ende als die anderen. In einer Version stahl eine Hauptfigur Geld, in der anderen spendete sie das Geld für wohltätige Zwecke. Milgram brachte die Teilnehmer dann in ähnliche Situationen und beobachtete, ob sie die Filmhandlung imitierten. Er stellte fest, dass die meisten, selbst jene, die den Diebstahl gesehen hatten, kein Geld nahmen.

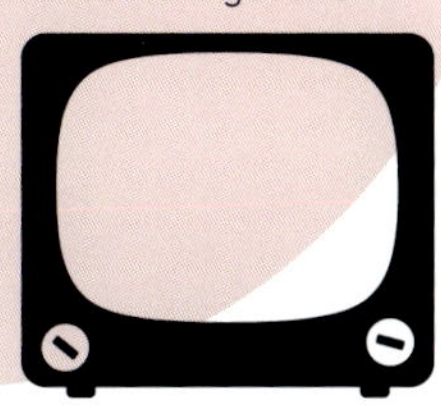

# Mit oder gegen

**Menschen sind soziale Wesen, sie organisieren sich in Gruppen, wenn sie etwas nicht allein schaffen. Manche Gruppen setzen sich aus Gleichgesinnten zusammen, in anderen arbeiten die Mitglieder trotz unterschiedlicher Ansichten effektiv zusammen. Sie einigen sich auf ein gemeinsames Vorgehen und handeln wie eine Person.**

> **NICHT ÄHNLICHKEIT UND UNÄHNLICHKEIT VON INDIVIDUEN MACHEN EINE GRUPPE AUS, SONDERN DIE GEGENSEITIGE ABHÄNGIGKEIT.**
>
> KURT LEWIN

## Auf gute Zusammenarbeit

Einer der ersten Psychologen, der untersuchte, wie sich Gruppen organisieren, war Kurt Lewin, der für das Verhalten und die Entwicklung von Individuen und Gruppen den Begriff „Gruppendynamik" prägte. Er wurde beeinflusst von der These der Gestaltpsychologie, dass sich das Ganze und die Summe seiner Teile unterscheiden. Das bedeutet: In Gruppen lässt sich erreichen, was der Einzelne nicht schafft. Die Gruppenmitglieder können unterschiedlicher Meinung sein, doch um als Team zu arbeiten, müssen sie sich auf gemeinsame Ziele einigen oder Übereinstimmung erzielen. Konsens innerhalb einer Gruppe ist wichtig, auch in westlichen Gesellschaften, wo die Individualität hochgehalten wird. Wir vertrauen auf Gruppeninstitutionen, z. B. bei Geschworenen vor Gericht, dass sie fair und korrekt entscheiden.

**Alleine finden wir oftmals kreativere Lösungen als in Gruppen.**

## Gemeinsam überlegen

Unser natürlicher Wunsch nach Zugehörigkeit kann dazu beitragen, dass eine Gruppe Einigkeit erlangt und „Teamgeist" entsteht. Er hat aber auch negative Aspekte. Der Sozialpsychologe Irving Janis wies darauf hin, dass dieser Konformitätswunsch zum Verlust von Individualität führen kann. Gruppenmitglieder meinen, dass sie mit den anderen übereinstimmen müssen. Zudem sind Gehorsam und Anpassung mit im Spiel, wenn Einzelne sich gedrängt fühlen die Entscheidungen der Gruppe zu akzeptieren. Der Soziologe William H. Whyte prägte den Begriff „Gruppendenken" dafür, wenn der Konformitätsdruck das kritische Denken unterbindet. Einzelne Mitglieder der Gruppe akzeptieren Entscheidungen nicht nur, sondern glauben oft, dass diese richtig sind. Bisweilen werden so schlechte Entscheidungen einmütig unterstützt. Ein weiteres Risiko ist, dass Mitglieder meinen, ihre Gruppe sei besser als andere, was einen Konflikt zwischen Eigengruppe (Ingroup) und Fremdgruppe (Outgroup) auslöst.

## Verschiedene Meinungen zulassen

Janis erkannte die Probleme des „Gruppendenkens", fand aber, es ließe sich vermeiden. Nach seiner Auffassung tritt es am wahrscheinlichsten dann auf, wenn

> **IM GRUPPENDENKEN SIND DIE GRUPPENWERTE NICHT NUR SINNVOLL, SONDERN RICHTIG UND GUT.**
>
> WILLIAM H. WHYTE

# den **Strom?**

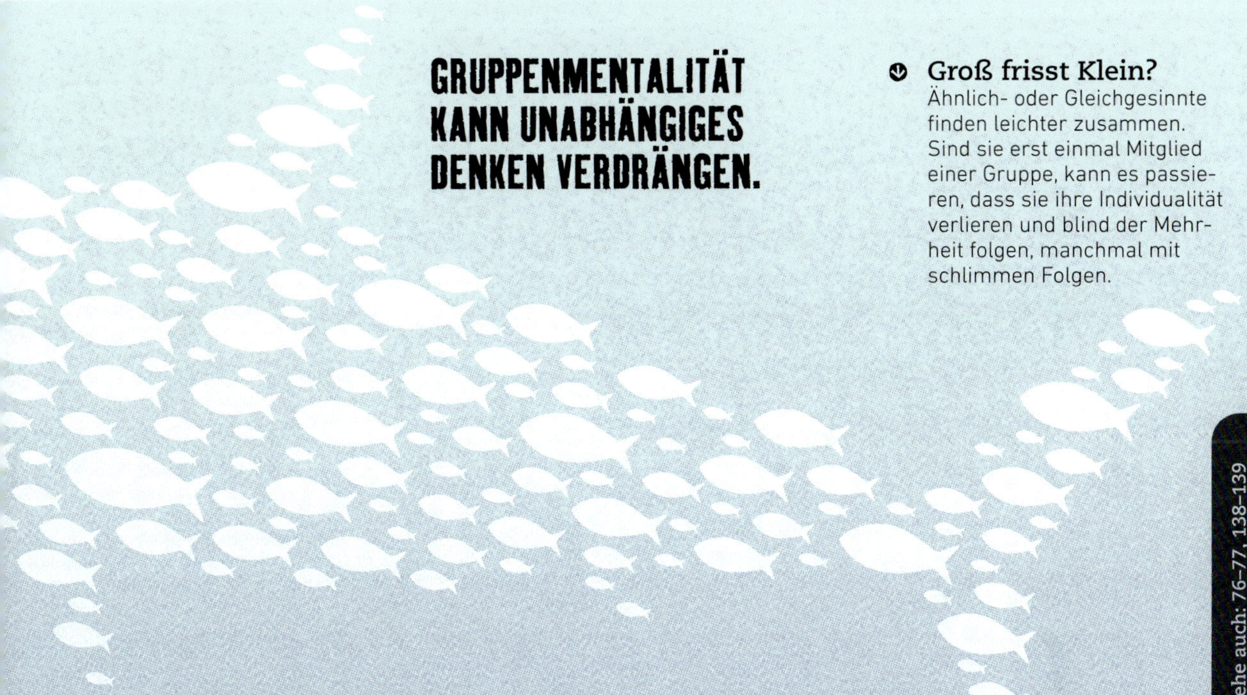

**GRUPPENMENTALITÄT KANN UNABHÄNGIGES DENKEN VERDRÄNGEN.**

**Groß frisst Klein?**
Ähnlich- oder Gleichgesinnte finden leichter zusammen. Sind sie erst einmal Mitglied einer Gruppe, kann es passieren, dass sie ihre Individualität verlieren und blind der Mehrheit folgen, manchmal mit schlimmen Folgen.

der Teamgeist wichtiger ist als die Meinungen der Einzelnen. Gleiches gilt, wenn die Gruppe von Anfang an nur aus Ähnlichgesinnten besteht und eine schwierige Entscheidung ansteht. Um Gruppendenken zu verhindern, schlug Janis ein Organisationssystem vor, das unabhängiges Denken fördert. Der Gruppenleiter sollte neutral bleiben, damit die Mitglieder keinen Gehorsamsdruck empfinden, und gleichzeitig die Gruppe anregen, alle Optionen zu prüfen und auch Personen außerhalb der Gruppe einzubeziehen. Uneinigkeit sei im Wesentlichen etwas Gutes, meinte Janis und riet, einige Mitglieder sollten den Advocatus Diaboli spielen, das heißt eine andere Meinung vorbringen, um Diskussionen auszulösen. Den Mitgliedern ihre Individualität zu lassen führe nicht nur zu rationaleren und faireren Entscheidungen, sondern schaffe zudem einen gesünderen Teamgeist als das „Gruppendenken", das auf Konformität und Gehorsam beruht.

Siehe auch: 76–77, 138–139

## MEINE GANG

Bei einem Versuch in den 1950er-Jahren teilte Muzafer Sherif Jungen in einem Sommerlager in zwei Gruppen auf. Die Mitglieder der jeweiligen Teams gingen Verbindungen miteinander ein. Später fanden Wettbewerbe statt, in denen die Teams konkurrierten. Das Ergebnis: Alle Jungen fanden ihr Team besser als das andere und es kam zu Konflikten. Die meisten Jungen hielten die Mitglieder ihres Teams für ihre besten Freunde, obwohl manche vor dem Experiment mit Jungen aus dem anderen Team eng verbunden gewesen waren.

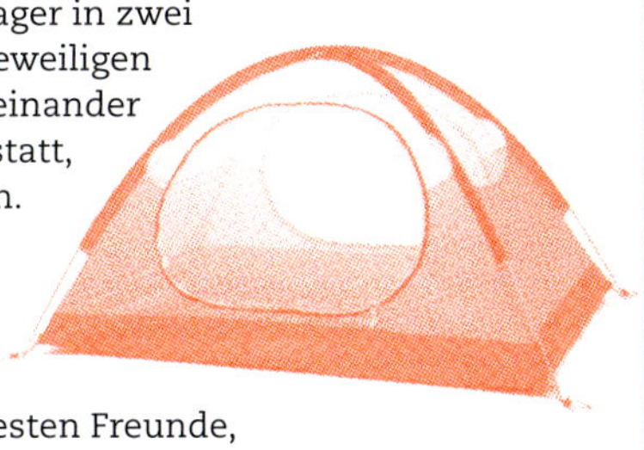

**In allen möglichen Situationen arbeiten Menschen in Gruppen zusammen – im Geschäftsleben, in der Politik, beim Sport und in der Musik. Die einzelnen Mitglieder müssen ein Team bilden, das effektiv funktioniert. Das lässt sich am besten in einer organisierten Gruppe umsetzen. Meist ist auch eine Art von Leitung nötig.**

# Was macht ein

## Teamgeist

Wenn eine Gruppe an einer Aufgabe arbeitet, sollte jedes einzelne Mitglied im Team etwas beitragen, um die gemeinsamen Ziele zu erreichen. Kurt Lewin, ein Pionier der Gruppenforschung, wies nach, dass sich der Einzelne als notwendiger Teil der Gruppe fühlen muss, damit das Team funktioniert. Begreifen die Mitglieder, dass ihr Wohl vom Wohl der Gruppe als Ganzem abhängt, übernehmen sie eher einen angemessenen Anteil an der Verantwortung für das Gruppenwohl. Damit jeder seinen Beitrag leistet, müssen alle gemäß ihren Stärken und Schwächen eingesetzt werden. Der australische Psychologe Elton Mayo entdeckte, dass Industriearbeiter informelle Gruppen mit einer Person als Leiter bildeten, die den Arbeitsablauf koordinierte. Auch formale Hierarchien sind so strukturiert, dass jedes Mitglied einen Platz in der Gruppe hat und eine Leitung etabliert wird, die Teamwork fördert.

## Leitungsfunktion

Mayo entdeckte auch, dass Kooperation ein menschliches Grundbedürfnis ist und die Zugehörigkeit zu einer Gruppe wichtiger als jede Belohnung. Eine gute Führung muss die sozialen Bedürfnisse der Mitglieder anerkennen, aber auch dafür sorgen, dass jeder Einzelne seinen Job macht. Andere Forscher seit Mayo haben drei Bedürfnisse benannt, die ein Teamleiter berücksichtigen sollte. Erstens müssen gewisse Arbeitsanforderungen erfüllt werden, damit die Aufgabe gut erledigt werden kann. Zweitens müssen die Gruppenbedürfnisse nach guter Zusammenarbeit erfüllt und Dispute gelöst werden. Drittens sind die individuellen Bedürfnisse in Bezug darauf, was jeder Mitarbeiter für sich gewinnt, zu berücksichtigen. Werden diese Bedürfnisse erfüllt, kann ein Team zusammenwachsen, in dem sich die Mitglieder einbezogen fühlen, engagiert arbeiten und stolz darauf sind, Teil der Organisation zu sein.

**Etwa zwei Drittel aller Arbeiter sagen, das Stressigste an ihrer Arbeit sei der Chef.**

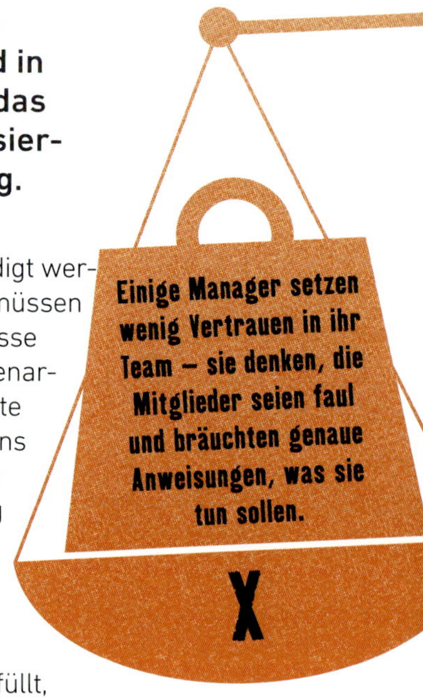
Einige Manager setzen wenig Vertrauen in ihr Team – sie denken, die Mitglieder seien faul und bräuchten genaue Anweisungen, was sie tun sollen.
X

> **WIRKT AUTORITÄT NICHT, HILFT KEIN WENIGER ODER MEHR. NIMM AUF ANDERE ART EINFLUSS.**
>
> DOUGLAS MCGREGOR

## Managementstile

Ein Teamleiter kann seine Mitarbeiter auf unterschiedliche Art führen. Einige wählen den autoritären Ansatz und geben vor, was die Mitglieder tun sollen und was nicht. Andere sind demokratischer und fragen im Team

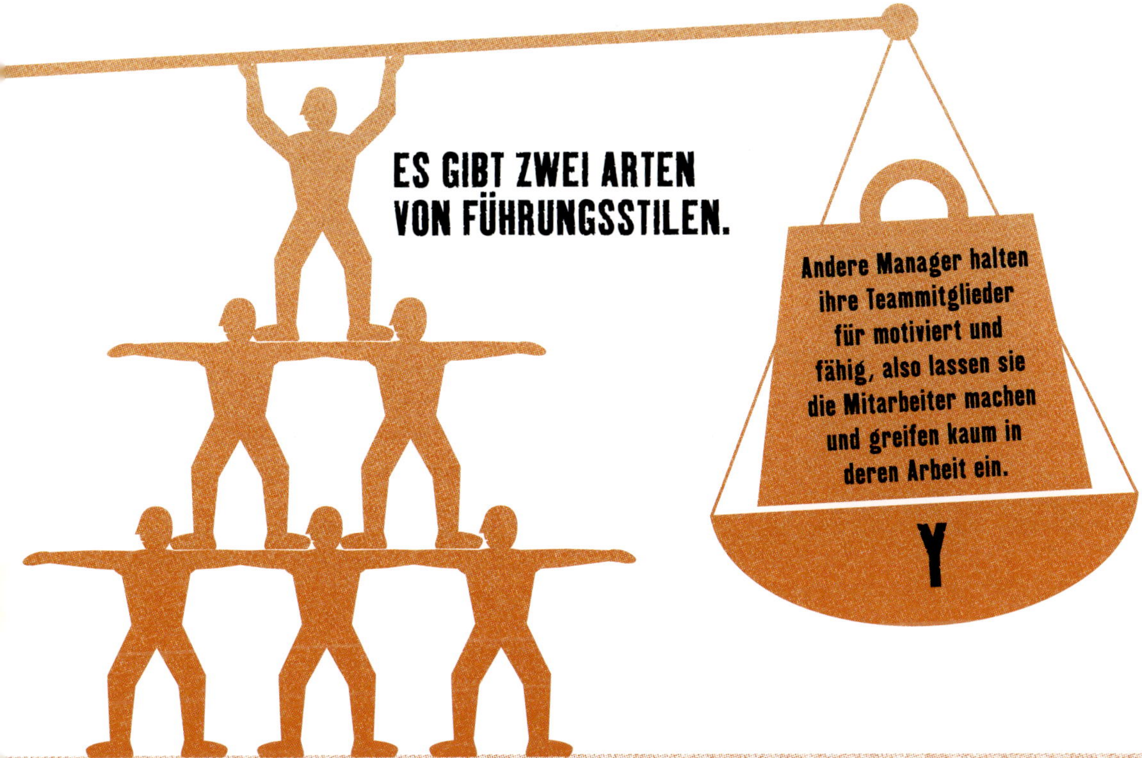
ES GIBT ZWEI ARTEN VON FÜHRUNGSSTILEN.
Andere Manager halten ihre Teammitglieder für motiviert und fähig, also lassen sie die Mitarbeiter machen und greifen kaum in deren Arbeit ein.
Y

Siehe auch: 136–137

# gutes Team aus?

nach den dort herrschenden Vorstellungen. Wieder andere lassen die Mitarbeiter einfach machen . Der amerikanische Managementexperte Douglas McGregor stellte die These auf, dass die Einstellung des Teamleiters den Führungsstil bestimmt, und definierte für das Wirtschaftsleben zwei Führungsarten: Theorie X und Theorie Y. Bei der Theorie X hält der Manager die Mitarbeiter für faul, antriebslos und unwillig selbst Verantwortung zu übernehmen, also wählt er einen autoritären Führungsstil. Bei der Theorie Y schätzt der Manager seine Mitarbeiter als motiviert, ehrgeizig und diszipliniert ein, also wählt er einen kooperativen Managementstil. Zwar bezogen sich McGregors Ideen vor allem auf das Management von Unternehmen, insbesondere auf das Personalwesen, doch findet sich sowohl der eine als auch der andere Führungsstil bei Teams aller Art in den unterschiedlichsten Tätigkeitsbereichen.

## DER HAWTHORNE-EFFEKT

In den 1930er-Jahren beschäftigte sich Elton Mayo mit den Arbeitern in den Hawthorne-Elektrizitätswerken in Chicago. Er stellte fest, dass die Produktivität im Werk stieg, wenn das Licht in der Fabrik heller wurde. Als er die Helligkeit verringerte, stieg die Produktivität erneut. Als das Licht wieder heller wurde, zeigte sich der gleiche Effekt. Ergebnis: Die Arbeiter reagierten nicht auf die Lichtverhältnisse, sondern darauf, dass sich jemand für ihre Arbeit interessierte.

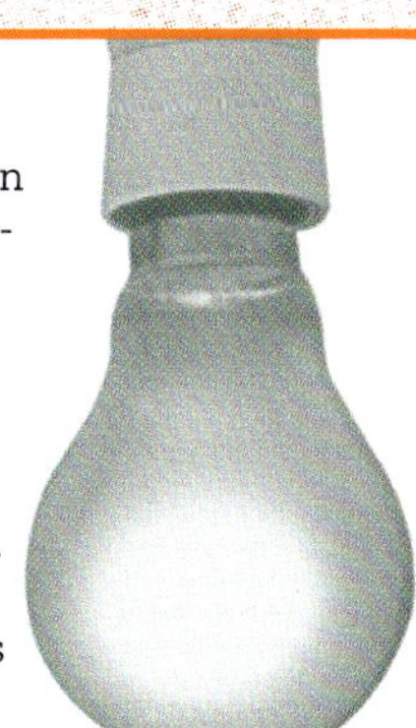

# Was schaffen wir unter

**Viele von uns sind in der Freizeit bei sportlichen oder spielerischen Wettkämpfen dabei, ob als Teilnehmer oder Zuschauer. Der Wettbewerb vor einem Publikum kann Männern und Frauen helfen ihr Bestes zu geben. Mitglied in einem Team zu sein wirkt sich ebenfalls auf die individuelle Leistung aus.**

## Wettkampfgeist

Einer der ersten Psychologen, der sich mit den mentalen Aspekten des Sports beschäftigte, war Norman Triplett. Er führte Ende des 19. Jh. Experimente durch, um zu erkunden, wie Wettbewerb unsere Leistung beinflusst. Er erkannte, dass Fahrradfahrer schneller waren, wenn sie gegeneinander antraten, als wenn sie auf Zeit fuhren. Um herauszufinden, ob sich im Wettkampf tatsächlich die Leistung verbessert, ließ er Kinder eine Flagge mit einer Seilwinde aufziehen, entweder allein oder im Wettstreit in Paaren. Unter Konkurrenz schafften sie es schneller, also folgerte er, dass wir eine Art Wettkampfinstinkt haben, der uns zu Höchstleistungen antreibt. Spätere Studien zeigten, dass Rivalität auch körperliche Effekte hat und mit pysischen Veränderungen einhergeht, z.B. erhöhen sich Herzschlag und Testosteronspiegel, was zu besseren Ergebnissen führt.

> Unsere Freude über einen Sieg unseres Teams hält länger an als die Verzweiflung, wenn es verliert.

## Sport vor Publikum

Andere Psychologen erkannten, dass Sportler nicht nur besser abschnitten, wenn sie gegen andere antraten, sondern auch, wenn sie zur gleichen Zeit das Gleiche taten wie andere oder wenn andere ihnen bei ihren Aktivitäten zusahen. Gordon Allport nannte diese beiden Phänomene „Koaktions-Effekt" und „Publikumseffekt". Seine Forschungen ergaben, dass wir in Gegenwart anderer bessere Leistungen bringen, aber nicht unbedingt im Wettbewerb. Robert Zajonc und andere Psychologen fanden heraus, dass das nicht immer zutrifft. Wenn wir etwas tun, was wir schon gut können, und dabei eine Fähigkeit einsetzen, die wir geübt haben, etwa einen Ball ins Tor zu schießen, sind wir darin besser, wenn andere anwesend sind. Bei einer schwierigen Tätigkeit, z.B. bei einem Präzisionsschuss, wirkt sich die Anwesenheit anderer gegenteilig aus. Denn

### KAKERLAKEN-RENNEN

Nicht nur Menschen beeinflusst es, wenn sie Zuschauer um sich herum haben. Experimente zeigten im Jahr 1969, dass Kakerlaken im Labyrinth, wenn andere ihrer Art dabei waren, den Weg nicht so leicht fanden, als wenn sie allein waren. Beim Geradeauslaufen rannten sie jedoch in Anwesenheit anderer Kakerlaken schneller als ohne sie.

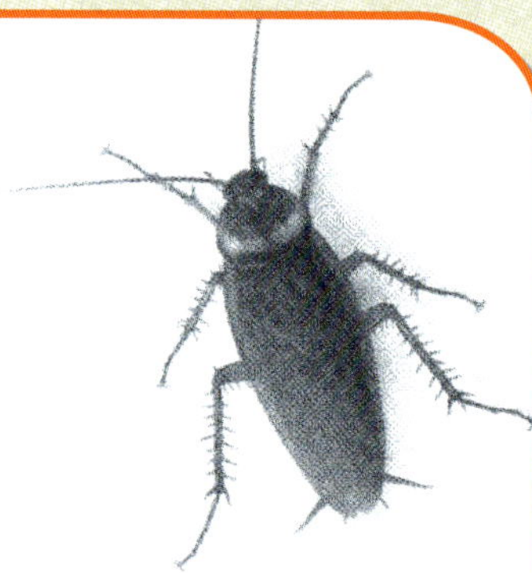

# Druck?

**DIE ANWESENHEIT VON ZUSCHAUERN BEEINTRÄCHTIGT DAS LERNEN, ABER DIE LEISTUNG VERBESSERT SICH.**

**ROBERT ZAJONC**

dann müssen wir uns konzentrieren und bringen schlechtere Leistung, wenn wir von den Zuschauern abgelenkt werden.

## Lass doch die anderen machen

Die Anwesenheit anderer ist ein entscheidender Faktor bei Teamsportarten. Da muss nicht nur jeder Einzelne Leistung bringen, sondern das Team gut zusammenarbeiten. Obwohl sich vor Publikum und im Wettbewerb unsere Leistungen verbessern können, finden sich auch Schattenseiten bei Gruppen. Einzelne Mitglieder liefern oft schlechtere Leistungen ab, wenn die Größe der Gruppe zunimmt. Das gilt vor allem, wenn sich die Einzelleistung im Team schwer feststellen lässt. Beim Tauziehen gibt sich jeder beispielsweise umso weniger Mühe, je mehr Personen im Team sind. Bibb Latané bezeichnete diesen Effekt, bei dem man sich mehr auf andere verlässt, als „soziale Faulheit".

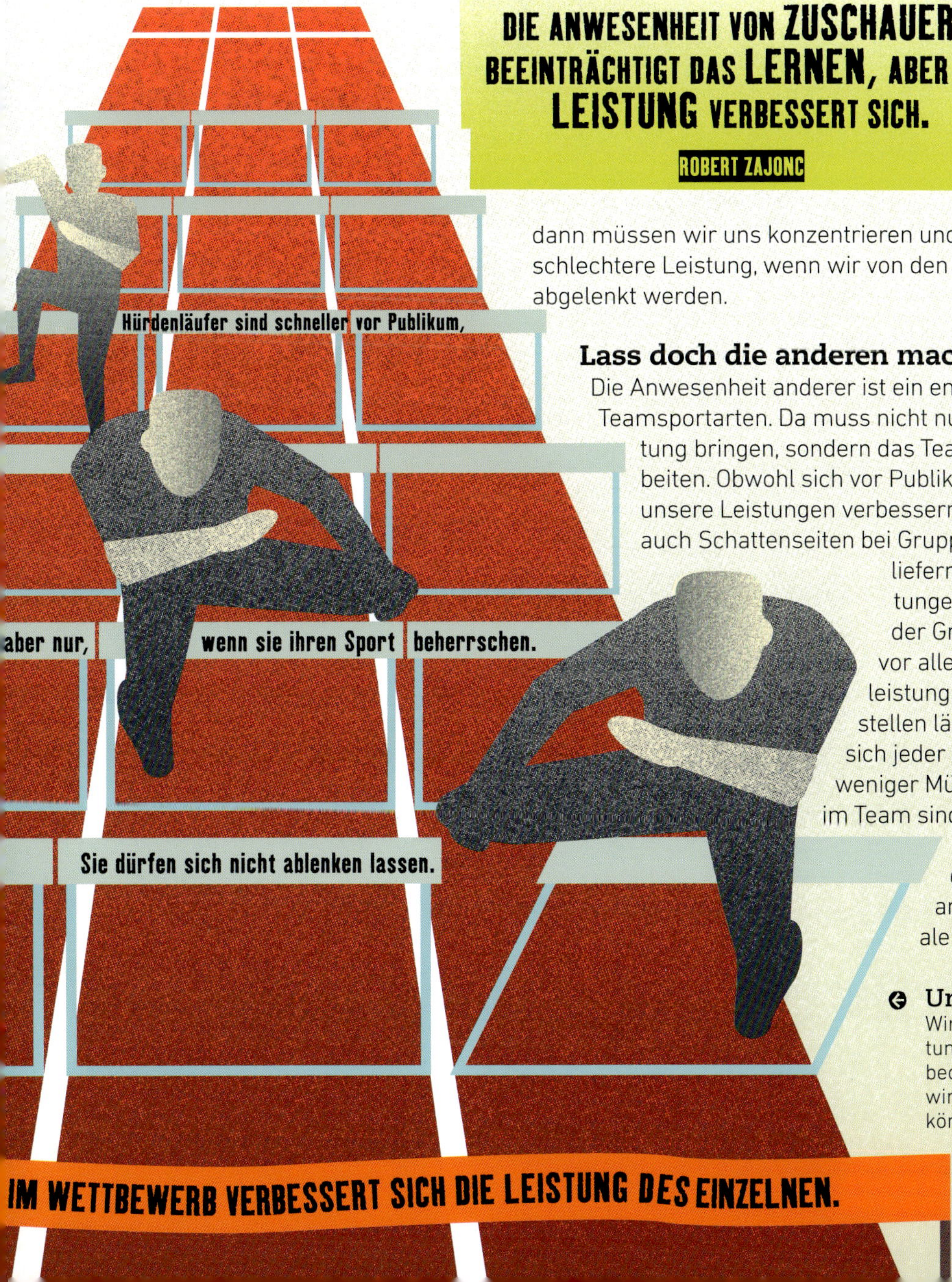
Hürdenläufer sind schneller vor Publikum,
aber nur,
wenn sie ihren Sport
beherrschen.
Sie dürfen sich nicht ablenken lassen.
IM WETTBEWERB VERBESSERT SICH DIE LEISTUNG DES EINZELNEN.

**Unter Druck**
Wir zeigen oft bessere Leistungen, wenn andere uns beobachten – aber nur, wenn wir etwas tun, was wir gut können. Andernfalls stört das Publikum, sodass wir uns beeinträchtigt fühlen.

DENKST DU DAS,

**Ganz offensichtlich unterscheiden sich Männer und Frauen körperlich, was sich in gewisser Weise auf manche Fähigkeiten auswirkt. Weniger klar ist, ob es auch psychologische Geschlechtsunterschiede gibt. Falls ja: Sind sie darauf zurückzuführen, wie Jungen und Mädchen behandelt werden, oder funktionieren ihre Gehirne unterschiedlich?**

# Sind Jungen

## Mädchen tragen Rosa

In den 1950er- und 1960er-Jahren befasste sich der Feminismus erstmalig mit den seelischen Unterschieden zwischen den Geschlechtern. Die französische Philosophin Simone de Beauvoir glaubte z.B., dass wir zwar als Mann oder Frau geboren werden, uns die Vorstellung, was männlich oder weiblich ist, aber von der Gesellschaft aufgezwungen wird. Und da fast alle Gesellschaften von Männern dominiert seien, würde Weiblichkeit meist mit Unterwürfigkeit und Emotionalität assoziiert. Viele Feministinnen teilten diese Ansicht und unterschieden zwischen Sex (das biologische Geschlecht) und Gender (die Unterschiede im Denken und Verhalten, die die Gesellschaft den Geschlechtern zuweist). Dem Entwicklungspsychologen Albert Bandura zufolge verhalten sich Mädchen und Jungen anders, weil mit ihnen unterschiedlich umgegangen wird – sie übernehmen die klassische Geschlechterrolle. Derartige gesellschaftliche Erwartungen sind stets präsent und Menschen, die sich nicht geschlechtstypisch verhalten, werden als negativ wahrgenommen. So wies die Psychologin Alice Eagly nach, dass kompetente Frauen nicht gut ankommen, wenn sie ihre Fähigkeiten auf traditionell männliche Weise zeigen.

**Bei Frauen sind die Gehirnregionen, die die Aggressionen kontrollieren, größer als bei Männern.**

Siehe auch: 26–27, 84–85, 104–105

**JEDE GESELLSCHAFT HAT IHRE EIGENEN GENDER-REGELN.**

ELEANOR E. MACCOBY

## Unterschiede im Denken

Warum gibt es diese Stereotypen? Bestehen tatsächlich seelische Unterschiede zwischen den Geschlechtern? Eleanor E. Maccoby verneinte dies und zeigte, dass fast alle traditionellen Vorstellungen über

**WAS ICH DENKE?**

Geschlechtsunterschiede im Grunde Märchen sind. Sie fand keinerlei Hinweise darauf, dass Jungen andere intellektuelle Fähigkeiten haben als Mädchen. Eines war jedoch schwer zu erklären: Mädchen waren durchweg in der Schule besser als Jungen. Das passte nicht zum Klischee, dass Männer immer nach Leistung streben und sich angeblich für intellektuell fordernde Auf-

# **wie** Mädchen?

gaben eignen. Maccoby erklärte dies damit, dass der wahre Unterschied nicht in der Fähigkeit an sich liege, sondern dass Mädchen disziplinierter seien als Jungen und sich daher in der Schule mehr anstrengten.

## Männliche und weibliche Gehirne?

Andere Psychologen glauben hingegen, dass es natürliche Unterschiede zwischen dem männlichen und dem weiblichen Denken und Verhalten gibt. Evolutionspsychologen zufolge sind angeborene Aspekte dafür verantwortlich, dass Frauen sich eher um die Familie kümmern, während Männer sie beschützen und versorgen. Simon Baron-Cohen veröffentlichte kürzlich seine Theorie, nach der es „männliche" und „weibliche" Gehirne gibt, die jedoch nicht mit dem biologischen Geschlecht übereinstimmen müssen. Er wies darauf hin, dass weibliche Gehirne mehr Empathie aufbrächten und daher fähig seien, die Gedanken und Gefühle anderer zu erkennen und darauf zu reagieren. Männliche Gehirne würden systematischer arbeiten und daher mit mechanischen und abstrakten Systemen und Regelmäßigkeiten besser zurechtkommen. Frauen sind also tendenziell empathischer, während Männer im logischen Denken besser abschneiden. Auch wenn Baron-Cohens Forschungsergebnisse den Geschlechterstereotypen Vorschub leisten, gibt es keine klare Abgrenzung: Viele Männer denken empathisch, viele Frauen haben systematisch arbeitende Gehirne. Eine beachtliche Anzahl von Menschen glaubt typische Eigenschaften des anderen Geschlechts zu haben, und manche sind davon überzeugt, im falschen Körper geboren zu sein. Unsere Vorstellungen von den Geschlechterunterschieden sind häufig in Schwarz-Weiß gemalt, doch in Wahrheit liegt dazwischen eine große Vielfalt.

### DAS BABY-X-EXPERIMENT

In den 1970er-Jahren bekamen Erwachsene bei Studien das „Baby X" gezeigt. Einigen sagte man, es sei ein Junge, einigen, es sei ein Mädchen, anderen wurde das Geschlecht nicht mitgeteilt. Die Art, wie die Teilnehmer später mit dem Baby spielten, zeigte, dass ihre Einstellung von dem Wissen über das Geschlecht beeinflusst war.

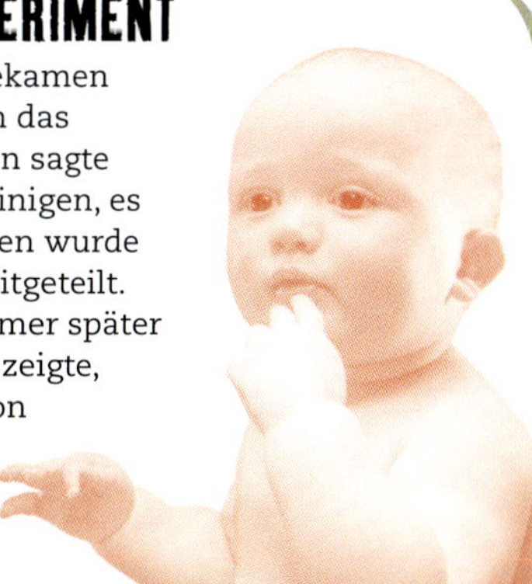

# Was bedeutet **Liebe** für uns?

**Der Wunsch nach Nähe ist eines der wichtigsten menschlichen Bedürfnisse. Wir brauchen das Miteinander mit Freunden, aber auch die Zuneigung und Zärtlichkeit in engeren Beziehungen. Die Psychologie versucht zu ergründen, wie wir Partner auswählen, wen wir attraktiv finden und was Liebe eigentlich ist.**

**Männer wie Frauen finden Menschen mit einem symmetrischen Gesicht besonders attraktiv.**

Siehe auch: 14–15, 94–95

## Verschiedene Spielarten

Das Zusammensein mit anderen Menschen verleiht unserem Leben Sinn. Freundschaften spielen eine besondere Rolle für uns, zusätzlich haben wir intimere Beziehungen, die darüber hinausgehen – in der Regel haben wir mehrere Freunde, aber nur einen Partner. Eine solche Beziehung wird meistens eher als Liebes- denn als freundschaftliches Verhältnis gesehen. Manche Psychologen meinen, diese Art von Liebe sei evolutionär begründet. Sie ziele darauf ab, den richtigen Partner für die Fortpflanzung zu finden, und sorge dafür, dass Paare zusammenbleiben, um den Nachwuchs gemeinsam aufzuziehen. Andere Psychologen, darunter John Bowlby, halten die Liebe für eine ähnliche Beziehung wie die zwischen Kind und Mutter oder Vater, bei der neben der Fürsorge die sexuelle Anziehungskraft eine Rolle spielt. Es gibt etliche Arten von Liebe, von der leidenschaftlichen Romanze bis hin zum kameradschaftlichen Beisammensein mit dem Partner. Nicht immer gehen Menschen solche Beziehungen freiwillig ein: Während man sich in westlich geprägten Gesellschaften seinen Partner selbst aussucht, werden Ehen in anderen Kulturen von den Eltern arrangiert. Polygame Ehen zwischen mehr als zwei Partnern gelten anderswo als ganz normal und weltweit gesehen gibt es eine große Zahl gleichgeschlechtlicher Beziehungen.

### ZUSAMMEN ALT WERDEN

In einer Studie von Robert Zajonc wurden den Teilnehmern Fotos von Paaren im ersten Jahr ihrer Ehe und 25 Jahre später gezeigt. Die Paare ähnelten sich immer mehr, je älter sie wurden. Das kann daran liegen, dass wir tendenziell Partner wählen, die uns äußerlich ähneln. Oder daran, dass wir unbewusst die Mimik des anderen nachahmen.

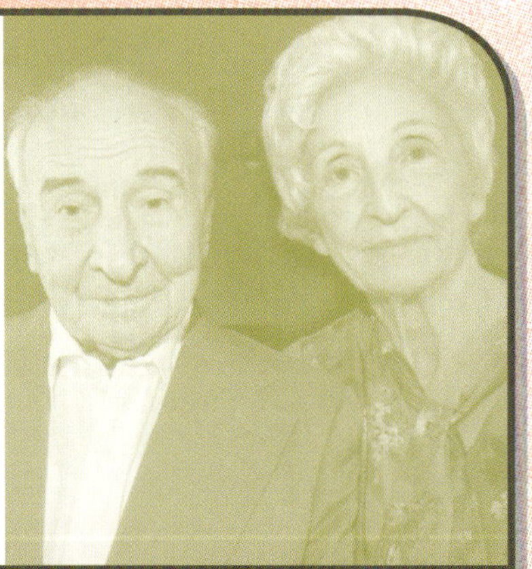

## Liebe und Attraktivität

Robert Sternberg untersuchte verschiedene Erscheinungsformen der Liebe und ermittelte drei entscheidende Komponenten: Vertrautheit, Leidenschaft und Bindung. Die romantische Liebe sieht er eher von Vertrautheit und Leidenschaft als von Bindung geprägt, die kumpelhafte Liebe von Vertrautheit und Bindung statt

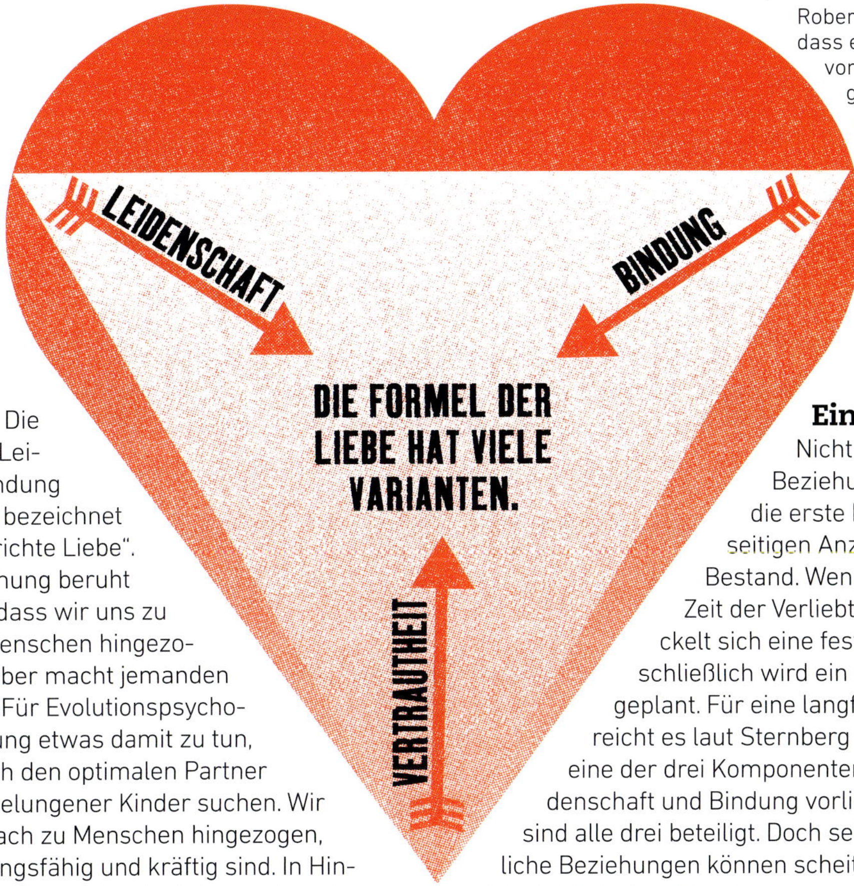
LEIDENSCHAFT
BINDUNG
VERTRAUTHEIT
DIE FORMEL DER LIEBE HAT VIELE VARIANTEN.

**Dreieck der Liebe**
Robert Sternberg glaubt, dass eine Partnerschaft von drei Komponenten geprägt ist und deren jeweilige Kombination über die Art einer Liebesbeziehung entscheidet. Am stabilsten ist eine Beziehung, die auf allen drei Aspekten beruht.

von Leidenschaft. Die Kombination aus Leidenschaft und Bindung ohne Vertrautheit bezeichnet Sternberg als „törichte Liebe". Jede Liebesbeziehung beruht zunächst darauf, dass wir uns zu einem anderen Menschen hingezogen fühlen. Was aber macht jemanden für uns attraktiv? Für Evolutionspsychologen hat Zuneigung etwas damit zu tun, dass wir eigentlich den optimalen Partner für die Zeugung gelungener Kinder suchen. Wir fühlen uns demnach zu Menschen hingezogen, die gesund, leistungsfähig und kräftig sind. In Hinblick auf die körperliche Attraktivität mag das stimmen, doch es gibt weitere Faktoren, die den Reiz eines anderen ausmachen: Manche Psychologen vermuten, dass wir Menschen anziehend finden, die uns ähnlich sind, deren Bedürfnisse und Möglichkeiten unseren entsprechen oder die einen vergleichbaren gesellschaftlichen Stand wie wir haben.

## Ein Paar bleiben

Nicht alle vertrauten Beziehungen haben über die erste Phase der gegenseitigen Anziehung hinaus Bestand. Wenn doch, folgt eine Zeit der Verliebtheit, dann entwickelt sich eine festere Bindung und schließlich wird ein Leben zu zweit geplant. Für eine langfristige Beziehung reicht es laut Sternberg nicht aus, wenn eine der drei Komponenten Vertrautheit, Leidenschaft und Bindung vorliegt – im Idealfall sind alle drei beteiligt. Doch selbst stabile, glückliche Beziehungen können scheitern, und zwar aus vielerlei Gründen. Manchmal sorgen ein zu großer Altersunterschied oder sehr unterschiedliche soziale oder finanzielle Hintergründe für Turbulenzen, häufig leben sich zwei Menschen auch einfach nur auseinander. Selbst bei den liebevollsten Paaren sind Konflikte unvermeidbar – wie sie gelöst werden, entscheidet darüber, ob eine Beziehung hält oder nicht.

**BINDUNG IST DIE BASIS MENSCHLICHER BEZIEHUNGEN VON DER WIEGE BIS ZUM GRAB.**

JOHN BOWLBY

**WIE VIEL LIEBE WIR ERFAHREN, HÄNGT VON DER UNEINGESCHRÄNKTEN KRAFT DER VERTRAUTHEIT, LEIDENSCHAFT UND BINDUNG AB.**

ROBERT STERNBERG

# Sozialpsychologie IM ALLTAG

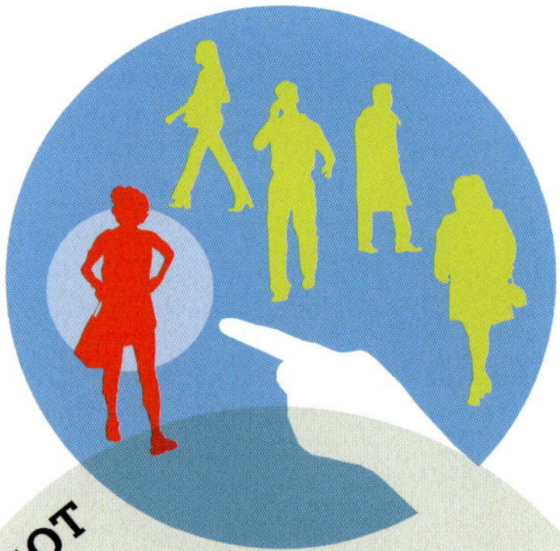

## HILFE IN DER NOT

Seltsamerweise sinkt die Wahrscheinlichkeit, dass wir jemandem in Not helfen, je mehr Leute zusehen. Das ist der sogenannte Zuschauer-Effekt: Jeder Einzelne nimmt an, dass schon ein anderer helfen wird. Wenn wir in Not geraten, sollten wir daher auf eine einzelne Person deuten und sagen: „Hilf mir."

## ONLINE-MOBBING

Im Internet behandeln Menschen andere oft sehr gemein. Anscheinend spielt die Anonymität dabei eine Rolle, denn manche verhalten sich so, als würden ihre Handlungen keine Konsequenzen haben. Psychologen fordern, dass soziale Netzwerke diese Täter öffentlich machen sollten, um zu zeigen, dass Online-Mobbing nicht akzeptabel ist.

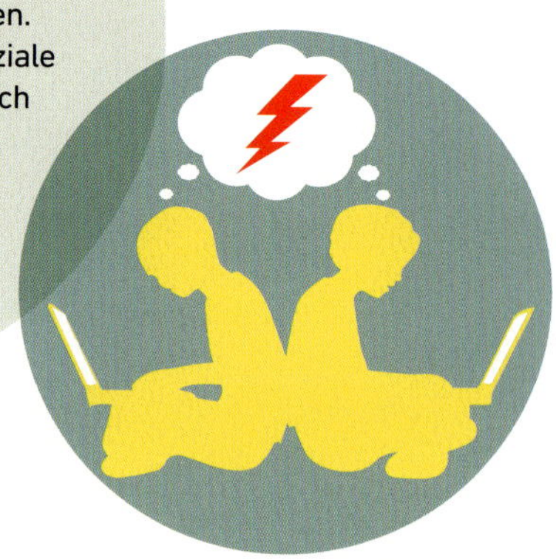

## VERTRAUTE FREUNDE

Psychologen haben beobachtet, dass schon die Nähe zu anderen Menschen ausreicht, um sie zu mögen. So schließen Studenten, die auf dem gleichen Stockwerk wohnen, leichter Freundschaften untereinander als mit Bewohnern anderer Stockwerke. Das gilt auch, wenn die Zimmer per Zufall vergeben wurden.

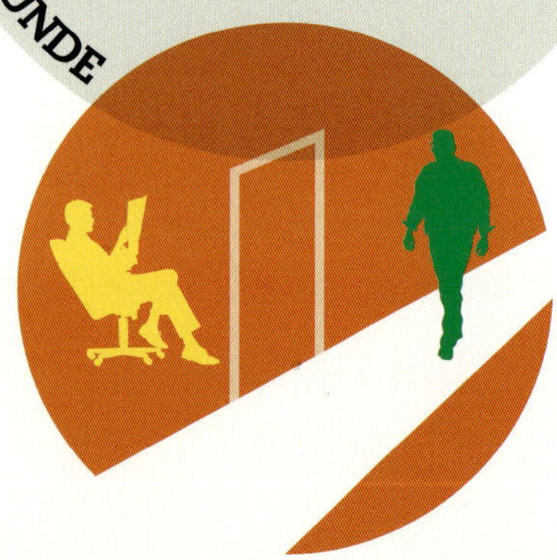

## EINER VON UNS

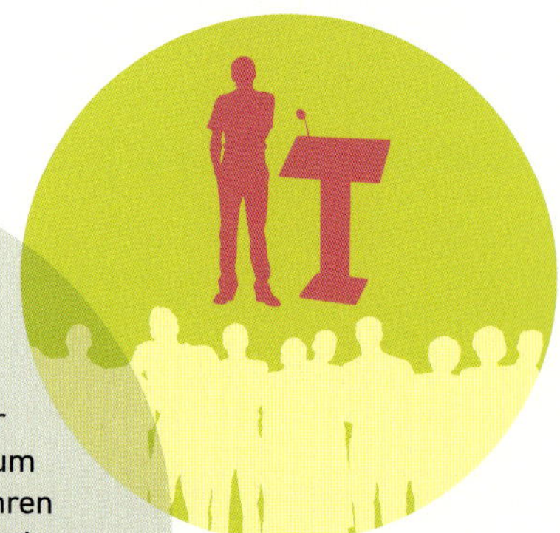

Wir lassen uns leichter von Menschen beeinflussen, die wir mögen. Das ist der Grund, warum Verkäufer häufig sehr nett zu ihren Kunden sind. Auch vertrauen und glauben wir solchen Menschen, die uns ähneln, eher als anderen. Politiker passen sich daher oft von der Sprache und der Kleidung her an ihr Publikum an, um Wähler zu gewinnen.

Sozialpsychologen beschäftigen sich mit den Interaktionen zwischen Menschen. Ihre Forschungsergebnisse beleuchten unsere Beziehungen mit Freunden und Angehörigen. Zudem können sie von Einzelnen und Organisationen, z.B. Politikern und Werbefachleuten, verwendet werden, um unser Verhalten zu beeinflussen.

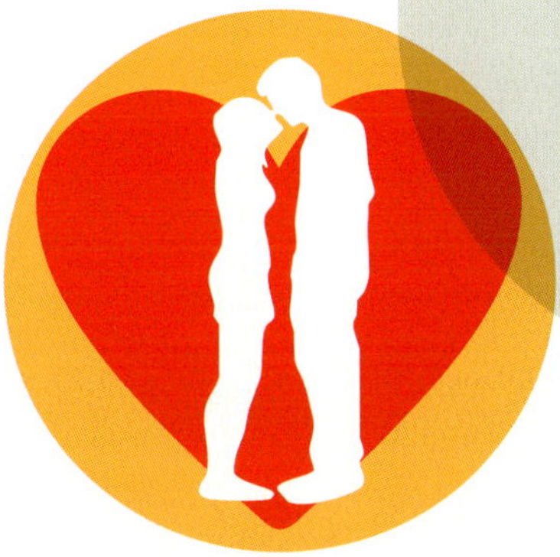

## EINEN PARTNER FINDEN

Einige Psychologen ziehen für das Streben nach Konformität evolutionäre Gründe heran. Wenn wir modische Kleidung tragen und beliebte Bands mögen, werden wir gesellschaftlich anerkannt. Falls nicht, könnte es schwierig werden, einen Partner für die Fortpflanzung zu finden. In diesem Zusammenhang macht uns Anpassung attraktiver.

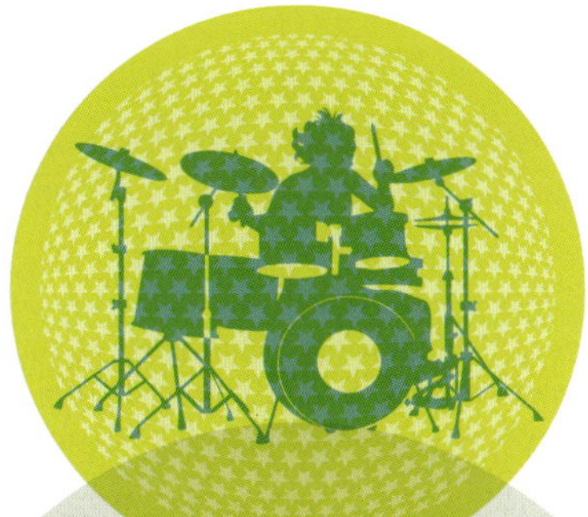

## LAMPENFIEBER

Selbst berühmte Bands müssen vor Live-Auftritten viele Stunden proben. Vor Publikum zu stehen beeinflusst die Leistung und das Auftreten. Ist eine Aufgabe einfach oder sind wir Experten, ist unsere Performance besser. Fühlen wir uns aber herausgefordert und kennen uns nicht so gut aus, werden unsere Leistungen schlechter.

## WERBETRICKS

Auffallend viele Fersehspots für langweilige Produkte sind witzig aufgemacht. Werbefachleute haben erkannt, dass man mit Humor Menschen leichter überzeugen kann als mit vernünftigen Aussagen. Je langweiliger ein Produkt oder Thema ist, desto weniger hören die Menschen auf rationale Argumente.

## WARME HÄNDE

Wenn wir Menschen dazu bringen wollen, uns zu mögen, sollten wir darauf achten, dass unser Händedruck „warm" ist. Forscher fanden heraus, dass sie den Eindruck, den sie bei anderen Menschen hinterlassen, beeinflussen konnten, indem sie die Temperatur ihrer Hände veränderten. Warme Hände vermitteln menschliche Wärme.

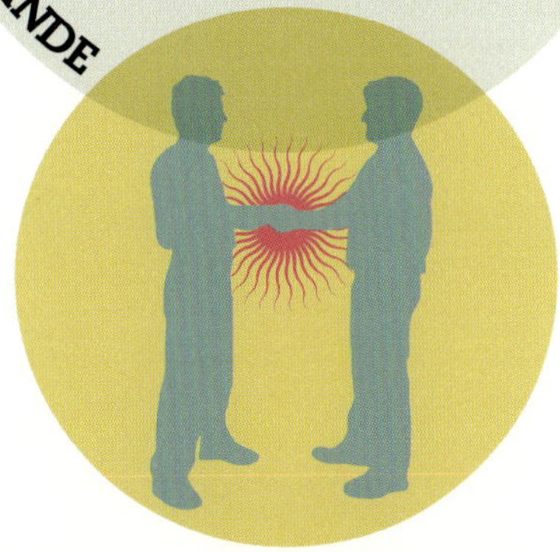

# Psychologenverzeichnis

### Mary Ainsworth (1913–1999), s.S. 30–31

### Gordon Allport (1897–1867), s.S. 88–89

### Solomon Asch (1907–1996), s.S. 126–127

### Elliot Aronson (geb. 1932)
Elliott Aronson wuchs in Massachusetts (USA) während der Großen Wirtschaftskrise in Armut auf. Er studierte Ökonomie, wechselte aber zur Psychologie, nachdem er einmal zufällig in Abraham Maslows Vorlesungen gelandet war. Er ist bekannt für seine Forschungen über Vorurteile und Extremismus und der Einzige, der für seine Werke, Lehre und Forschung alle drei Preise der American Psychological Association gewann.

### Albert Bandura (geb. 1925)
Am bekanntesten wurde Albert Bandura für sein Bobo-Puppen-Experiment und seine Theorie über soziales Lernen. Der Sohn polnischer Einwanderer stammte aus einer Kleinstadt in Alberta, Kanada. Er promovierte an der University of Iowa (USA) lehrte an der Stanford University, Kalifornien, und leitete 1974 die American Psychological Association.

### Aaron Beck (geb. 1921)
Aaron Beck wurde als Sohn russischer Einwanderer in Rhode Island (USA) geboren. Nach einer Krankheit mit acht Jahren beschloss er, Arzt zu werden. Beck besuchte die Brown University und die Yale Medical School und lehrte Psychiatrie an der University of Pennsylvania. 1994 gründete er mit seiner Tochter Judith Beck das Beck Institute für Kognitive Verhaltenstherapie. Er gilt als Pionier der kognitiven Therapie und der Depressionsbehandlung.

### Colin Blakemore (geb. 1944)
Colin Blakemore ist Professor für Neurowissenschaft an der University of Oxford und der University of London (England) und war früher Leiter des britischen medizinischen Forschungsrats. Er befasst sich mit der Entwicklung des Gehirns und des Sehvermögens, entwickelte das Konzept der Neuroplastizität und ist bekannt als Befürworter von Tierversuchen in der medizinischen Forschung.

### Gordon H. Bower (geb. 1932)
Am bekanntesten ist Gordon H. Bower für seine Arbeit über Kognitive Psychologie, vor allem in der Gedächtnisforschung. Er wuchs in Ohio (USA) auf und lernte schon in der High School die Werke von Sigmund Freud kennen. An der Case Western Reserve University, Cleveland, studierte er Psychologie und promovierte in Yale. Später lehrte er an der Stanford University und erhielt 2005 die US National Medal of Science.

### John Bowlby (1907–1990)
In London (England) als Sohn einer begüterten Familie geboren, wurde John Bowlby von Kindermädchen erzogen und kam mit sieben Jahren ins Internat. Hier machte er Erfahrungen, die seine spätere Arbeit beeinflussen sollten. Er studierte Psychologie am Trinity College, Cambridge, und machte eine Ausbildung als Psychoanalytiker. Viele Jahr war er Leiter der Tavistock Clinic in London und ist bekannt für seine Pionierarbeit zur Bindungstheorie.

### Donald Broadbent (1926–1993), s.S. 70–71

### Jerome Bruner (geb. 1915)
Jerome Bruner gilt als einer der Pioniere in der Kognitiven Psychologie. Geboren wurde er in New York (USA) als Sohn polnischer Eltern. Er studierte an der Duke University, North Carolina, und promovierte an der Harvard University. Im Zweiten Weltkrieg diente er in der US-Armee. 1960 begründete er mit George Armitage Miller das Center for Cognitive Studies, 1965 war er Präsident der American Psychological Association.

### Noam Chomsky (geb. 1928)
Als Vater der modernen Linguistik bekannt, war Noam Chomsky auch Philosoph und Gesellschaftsaktivist und schrieb über 100 Bücher. Er studierte und promovierte an der University of Pennsylvania und lehrte später am Massachusetts Institute of Technology (beides USA). Für seine Arbeit erhielt er viele Preise und Ehrentitel von Universitäten weltweit.

### Mihály Csíkszentmihályi (geb. 1934)
Der ungarische Psychologe Mihály Csíkszentmihályi wurde in Fiume (Italien; heute Rijeka/Kroatien) geboren. Schon als Teenager wurde er durch einen Vortrag von Carl G. Jung zum Psychologiestudium angeregt. Er zog in die USA und studierte an der University of Chicago, wo er später Leiter der Psychologischen Fakultät wurde. Aktuell lehrt er an der University of California und ist sehr bekannt für seine Glücksforschung und besonders für seine Theorie des „Flow".

### Hermann Ebbinghaus (1850–1909)
Hermann Ebbinghaus wurde in Barmen, Deutschland, in eine wohlhabende Kaufmannsfamilie hineingeboren. Er studierte in Bonn und wurde Professor in Berlin, wo er zwei psychologyische Forschungslaboratorien begründete. Bekannt wurde er als der erste Psychologe, der systematisch über das Lernen und das Gedächtnis forschte, was er durch eigene Experimente untermauerte. Er lehrte, bis er im Alter von 59 Jahren an einer Lungenentzündung starb.

### Paul Ekman (geb. 1934)
Der amerikanische Psychologe Paul Ekman studierte bereits mit 15 Jahren an der University of Chicago, da er sich für die Schriften von Sigmund Freud und die Psychotherapie interessierte. Er promovierte in klinischer Psychologie an der Adelphi University, New York, und forschte einige Jahre an der University of California über nonverbale Kommunikation. Er erhielt zahlreiche Preise und gilt als Pionier in der Forschung zu Emotionen und wie sie sich in der menschlichen Mimik ausdrücken.

## Albert Ellis (1913–2007)

Albert Ellis entstammte einer jüdischen Familie aus Pennsylvania (USA). Seine Kindheit war überschattet von der bipolaren Störung seiner Mutter. Schon vor seinem Studium der klinischen Psychologie an der Columbia University betätigte er sich als Autor. Er war zunächst ein Anhänger von Sigmund Freud, brach später aber mit der Psychoanalyse und initiierte die Verlagerung hin zur Kognitiven Verhaltenstherapie. Bis zu seinem Tod mit 93 Jahren veröffentlichte er zahlreiche Fachartikel und -bücher.

## Erik Erikson (1902–1994)

Erik Erikson prägte den Begriff „Identitätskrise", er selbst hatte lange Zeit mit Identitätsproblemen zu kämpfen. Er stammte aus Frankfurt, lernte seinen leiblichen Vater nie kennen und wuchs bei seiner Mutter und einem Stiefvater auf. Zunächst arbeitete er als Kunstlehrer, dann unterwies ihn Anna Freud in der Psychoanalyse und er emigierte in die USA. Für seine Schriften erhielt er den Pulitzer-Preis und den US National Book Award. Ohne einen Universitätsabschlusses wurde er Professor in Harvard, Yale und an der University of California, Berkeley.

## Hans Eysenck (1916–1997)

Hans Eysenck wurde in Berlin geboren. Seine Eltern ließen sich bald nach seiner Geburt scheiden und er wuchs bei der Großmutter mütterlicherseits auf. Zum Studium zog er nach England und promovierte am University College, London, wo er später das Institute of Psychiatry begründete und leitete. Eysenck war Gegner der Psychoanalyse und Befürworter der Verhaltenstherapie. Am bekanntesten ist er für seine Arbeiten über Intelligenz und Persönlichkeit.

## Leon Festinger (1919–1989)

Leon Festinger wurde in New York (USA) als Sohn russischer Einwanderer geboren. Er studierte zunächst am City College of New York und promovierte dann bei Kurt Lewin an der University of Iowa. Bekannt wurde er durch seine Theorie der kognitiven Dissonanz. Verdient gemacht hat er sich auch, indem er den Nutzen von Laborexperimenten in der Sozialpsychologie hervorhob.

## Sigmund Freud (1856–1939), s.S. 102–103

## Nico Frijda (geb. 1927)

Nico Frijda wurde in eine jüdische Familie in Amsterdam (Niederlande) hineingeboren. Er überlebte seine Kindheit im Zweiten Weltkrieg versteckt vor den Nazis. Frijda promovierte an der Gemeente Universiteit, Amsterdam, zum Thema Mimik. Er befasste sich mit den menschlichen Emotionen. Sein Interesse daran wurde als Student geweckt durch die Liebe „zu einem ausdrucksstarken Mädchen".

## J. J. Gibson (1904–1979)

James Jerome Gibson, geboren in Ohio (USA) promovierte an der Princeton University und lehrte lange Zeit am Smith College, Massachusetts. Von 1942 bis 1945 diente Gibson im Zweiten Weltkrieg als Leiter der Psychologischen Forschungseinheit der US Air Force. Zurück am Smith College forschte er über visuelle Wahrnehmung und gilt als einer der bedeutendsten Psychologen des 20. Jh. in diesem Feld.

## Donald Hebb (1904–1985)

Donald Hebb, geboren in Nova Scotia (Kanada) entdeckte während seiner Arbeit als Lehrer die Werke von Sigmund Freud, William James und John B. Watson. Daraufhin begann er ein Psychologiestudium in Teilzeit an der McGill University. Er promovierte bei Karl Lashley an der University of Chicago sowie gleichzeitig in Harvard. Als Pionier der Biopsychologie ist er bekannt für seine Arbeit über die Funktion der Neuronen im Lernprozess. 1960 war er Präsident der American Psychological Association.

## William James (1842–1910)

Als Sohn einer wohlhabenden, einflussreichen Familie in New York (USA) verfolgte William James zunächst eine Laufbahn als Maler, bevor er sein Interesse für die Wissenschaften entdeckte. Nach dem Medizinstudium in Harvard hielt er die ersten Psychologievorlesungen überhaupt in den USA und begründete ein psychologisches Forschungslabor. Seine Rolle bei der Etablierung der Psychologie als anerkannte wissenschaftliche Disziplin ist unvergessen.

## Carl G. Jung (1875–1961)

Carl Gustav Jung wurde in einem kleinen Schweizer Dorf geboren und studierte Medizin an der Universität Basel. Seine jahrelange Zusammenarbeit mit Sigmund Freud ist weithin bekannt, doch am Ende zerstritten sich die beiden Psychologen wegen Unterschieden in ihren Theorien. Jung unternahm viele Reisen durch Afrika, Amerika und Indien und studierte indigene Völker. Er entwickelte das Konzept der extrovertierten und introvertierten Persönlichkeitstypen sowie das Konzept des kollektiven Unbewussten.

## Daniel Kahneman (geb. 1934)

Daniel Kahneman entstammte einer litauisch-jüdischen Familie und wuchs in Frankreich auf. Bei seinem wissenschaftlichen Studium stieß er auf die Arbeiten von Kurt Lewin und promovierte daraufhin an der University of California (USA) in Psychologie. Er ist bekannt für seine Forschungen zur Psychologie der menschlichen Entscheidungsfindung und erhielt eine Reihe von Preisen, darunter im Jahr 2013 die US Presidential Medal of Freedom.

## Daniel Katz (1903–1998)

Der Sozialpsychologe Daniel Katz ist am bekanntesten für seine Studien zu Rassenstereotypen, Vorurteilen und Einstellungsveränderungen. Er wurde in New Jersey (USA) geboren, studierte an der University in Buffalo und promovierte an der Syracuse University, New York. Er war Psychologieprofessor an der University of Michigan und erhielt zahlreiche Preise, darunter den Lewin Award und die Gold Medal der American Psychological Association.

## Lawrence Kohlberg (1927–1987)

Lawrence Kohlberg wurde im amerikanischen Bronxville, New York, geboren. Nachdem er die Highschool verlassen hatte, arbeitete er als Matrose. Dann schrieb er sich an der University of Chicago ein und machte in nur einem Jahr den Bachelor-Abschluss. Er erweiterte Jean Piagets Arbeit zu einer Theorie, die erklärte, wie sich die moralische Vernunft entwickelt. Er macht seinen Doktor in Psychologie und lehrte sowohl an der Yale University als auch in Harvard.

### Wolfgang Köhler (1887–1967)
Wolfgang Köhler war eine Schlüsselfigur in der Gestaltpsychologie. Er studierte an verschiedenen Universitäten in Deutschland und promovierte in Berlin. Danach leitete er das dortige Psychologische Institut, bis er 1935 – als streitbarer Kritiker der Naziregierung – in die USA emigrierte. Dort lehrte er an verschiedenen Universitäten. 1959 wurde er Präsident der American Psychological Association.

### Kurt Lewin (1890–1947)
Kurt Lewin war Sohn einer Mittelschichtfamilie in Preußen (heute Polen) und wuchs in Berlin auf. Er studierte Medizin und Biologie und diente im Ersten Weltkrieg in der deutschen Armee. Als Kriegsversehrter kehrte er nach Berlin zurück, promovierte und wurde von der Gestaltpsychologie beeinflusst. Er gilt als Vater der modernen Sozialpsychologie, ist besonders bekannt für seine Arbeit über Gruppendynamik und lehrte an mehreren amerikanischen Universitäten. Mit gerade einmal 57 Jahren starb er an einem Herzanfall.

### Elizabeth Loftus (geb. 1944), s.S. 62–63

### Eleanor E. Maccoby (geb. 1917)
Am bekanntesten ist die Entwicklungspsychologin Eleanor Emmons Maccoby für ihre Arbeit über die Psychologie der Geschlechterunterschiede. Sie stammt aus Washington (USA) und promovierte an der University of Michigan. Zunächste lehrte sie in Harvard, dann wechselte sie an die Stanford University, wo sie als erste Frau den Lehrstuhl für Psychologie innehatte. Die American Psychological Association vergibt jährlich einen nach ihr benannten Preis.

### Abraham Maslow (1908–1970)
Abraham Maslow war Sohn jüdischer Eltern, die aus Russland in die USA emigrierten. Seine Eltern zwangen ihn zum Jurastudium, aber später wechselte Maslow zur Psychologie und promovierte an der University of Wisconsin mit dem Behavioristen Harry Harlow als Doktorvater. Maslows Arbeit konzentrierte sich auf psychische Bedürfnisse und Selbstentfaltung. 1968 wurde er zum Präsidenten der American Psychological Association gewählt.

### Rollo May (1909–1994)
Rollo May, geboren in Ohio (USA) durchlebte nach der Scheidung seiner Eltern und der Schizophrenie-Diagnose seiner Schwester eine schwierige Kindheit. Er absolvierte ein Englischstudium und arbeitete danach als Lehrer in Griechenland. Später kehrte er in die USA zurück und wurde Geistlicher. Er begann ein Psychologiestudium und war der Erste, der in diesem Fach an der Columbia University, New York, promovierte. Bekannt sind seine Arbeiten über Angst und Depression.

### Stanley Milgram (1933–1984), s.S. 134–135

### George Armitage Miller (1920–2012)
George Armitage Miller war einer der Begründer der Kognitiven Psychologie und ist bekannt für seine Arbeit über das Gedächtnis. Er stammte aus South Carolina (USA) und studierte zunächst Sprachpathologie. Dann promovierte er in Psychologie in Harvard. Er lehrte am Massachusetts Institute of Technology und der Rockefeller University, dann in Princeton. 1969 wurde er Präsident der American Psychological Society, 1991 erhielt er die National Medal of Science.

### Iwan Pawlow (1849–1936), s.S. 22–23

### Fritz Perls (1893–1970)
Frederick „Fritz" Perls wurde in Berlin geboren. Nach dem Militärdienst im Ersten Weltkrieg studierte er Medizin, dann Psychiatrie. Er emigierte nach Südafrika, wo er mit seiner Frau, der Psychologin Laura Posner, ein Ausbildungszentrum für Psychoanalyse gründete. Nach dem Umzug in die USA gründeten sie das New York Institute for Gestalt Therapy. Später zogen sie weiter nach Kalifornien.

### Jean Piaget (1896–1980)
Jean Piaget, geboren in der Schweiz, interessierte sich schon in frühen Jahren für die Natur und veröffentliche seine erste wissenschaftliche Arbeit mit elf Jahren. Nach seiner Promotion in Zoologie begann er Psychologie und Philosophie zu lehren und Artikel zu veröffentlichen. Er ist bekannt für seine Arbeit über die kognitive Entwicklung bei Kindern, erhielt 1972 den Erasmus-Preis, 1978 den Balzan-Preis und weitere Ehrentitel weltweit.

### Laura Posner (1905–1990), s. Fritz Perls

### Vilayanur Ramachandran (geb. 1951), s.S. 48–49

### Santiago Ramón y Cajal (1852–1934), s.S. 44–45

### Carl Rogers (1902–1987)
Als Sohn einer streng protestantischen Familie in Illinois (USA) gründeten Carl Rogers Theorien auf seinem Glauben, dass alle Menschen ihr Potenzial entfalten und geistiges Wohlbefinden erlangen können. Er lehrte an den Universitäten von Ohio, Chicago und Wisconsin und war 1947 Präsident der American Psychological Association. Rogers widmete die letzten Jahre seines Lebens der praktischen Anwendung seiner Theorien in sozialen Konflikten, beispielsweise in Nordirland und Südafrika. 1987 war er für den Friedensnobelpreis nominiert.

### Dorothy Rowe (geb. 1930)
Dorothy Rowe ist klinische Psychologin und Autorin mit dem Themenschwerpunkt Depression. Geboren in New South Wales (Australien) studierte sie Psychologie an der Sydney University. Später emigrierte sie in das Vereinigte Königreich und promovierte dort. Sie gründete und leitete das Lincolnshire Department of Clinical Psychology. Sie lebt jetzt in London (England) veröffentlicht regelmäßig Artikel in Zeitschriften und hat 16 Bücher verfasst.

### Daniel Schacter (geb. 1952)
Der in New York (USA) geborene Daniel Schacter ist am bekanntesten für seine Arbeit über das Gedächtnis. Er promovierte an der University of Toronto (Kanada) bei Endel Tulving. 1981 eröffneten die beiden dort eine Abteilung für Gedächtnisstörungen. Zehn Jahre später wurde Schacter Psychologieprofessor in Harvard, wo er das Schacter Memory Laboratory ins Leben rief.

### Martin Seligman (geb. 1942)
Martin Seligman gilt als einer der Väter der positiven Psychologie. Er wurde in New York (USA) geboren, studierte Philosophie an der Princeton University und promovierte an der University of Penn-

sylvania. Inspiriert durch die Arbeit von Aaron Beck, entwickelte Seligman ein Interesse an Depression und an der Suche nach Glück. Er leitet das Penn Positive Psychology Center und wurde 1998 Präsident der American Psychological Association.

## B. F. Skinner (1904–1990)
Geboren in Pennsylvania (USA) studierte Burrhus Frederic Skinner zunächst Englische Sprache und Literatur am Hamilton College, New York. Ursprünglich wollte er Schriftsteller werden. Beeinflusst durch die Arbeit von Iwan Pawlow und John B. Watson, promovierte er in Psychologie an der Harvard University und wurde zu einem der Vorreiter des Behaviorismus. Nur wenige Tage vor seinem Tod erhielt er einen Preis der American Psychological Association für sein Lebenswerk.

## Thomas Szasz (1920–2012)
Thomas Szasz, der Autor von *Geisteskrankheit – ein moderner Mythos* war ein bekannter Kritiker der moralischen und wissenschaftlichen Grundlagen der Psychiatrie. Geboren in Budapest (Ungarn) zog er 1938 in die USA und studierte Medizin an der University of Cincinnati in Ohio. Später lehrte er an der New York State University und wurde mit mehr als 50 angesehenen Preisen geehrt.

## Edward Thorndike (1874–1949)
Geboren wurde Edward Thorndike in Massachusetts (USA). Er ist bekannt für seine Arbeit zur Verhaltensforschung und zum Prozess des Lernens. Er studierte in Harvard bei William James und promovierte an der Columbia University, New York, wo er fast sein ganzes Berufsleben lang blieb. Er legte mit anderen die Grundlage für die moderne Lernpsychologie und war 1912 Präsident der American Psychological Society.

## Edward Tolman (1886–1959)
Edward Tolman war ein Behaviorist, der wegen seiner Experimente mit Ratten in Labyrinthen bekannt wurde. Erst studierte er Elektrochemie am Massachusetts Institute of Technology (USA). Nachdem er aber Arbeiten von William James gelesen hatte, entschied er sich für ein Psychologiestudium in Harvard. Er lehrte lange Zeit an der University of California in Berkeley und betrieb Studien zum Lernen und zur Motivation. Er war 1937 Präsident der American Psychological Society.

## Endel Tulving (geb. 1927)
Geboren als Sohn eines Richters in Estland, wurde Endel Tulving ein einflussreicher experimenteller Psychologe und Neurowissenschaftler. Er studierte erst an der University of Toronto (Kanada) und promovierte dann in Harvard (USA) später kehrte er als Universitätslehrer nach Toronto zurück. Er ist bekannt für seine Theorien über die Organisation und Struktur des Gedächtnisses und erhielt 2005 den Gairdner Foundation International Award – Kanadas wichtigsten Preis für Biologie und Medizin.

## John B. Watson (1878–1958)
John Broadus Watson, der Begründer des Behaviorismus, wurde in eine arme Familie in South Carolina (USA) hineingeboren. Trotz seiner rebellischen Jugendjahre erreichte er mit 21 einen Magisterabschluss. Nach seiner Promotion an der University of Chicago war er Leiter der Psychologischen Fakultät der Johns Hopkins University. Er ist bekannt für seine Arbeiten zur Verhaltensforschung und Kindererziehung sowie für sein umstrittenes „Little-Albert-Experiment". 1915 war er Präsident der American Psychological Society.

## Max Wertheimer (1880–1943)
Max Wertheimer, einer der Begründer der Gestaltpsychologie, wurde in eine gebildete Prager Familie hineingeboren. Als talentierter Violinist und Komponist schien eine Musikerlaufbahn vorgezeichnet, doch er studierte Jura, Philosophie und Psychologie. Er lehrte in Berlin und Frankfurt. 1933 emigrierte er nach New York. Am bekanntesten ist Wertheimer für seine Arbeiten darüber, wie der Geist bei der Verarbeitung visueller Informationen nach bestimmten Mustern sucht.

## Lew Wygotski (1896–1934)
Lew Wygotski wurde in Orsha im Russischen Reich (heutiges Weißrussland) geboren. Er studierte Jura an der Staatlichen Universität in Moskau, wo er von der Gestaltpsychologie beeinflusst wurde. Am bekanntesten ist der Entwicklungspsychologe für seine Theorie, dass Kinder durch ihre soziale Umgebung lernen. Obwohl er zu seinen Lebzeiten keine große Anerkennung dafür fand, wurde seine Arbeit zur Grundlage vieler Forschungen und Theorien auf dem Gebiet der kognitiven Entwicklung.

## Robert Zajonc (1923–2008)
Robert Zajonc, ein polnischer Sozialpsychologe, war bekannt für seine Arbeit über Urteilsvermögen und Entscheidungsfindung. Als er 16 Jahre alt war, floh seine Familie vor den Nazis von Lodz nach Warschau. Seine Eltern starben bei einem Luftangriff, er wurde in ein Arbeitslager gebracht, aus dem er jedoch fliehen konnte. Nach dem Krieg studierte und promovierte er an der University of Michigan (USA) und arbeitete dort fast vier Jahrzehnte lang als Professor.

## Bluma Zeigarnik (1901–1988)
Bluma Zeigarnik wurde in Litauen geboren, im damaligen Russischen Reich. Sie war eine der ersten Frauen in Russland, die offiziell studierten. Sie promovierte an der Universität von Berlin, wo sie von den Gestaltpsychologen Wolfgang Köhler, Max Wertheimer und Kurt Lewin beeinflusst wurde. Sie erhielt 1983 den Lewin Memorial Award und ist bekannt für ihre These, dass Menschen sich an unerledigte Aufgaben besonders gut erinnern.

## Philip Zimbardo (geb. 1933)
Als Sohn sizilianischer Einwanderer wurde Philip Zimbardo in New York (USA) geboren. Er studierte am Brooklyn College Psychologie, Soziologie und Anthropologie und promovierte in Yale. Danach lehrte er an mehreren Universitäten, bevor er an der Stanford University sein berühmtes „Stanford-Prison-Experiment" durchführte. Er verfasste zahlreiche Bücher, erhielt mehrere Preise und war 2002 Präsident der American Psychological Association.

# Glossar

**Abhängigkeit**
Das Unvermögen, den Gebrauch einer Substanz, beispielsweise Alkohol oder Nikotin, willentlich zu kontrollieren.

**Aggression**
Verhalten, das einem anderen Individuum schadet.

**Allgemeine Intelligenz**
Fähigkeit, die jedem intelligenten Verhalten zugrunde liegt, wie von Charles Spearman dargelegt.

**Altruismus**
Selbstloses Sorgen für das Wohlbefinden anderer Menschen.

**Angeboren**
Wenn ein Merkmal von Geburt an vorhanden ist und nicht durch Erfahrung erworben wird. Dies kann vererbt sein oder nicht.

**Antrieb**
Der Auslöser, der Menschen dazu motiviert, körperliche Bedürfnisse, z. B. Hunger, zu stillen.

**Aufmerksamkeit**
Der Prozess, unsere *Wahrnehmung* auf ein Element in unserer Umgebung zu konzentrieren.

**Behaviorismus**
Ein Ansatz der Psychologie, der eher das beobachtbare Verhalten als innere Prozesse wie Denken oder Emotionen untersucht.

**Bewusstsein**
Das Bewusstsein der Menschen von sich und ihrer Umgebung.

**Bindung**
Ein wichtiges emotionales Band zwischen einem fürsorglichen Erwachsenen und einem Kind, entstanden in den ersten Lebensjahren.

**Blitzlichterinnerung**
Eine lebhafte Erinnerung, die mit einem bestimmten emotionalen Ereignis verknüpft ist.

**Charakterzug**
Ein bestimmtes, dauerhaftes persönliches Merkmal, das unser Verhalten in verschiedenen Situationen beeinflusst.

**Computertomographie (CT)**
Eine Methode des Gehirn-Scans, bei der mit Röntgenstrahlen und einem Computer detaillierte Bilder vom Körperinneren erzeugt werden.

**Depression**
Eine Stimmung, gekennzeichnet von Hoffnungslosigkeit und mangelndem Selbstwertgefühl.

**Einstellungen**
Die Bewertungen von Gegenständen, Ideen, Ereignissen und anderem durch Menschen.

**Elektroenzephalografie (EEG)**
Eine Scanning-Methode, die elektrische Signale im Gehirn misst.

**Elektrokrampftherapie (EKT)**
Behandlung bei psychiatrischen Störungen: mit Strom wird ein Krampfanfall im Gehirn ausgelöst.

**Epilepsie**
Plötzliche Krampfanfälle, ausgelöst durch abnorme elektrische Aktivität im Gehirn.

**Episodisches Gedächtnis**
Das Gedächtnis, das Ereignisse und Erfahrungen speichert.

**Es**
In der *Psychoanalyse*, der *unbewusste* Teil des Geistes, der mit unseren Trieben und körperlichen Bedürfnissen verknüpft ist.

**Extrovertierte**
Personen, die ihre Energie auf die Außenwelt richten. Sie sind oft aufgeschlossen, redselig und gesellig.

**„False-Memory-Syndrom"**
Die Erinnerung an ein Ergeignis, das nie stattgefunden hat.

**Flow**
Mihály Csíkszentmihályis Begriff für einen tranceähnlichen Zustand, den wir erreichen, wenn wir in einer Tätigkeit vollkommen aufgehen. Er löst intensive Gefühle von Befriedigung und Glück aus.

**Fluide Intelligenz**
Die Fähigkeit Probleme durch Vernunft zu lösen, unabhängig von erworbenem Wissen.

**Freie Assoziation**
Ein in der *Psychotherapie* angewandtes Verfahren, bei dem Klienten auf ein Stichwort hin unzensiert sagen, was ihnen in den Sinn kommt, um ihre *unbewussten* Gedanken zu offenbaren.

**Freudscher Versprecher**
Aussage, die ähnlich, aber anders ist als die beabsichtigte und die *unbewusste* Gedanken widerspiegelt.

**Frontallappen**
Einer der vier Bereiche oder Lappen des Gehirns vor jeder *Hemisphäre*. Er ist verknüpft mit dem *Kurzzeitgedächtnis*.

**Funktionelle Magnetresonanztomografie (fMRT)**
Eine Art des Gehirn-Scans, das den Blutfluss in bestimmten Gehirnregionen misst.

**Geist**
Dieser Teil eines Menschen kontrolliert unser *Bewusstsein* und unser Denken.

**Gesellschaftliche Normen**
Die ungeschriebenen Regeln, die das Verhalten oder die *Einstellungen* einer Gemeinschaft bestimmen.

**Gestaltpsychologie**
Ein psychologischer Ansatz, der bei geistigen Prozessen wie der Wahrnehmung das „Ganze" statt der einzelnen Teile betont.

**Gestalttherapie**
Eine Form der *Psychotherapie*, die sich auf die aktuellen Erfahrungen einer Person und die persönliche Verantwortung konzentriert.

**Gruppendenken**
Ein Phänomen, das in Gruppen auftritt, wenn der Wunsch nach Anpassung das unhabhängige kritische Denken überwiegt. Das führt oft zu schlechten Entscheidungen.

**Hemisphäre**
Bezeichnung der Gehirnhälften: die linke und die rechte Hemisphäre.

**Hypnose**
Das Herbeiführen eines zeitweiligen tranceähnlichen *Bewusstseins*zustands, in dem eine Person für Suggestion empfänglich ist.

**Hypothese**
Eine Aussage oder Behauptung, von der aus ein Experiment startet.

**Ich**
In der *Psychoanalyse* der bewusste und rationale Teil des Geistes.

**Ingroup**
Gruppe, der man angehört. Ihre Mitglieder finden ihre Gruppe oft besser als andere Gruppen bzw. *Outgroups*.

**Intelligenzquotient (IQ)**
Ein Zahlenwert, der anzeigt, wie intelligent eine Person verglichen mit dem Durchschnitts-IQ von 100 ist.

**Introspektion**
Die Untersuchung des eigenen Innenlebens oder der Gedanken.

**Introvertierte**
Personen, die ihre Energie ganz auf sich selbst richten. Sie sind oft scheu und still.

**Klassische Konditionierung**
Eine Art des Lernens, bei der ein Anreiz eine unwillkürliche oder automatische Reaktion auslöst.

**Kognitive Dissonanz**
Gefühl des Unbehagens, das aufkommt, wenn jemand zwei widerstreitende Meinungen hat.

**Kognitive Psychologie**
Psychologischer Ansatz, der sich auf geistige Prozesse konzentriert, darunter Lernen, Gedächtnis, *Wahrnehmung* und *Aufmerksamkeit.*

**Kognitive Verhaltenstherapie (KVT)**
Eine Art der Gesprächstherapie, die Klienten ermutigt ihre Probleme zu bewältigen, indem sie ihr Denken und Handeln verändern.

**Kognitive Verzerrung**
Unlogische Annahme, die die Entscheidungsfindung beeinflusst und oft zu Fehlentscheidungen führt.

**Kollektives Unbewusstes**
In C. G. Jungs Theorie der Bereich des *Unbewussten*, den wir mit anderen teilen und der an die nächste Generation weitergegeben wird.

**Konditionierte Reaktion**
Bei *klassischer Konditionierung* eine Reaktion, die erlernt oder mit einem bestimmten Reiz verknüpft ist.

**Konformität**
Die Neigung von Menschen, Verhalten, *Einstellungen* und *Werte* anderer Mitglieder einer Gruppe

oder einer Autoritätsperson anzunehmen.

**Kontextabhängige Erinnerung**
Eine Erinnerung, die mit dem Ort einer Erfahrung verbunden ist und wieder auflebt, wenn eben dieser Ort aufgesucht wird.

**Kontrollgruppe**
Eine Gruppe von Teilnehmern bei einer Studie, die den Bedingungen innerhalb des Experiments nicht ausgesetzt ist.

**Kristalline Intelligenz**
Die Fähigkeit, Wissen und Fertigkeiten anzuwenden, die durch Bildung und Erfahrung erworben wurden.

**Kurzzeitgedächtnis**
Erinnerungsspeicher für Informationen zum aktuellen Handeln. Die Information geht verloren, wenn sie nicht ins *Langzeitgedächtnis* übernommen wird.

**Langzeitgedächtnis**
Der Erinnerungsspeicher, der Informationen über lange Zeit behält.

**Minderwertigkeitskomplex**
Ein Zustand, der entsteht, wenn sich eine Person minderwertig gegenüber anderen fühlt. Dies kann zu feindseligem oder antisozialem Verhalten führen.

**Modellbildung**
Eine Art des Lernens, bei der man sein eigenes Verhalten durch Beobachtung anderer bewertet.

**Moral**
Die *Werte* und Meinungen einer Gemeinschaft darüber, was richtig oder falsch ist.

**Nervensystem**
Das Steuerungszentrum des Körpers, es besteht aus Gehirn, Rückenmark und Nerven.

**Neurodegenerative Erkrankung**
Eine Krankeit, die das *Nervensystem* beeinträchtigt.

**Neuronen**
Nervenzellen, die Signale von oder zu den Körperteilen übertragen und im Gehirn Netzwerke bilden.

**Neuroplastizität**
Die Anpassung von Gehirnverbindungen an Veränderungen im Verhalten, in der Umgebung oder nach einer Gehirnverletzung.

**Neurose**
Psychische Störung ohne erkennbare körperliche Ursache, z. B. Ängstlichkeit oder *Depression.*

**Neurowissenschaft**
Die biologische Forschung zum Gehirn und zu seinen Funktionen.

**Non-Rapid-Eye-Movement (NREM)-Schlaf**
Schlafphase, in der die Muskeln entspannt sind und Atmung und Herzschlag sich verlangsamen.

**Operante Konditionierung**
Eine Art des Lernen, bei der eine willentliche Reaktion durch Belohnung oder Strafe verstärkt wird.

**Outgroup**
Eine Gruppe, der man selbst nicht angehört und die man daher eher negativ einschätzt. Siehe auch *Ingroup.*

**Persönlichkeit**
Die individuelle Kombination von Charaktermerkmalen und -eigenschaften, die das Verhalten und Denken einer Person bestimmt.

**Phobie**
Eine Angststörung, gekennzeichnet durch intensive, irrationale Furcht vor Gegenständen oder Situationen.

**Prägung**
Ein instinktives Phänomen, bei dem ein Tierjunges mit jedem Wesen oder Gegenstand eine Bindung eingeht, das oder den es für seine Eltern hält.

**Prozessuales Gedächtnis**
Der Erinnerungsspeicher, in dem Methoden, wie Dinge getan werden, abgelegt sind.

**Psychiatrie**
Feld der Medizin, das sich der Diagnose und Behandlung psychischer Störungen widmet.

**Psychoaktive Drogen**
Substanzen, die das *Bewusstsein* beeinflussen, indem sie die Signalleitung zwischen Gehirn und Nervensystem beeinflussen.

**Psychoanalyse**
Von Sigmund Freud entwickelte Theorien und Therapiemethoden, um psychische Störungen durch Freilegung *unbewusster* Gedanken zu behandeln.

**Psychopathie**
Persönlichkeitsstörung, gekennzeichnet durch auffälligen Mangel

an Empathie oder Reue sowie durch antisoziales Verhalten.

**Psychotherapie**
Therapeutische Behandlungen, die eher psychologische als medizinische Mittel einsetzen.

**Rapid-Eye-Movement (REM)-Schlaf**
Schlafphase, in der wir träumen, gekennzeichnet durch schnelle Augenbewegungen und Unterdrückung der Muskelaktivität.

**Repression**
Ein Abwehrmechanismus, bei dem schmerzliche Gedanken, Gefühle oder Erinnerungen vom bewussten Denken ausgeschlossen werden.

**Response bzw. Reiz**
Eine Reaktion auf Gegenstände, Ereignisse oder Situationen.

**Schizophrenie**
Schwere psychische Störung, mit verzerrter Realitätswahrnehmung und Symptomen wie Halluzinationen, erratischem Verhalten und Mangel an Emotionen.

**Selbsttranszendenz**
Das menschliche Bedürfnis, einem höheren Zweck zu dienen.

**Selbstverwirklichung**
Laut Abraham Maslow das menschliche Streben, sein eigenes Potenzial optimal zu entfalten.

**Semantisches Gedächtnis**
Der Erinnerungsspeicher, der Fakten und Wissen enthält.

**Sinne**
Unsere Fähigkeiten, Veränderungen im Inneren und Äußeren wahrzunehmen. Unsere fünf Sinne sind Sehvermögen, Gehör-, Geruchs-, Geschmacks- und Tastsinn.

**Soziale Faulheit**
Phänomen, bei dem Menschen in einer Gruppe sich bewusst weniger anstrengen, um ein Ziel zu erreichen, als wenn sie allein handeln würden.

**Soziales Lernen**
Albert Banduras Theorie des Lernens, die auf Beobachtung und Imitation *(modelling)* des Verhaltens anderer beruht.

**Split-Brain-Operation**
Operation, bei der die beiden *Gehirnhälften* chirurgisch getrennt werden; ein Verfahren, das zur Behandlung von *Epilepsie* dient.

**Stimmungsabhängige Erinnerung**
Eine Erinnerung, die in einer Stimmung wieder auflebt, in der sie entstanden ist.

**Stimulus bzw. Reiz**
Objekt, Ereignis, Situation oder Umgebungsfaktor, der eine bestimmte Reaktion auslöst.

**Synaptische Transmission**
Prozess der Informationsübermittlung zwischen *Neuronen*, bei dem ein Neuron seinem benachbarten Neuron ein Signal übermittelt.

**Synästhesie**
Ein Zustand, bei dem Menschen Buchstaben, Zahlen oder Wochentage mit verschiedenen Farben oder Persönlichkeiten verbinden.

**Über-Ich**
Begriff aus der *Psychoanalyse* für unser „Gewissen" oder das, was uns als richtig und falsch vorgegeben wurde.

**Unbewusstes**
Laut Sigmund Freud der Bewusstseinsteil, der nicht leicht zugänglich ist und in dem unsere tiefsten Vorstellungen, Wünsche, Erinnerungen und Emotionen gespeichert sind.

**Unkonditionierte Reaktion**
In der *klassischen Konditionierung* eine reflexbedingte oder natürliche Reaktion, ausgelöst durch einen bestimmten *Reiz*.

**Verstärkung**
Bei der *klassischen Konditionierung* das Verfahren, das die Wahrscheinlichkeit einer Reaktion erhöht.

**Vorurteil**
Vorgefasste, meist negative Urteile über andere Menschen aufgrund von Geschlecht, Schicht, Alter, Religion, Rasse oder anderer persönlicher Merkmale.

**Wahrnehmung**
Die Art, wie Menschen Sinnesinformationen interpretieren und ordnen, um ihre Umgebung zu verstehen.

**Werte**
Prinzipien und Verhaltensstandards, die uns im Alltag leiten.

**Zuschauereffekt**
Je mehr Menschen anwesend sind, desto weniger ist einer von ihnen bereit, jemandem, der sich in einer Notlage befindet, zu helfen.

# Register

*Hinweis*: **Fett gedruckte** Seitenzahlen verweisen auf Haupteinträge.

# T



# U



# V



# W



# Z

# Dank

Der DK-Verlag dankt Jeongeun Yule Park für Hilfe bei der Gestaltung und Jackie Brind für das Register.

Der Verlag dankt folgenden Personen und Organisationen für die freundliche Genehmigung zum Abdruck von Fotos:

(Abkürzungen: o = oben, u = unten, m = Mitte, l = links, r = rechts, g = ganz, Hg = Hintergrund)

**6 Dorling Kindersley:** Whipple Museum of History of Science, Cambridge (mr). **Getty Images:** Pasieka / Science Photo Library (ml); Smith Collection / Stone (m). **7 Getty Images:** Rich Legg / E+ (mr). Pearson Asset Library: Pearson Education Ltd / Studio 8 (mlo). **12 Corbis:** Matthieu Spohn / PhotoAlto. **15 Science Photo Library:** Science Source (ur). **17 Pearson Asset Library:** Pearson Education Ltd / Tudor Photography (or). **29 Pearson Asset Library:** Pearson Education Asia Ltd / Terry Leung (ur/Puppe). **30-31 Dorling Kindersley:** Dr. Patricia Crittenden (Portrait). **36–37 Getty Images:** Laurence Mouton / PhotoAlto. **39 PunchStock:** Image Source (ur). **42 Bright Bytes Studio:** photograph of daguerreotype by Jack Wilgus (um). **44–45 Dorling Kindersley:** Science Photo Library (Portrait). **48–49 Dorling Kindersley:** Rex Features / Charles Sykes (Portrait). **54 Corbis:** momentimages / Tetra Images. **62-63 Dorling Kindersley:** Courtesy of UC Irvine (Portrait). **69 Corbis:** Martin Palombini / Moodboard (ur/Gorilla). **70 Dorling Kindersley:** Science Photo Library / Corbin O'Grady Studio (Portrait). **72 Pearson Asset Library:** Pearson Education Asia Ltd / Coleman Yuen (um). **75 Dreamstime.com:** Horiyan (ur/ Tisch). **78 Corbis:** Peter Endig / DPA (ul). **82 Getty Images:** Robbert Koene / Gallo Images. **85 Getty Images:** Image Source (ur). **87 Pearson Asset Library:** Pearson Education Asia Ltd / Coleman Yuen (ur). **88–89 Dorling Kindersley:** Corbis / Bettmann (Portrait). **93 Corbis:** John Woodworth / Loop Images (ur). **97 Corbis:** John Springer Collection (ur). **107 Pearson Asset Library:** Pearson Education Ltd / Jon Barlow (ur). **111 Pearson Asset Library:** Pearson Education Ltd / Jörg Carstensen (ur). **115 Pearson Asset Library:** Pearson Education Ltd / Lord and Leverett (ur). **118–119 Corbis:** Stretch Photography / Blend Images. **121 Corbis:** Chat Roberts (or). **125 Pearson Asset Library:** Pearson Education Ltd / Tudor Photography (ur). **126–127 Dorling Kindersley:** Solomon Asch Center for Study of Ethnopolitical Conflict. **129 Corbis:** John Collier Jr. (ur). **132 Dreamstime.com:** Horiyan (um/ Tisch). **134–135 Dorling Kindersley:** Manuscripts and Archives, Yale University Library / Courtesy of Alexandra Milgram (Portrait). **137 Corbis:** Geon-soo Park / Sung-Il Kim (ur). **143 Corbis:** Adrian Samson (ur). **144 Corbis:** Hannes Hepp (um).

**Cover:** ***Vorn:*** **123RF.com:** nrey (ur / Fingerabdruck), Ihor Obraztsov / ihorzigor (go / Luftballons); **Corbis:** Sylvain Sonnet (ur); ***Rücken:*** **123RF.com:** Ihor Obraztsov / ihorzigor (go).




## Nachweis der verwendeten Zitate:

Der Verlag hat sich bemüht, alle Rechteinhaber zu ermitteln.
Eventuelle Auslassungen werden bei entsprechendem Hinweis gern in einer späteren Auflage korrigiert.

**14:** John Bowlby, 'Maternal care and mental health', *Bulletin of the World Health Organization* (1951), frei übersetzt. **19:** John B. Watson: *Behaviorism*, revised ed., University of Chicago Press 1930, frei übersetzt. **25:** Jerome S. Bruner: *Toward a Theory of Instruction*, Harvard University Press 1966, S. 72, frei übersetzt. **40:** Donald O. Hebb, *The Organization of Behavior – A Neuropsychological Theory*, 1949, frei übersetzt. **41:** Colin Blakemore, *Mechanics of the Mind*, 1977, frei übersetzt. **46:** William James, *The Principles of Psychology*, New York 1950, I, 225, frei übersetzt. **50:** Colin Blakemore (1988), zitiert nach Richard Gross, *Being Human: Psychological and Philosophical Perspectives*, Routledge, 2013, frei übersetzt. **57:** Jerome S. Bruner: *Toward a Theory of Instruction*, Harvard University Press 1966, S. 72, frei übersetzt. **58:** D. Kahneman / A. Tversky, "Judgment under Uncertainty: Heuristics and Biases", Science 1974, frei übersetzt. **67:** Elizabeth Loftus, *Eyewitness Testimony*, 1979, S. 62, frei übersetzt. **76:** Wolfgang Köhler, *The task of gestalt psychology*, Princeton University Press 1969 (1971 deutsch als: *Die Aufgaben der Gestaltpsychologie* erschienen). **94:** Abraham Maslow, *Motivation und Persönlichkeit*, Rowohlt, Reinbek 1981, rororo, S. 73f. **97:** Walter Mischel, *Personality and assessment*, Wiley, New York 1968, frei übersetzt. 99: Dorothy Rowe „Depression & Goodness", www.readingistherapy.com, frei übersetzt. **112:** Daniel B. Smith: „The Doctor Is IN", in: The American Scholar, 1.9.2009, frei übersetzt. **114:** Carl R. Rogers, *Entwicklung der Persönlichkeit: Psychotherapie aus der Sicht eines Therapeuten*, 17. Auflage, Klett-Cotta, Stuttgart 2009, S. 186. **136:** William H. Whyte, Jr., „Groupthink" in *Fortune magazine* (March 1952), frei übersetzt. **145:** zitiert nach: Martin Bloom, *Primary Prevention Practices*, Sage publications 1996, S. 190, frei übersetzt.